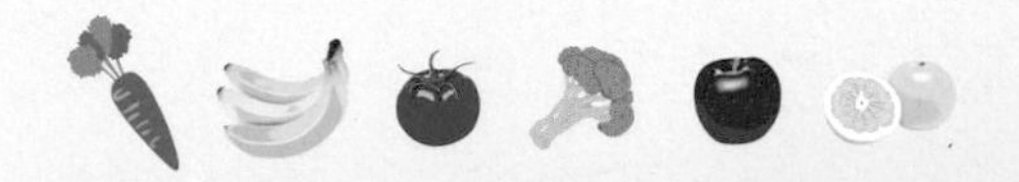

\ 1週2天，狂甩8公斤的超強甩肉排毒法 /

# 蔬果汁輕斷食

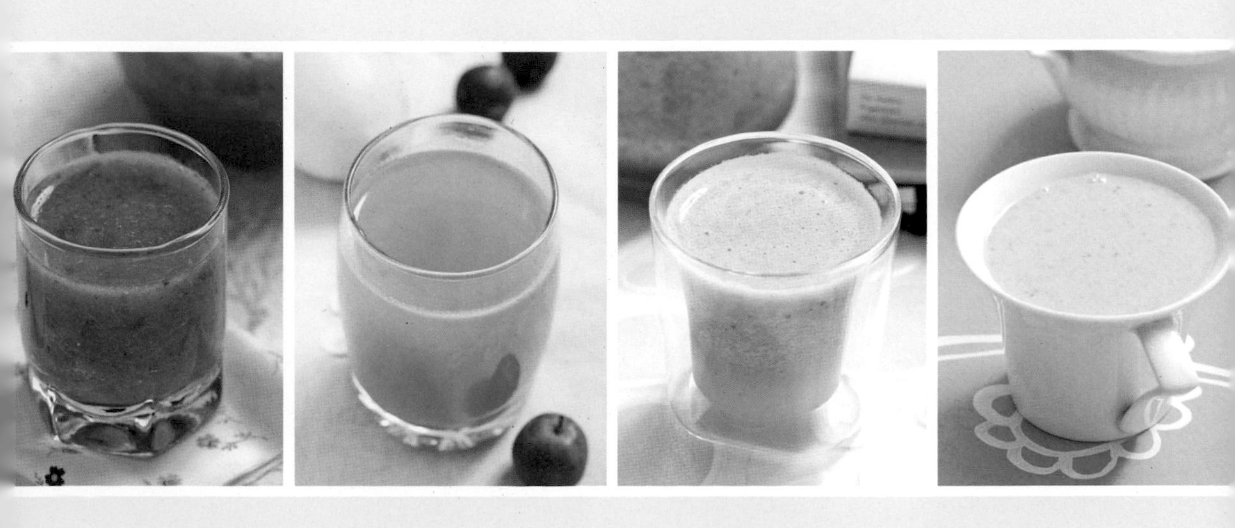

# 蔬果汁：<br>輕斷食搭配的美妙之選

在有機飲食風潮盛行的同時，更大範圍的一股飲食風潮席捲了全球愛美人士的目光，它就是風靡全球的「輕斷食」，很多名人更是親身體驗。

輕斷食是在原來的斷食基礎上，經過一系列的研究調查後重新發現的一種更安全、更科學、更健康的飲食方式（相較於嚴格斷食來說），它能發揮很不錯的效果。而5：2輕斷食法更是應運而生。

輕斷食不難堅持下去，只要你一週內抽出兩天的時間，適當減少進食量就可以了，而且營養成分也會全面顧及到。但是如果在輕斷食的基礎上搭配蔬果汁，會帶來意想不到的效果，如減肥瘦身、祛斑美容等，祕密就在於蔬果中含有的獨特的營養物質。

輕斷食不會讓你覺得很餓，還能促進體內的垃圾排泄，搭配上酸甜可口的蔬果汁更能品嘗一番美味，趕緊學起來吧！

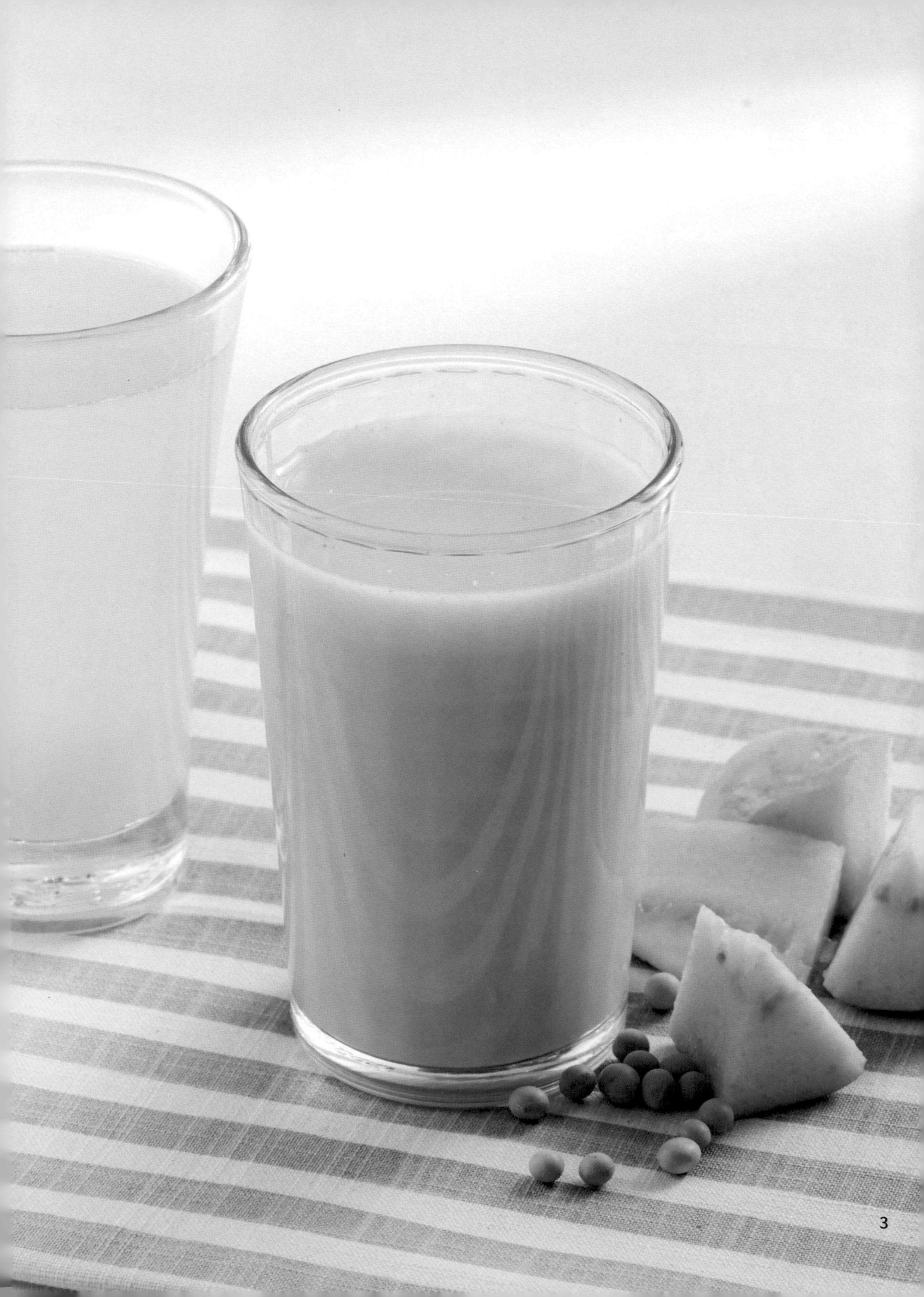

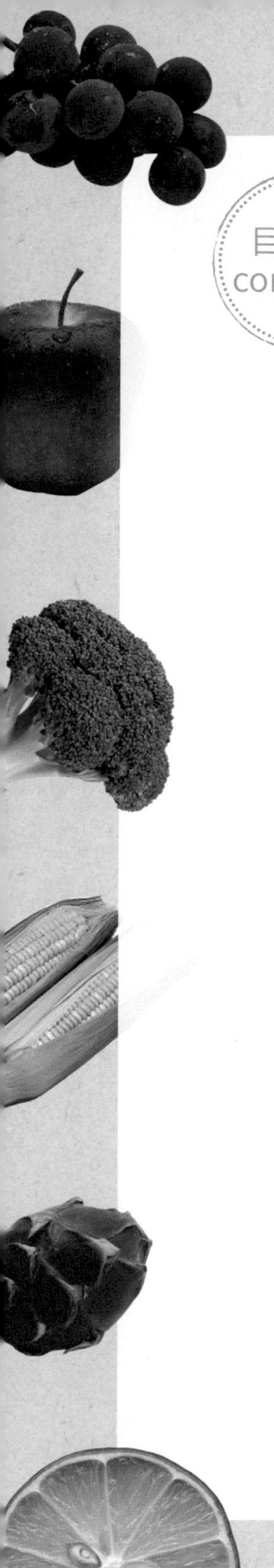
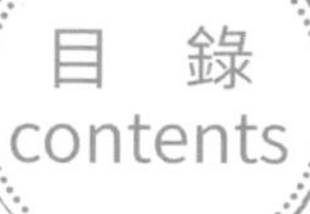

目錄 contents

# 蔬果汁輕斷食

## Part 1 輕斷食：引爆瘦身革命



## Part 2 愛上蔬果汁輕斷食



## Part 3 打造個人專屬的蔬果汁輕斷食



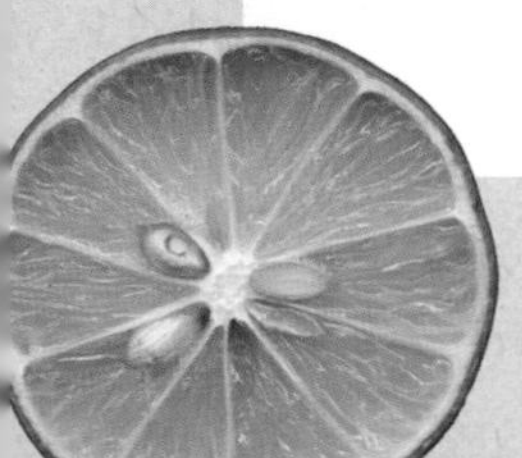
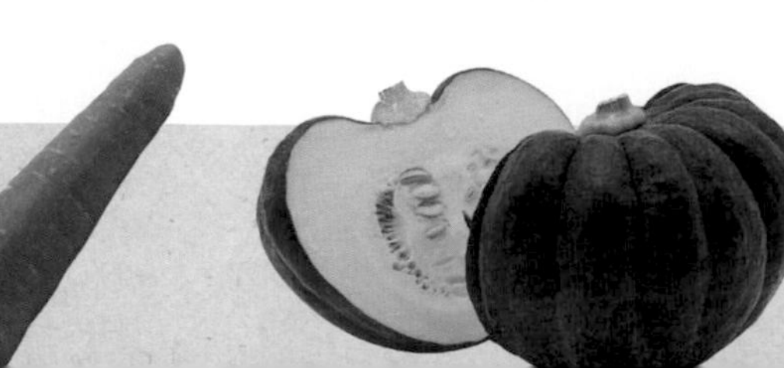
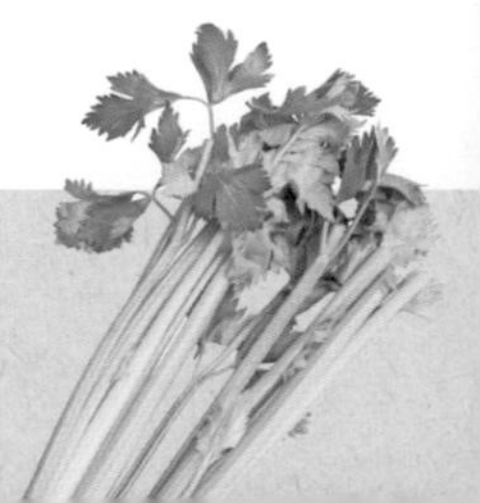

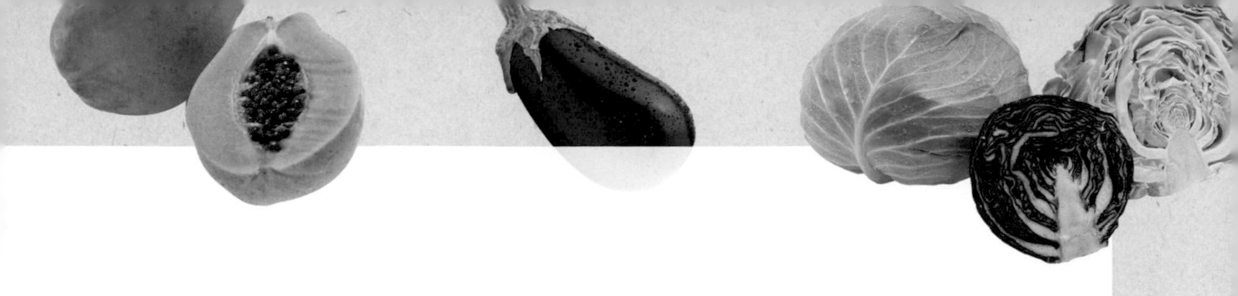

## Part 4 美味又營養！147 種高酵纖體蔬果汁

### 低 GI ／ GL 蔬果，減脂瘦身



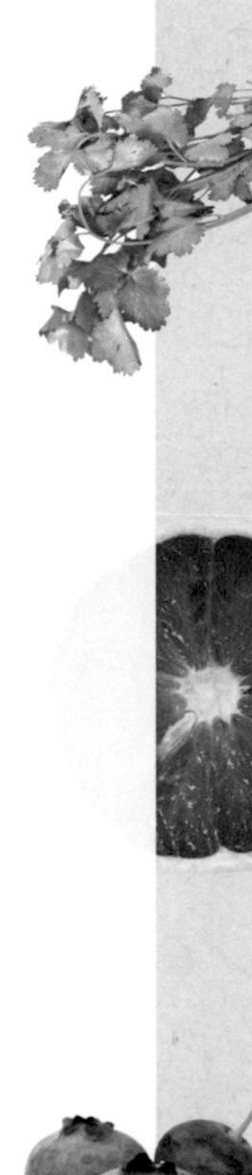

### 低卡、高纖維蔬果，排毒瘦身



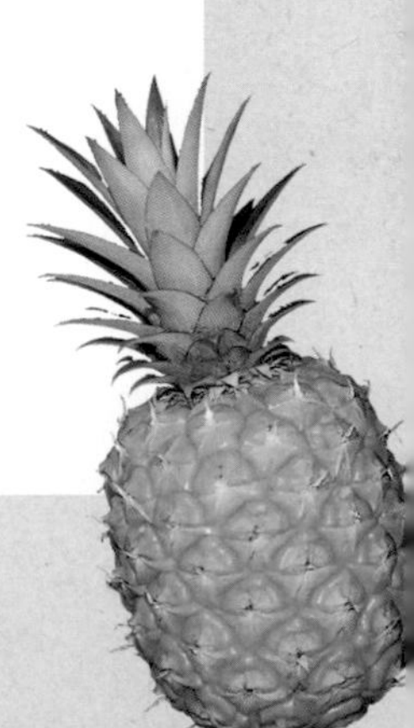

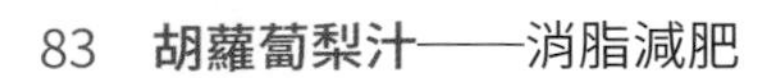
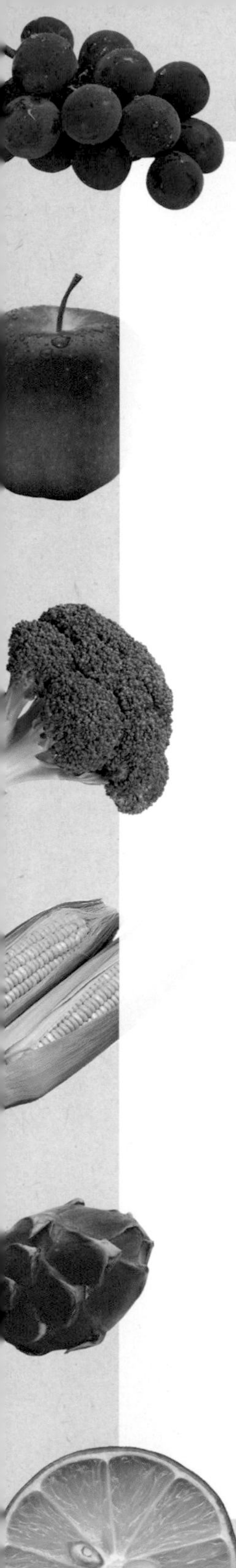



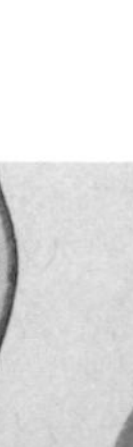
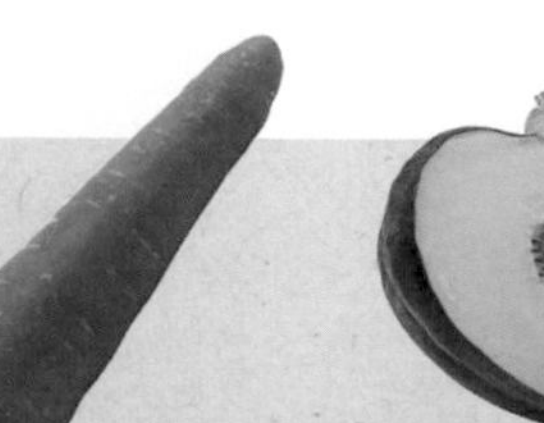
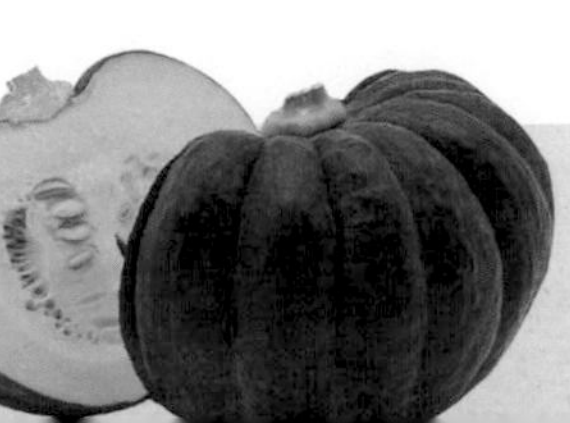
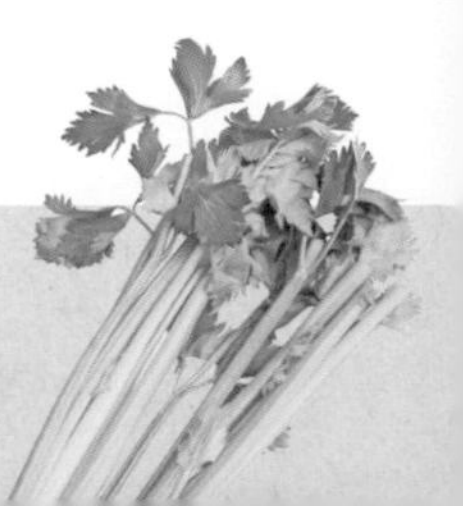

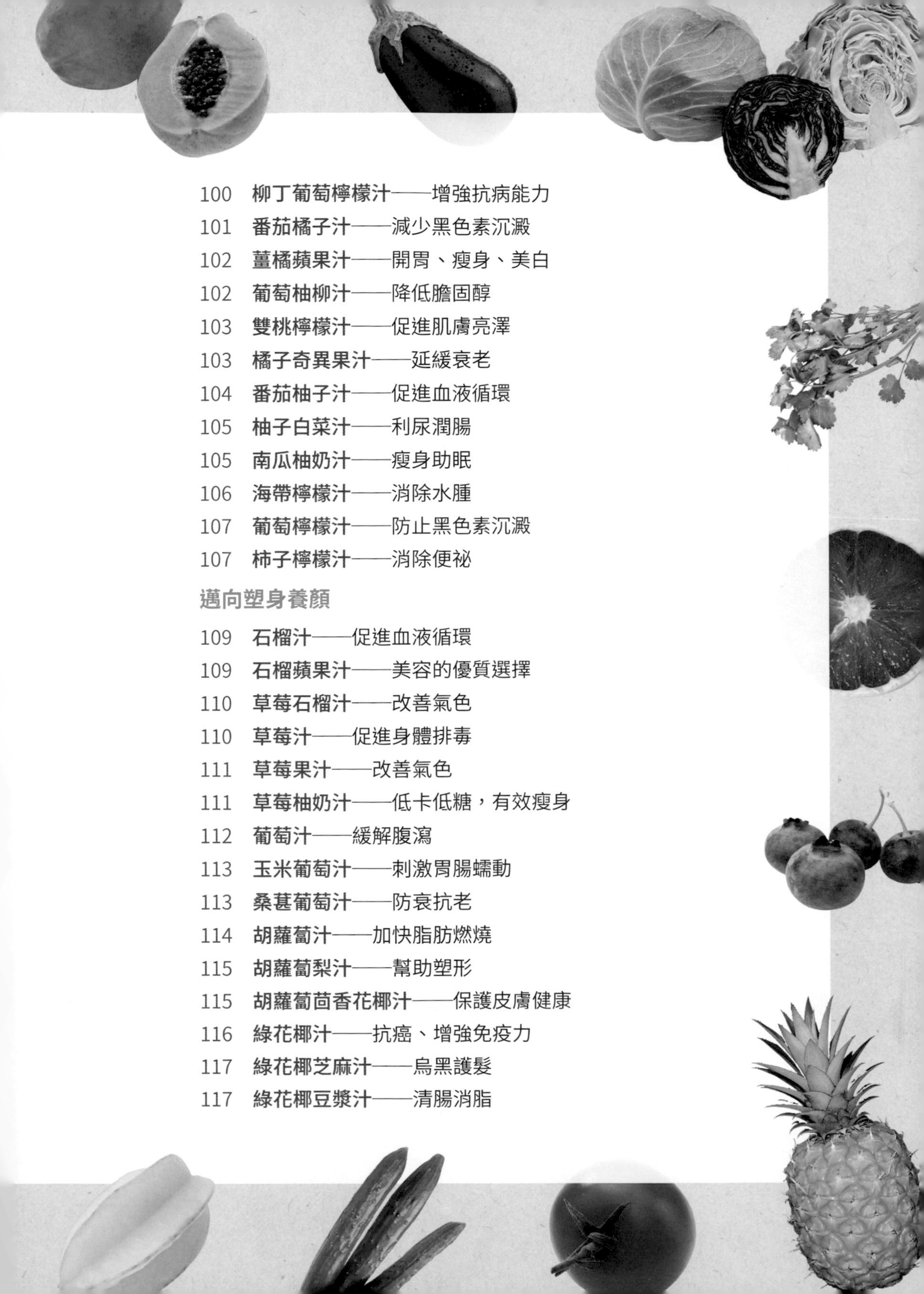



## 邁向塑身養顏

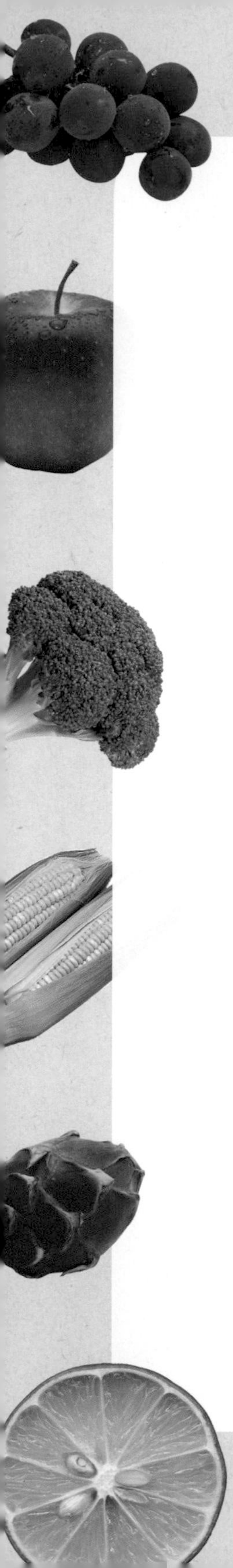

### 做個抗病超人



### 喝出好氣色



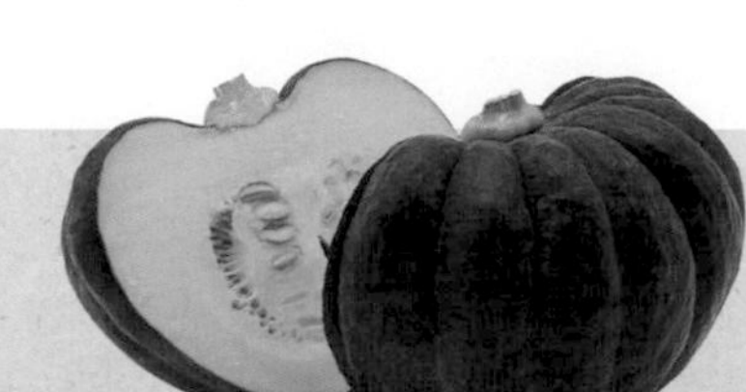

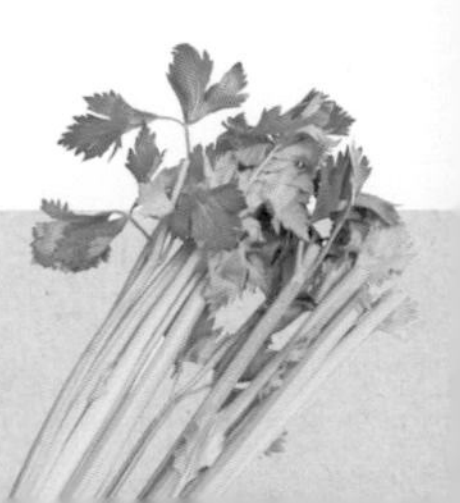

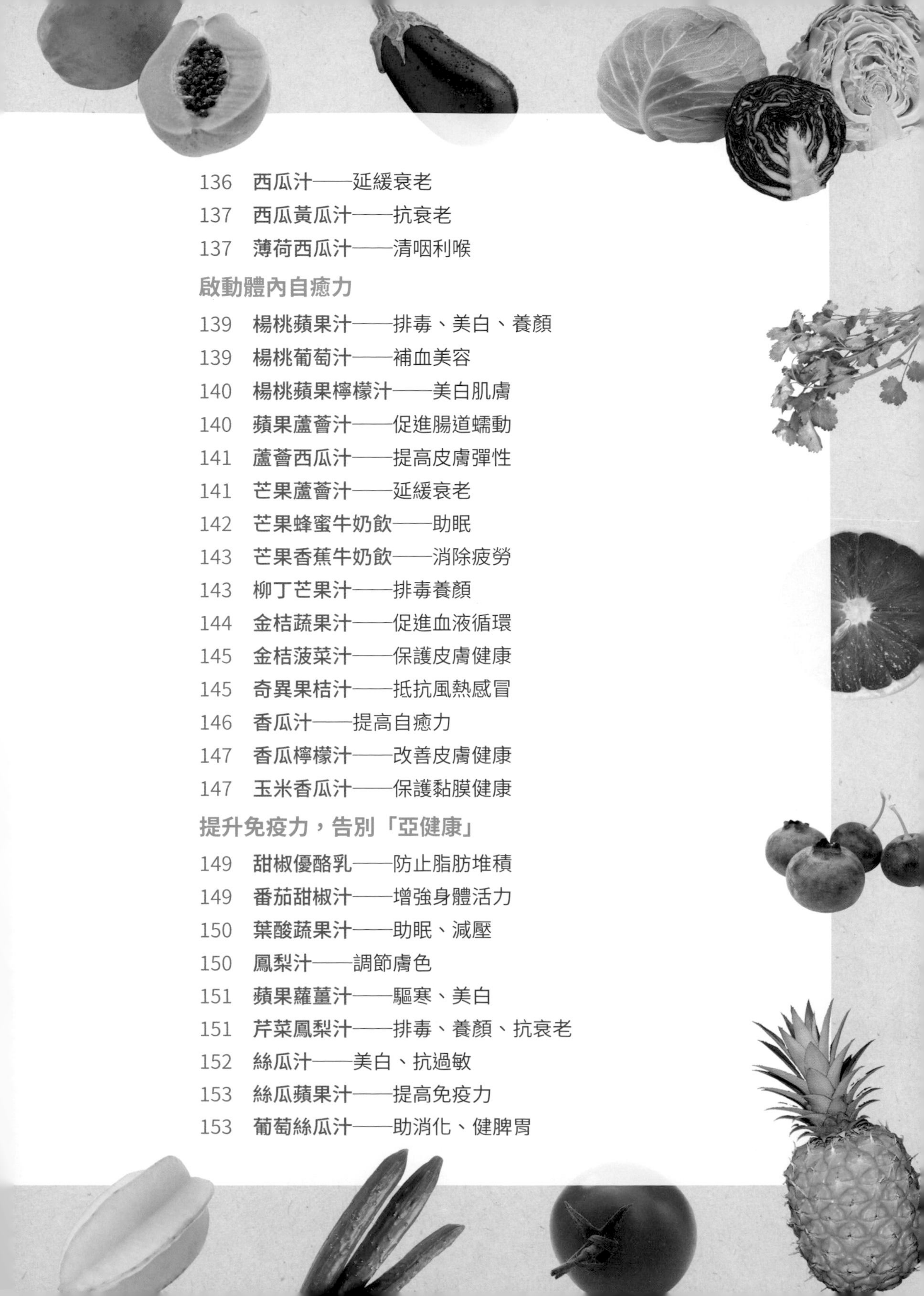

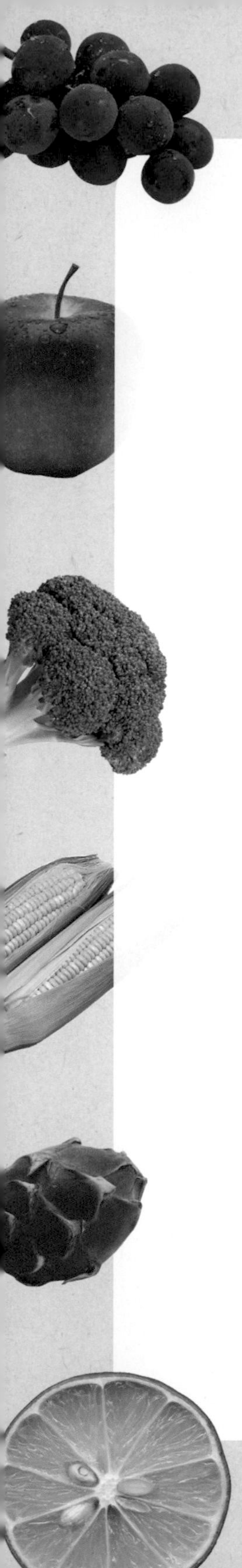
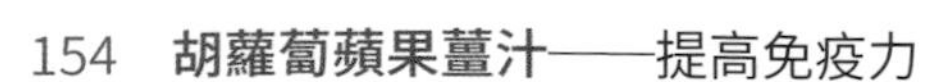


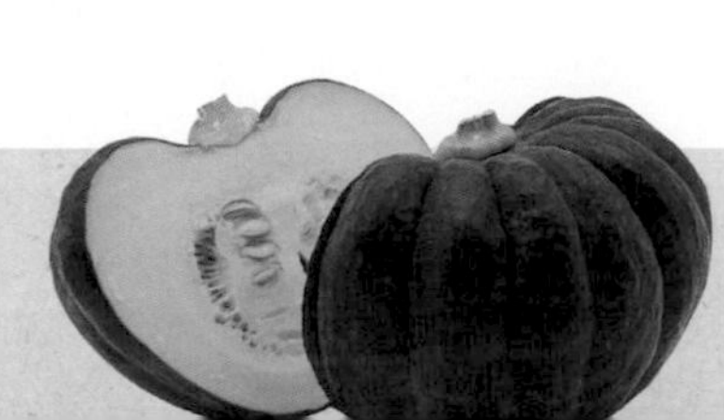
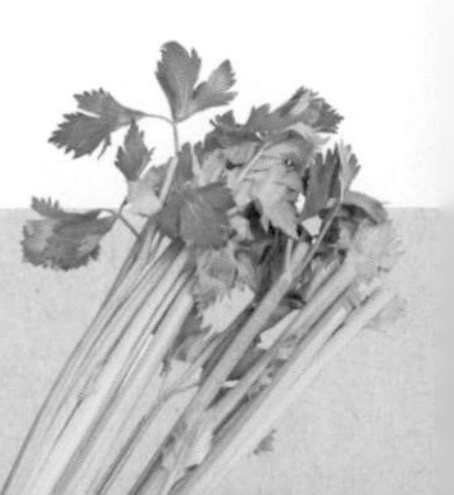

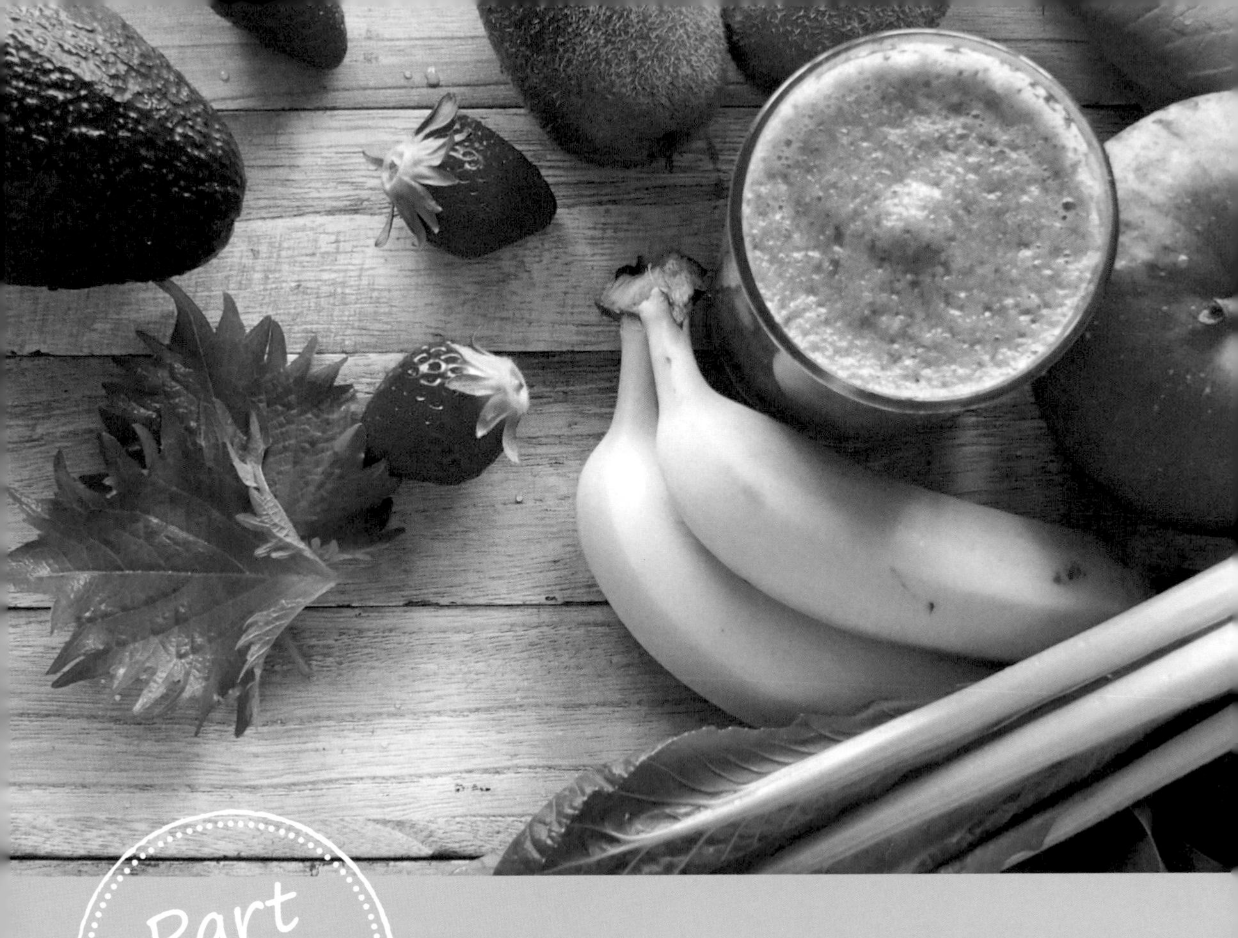

# Part 1 輕斷食：引爆瘦身革命

隨著吃到飽的風氣興盛，現代人很大的飲食問題就是進食過多，導致很多慢性病的發生，而且這種情況越來越嚴重。輕斷食是一個很好的控制方法，不會讓人感到很餓，又能達到很好的效果，讓身體恢復原有的活力。

# 5:2 健康輕斷食，輕鬆排出體內毒素

## 給身體休息一下

我們每天吃進去的食物，都需被身體消化、吸收，並將代謝物排出體外，這一系列的「工作」是身體不停地運作的結果。如果一個人吃得過多，會給身體帶來非常大的負擔，既然如此，有必要適時地讓身體好好休息一下，輕斷食就是個不錯的方法。

利用輕斷食來創造「少吃東西的時間」，能讓身體暫時放假休息，如此一來，囤積在體內的廢物自然地被排出，體液（血液、淋巴液）也能獲得清理，身心都會更加舒暢。

## 正常飲食，不用餓肚子

一週只需要 2 天輕斷食，其餘 5 天可以正常飲食，既不會影響生活品質，又能輕鬆排出體內的毒素，是最輕易上手的健康飲食方法。而且在輕斷食後，又可以吃想吃的食物，因為身體在這段時間得到適當的休息與修復，消化能力也會大大提升，不用擔心贅肉上身。

## 時間彈性，2 天任你選

輕斷食的 2 天時間是可以根據自己的情況來選擇。有人從連續 2 天（例如週六和週日）著手，這是沒問題的，其效果也明顯；有人堅持不了連著 2 天輕斷食，是可以將這 2 天分開的，像是選擇週日和週三各 1 天，或者其他 2 天也都可以，一旦開始進行輕斷食，也就容易堅持下去。

▼輕斷食可以留出時間讓肝臟修復受損細胞，進而更有效率地排毒。

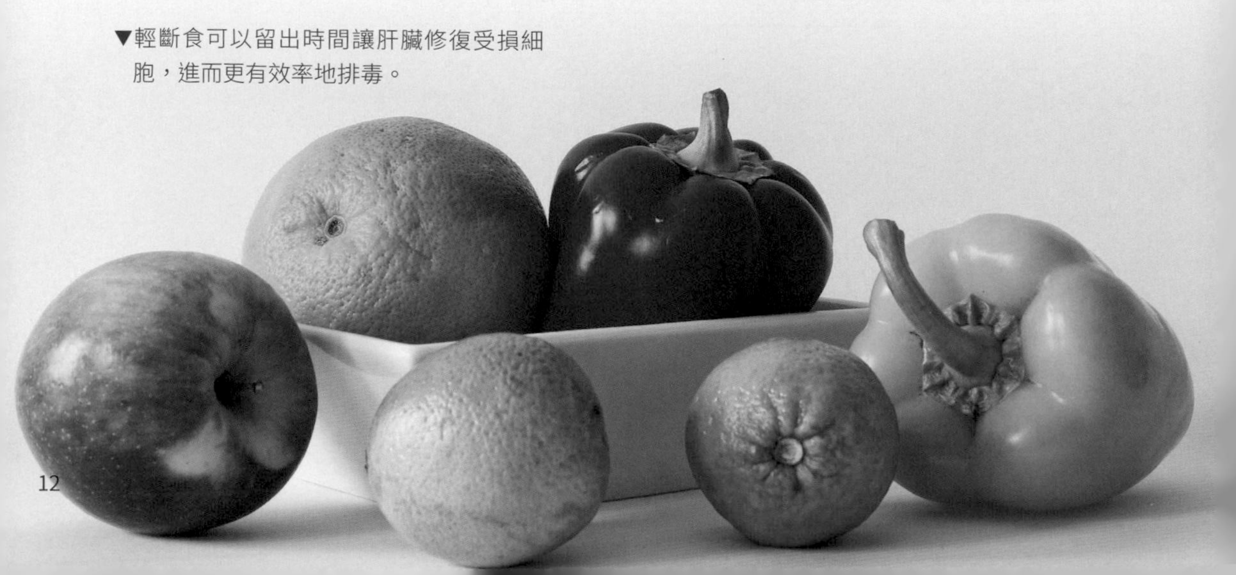

# 輕斷食不傷身，但特定族群要小心

## 身體健康者，適合實施輕斷食

很多人會選擇5：2輕斷食法，有一個很重要的原因是想減肥或是試了其他的減肥方法都不太成功。其中，女性朋友占了多數。當然，5：2輕斷食法也適合男性朋友，除了能幫助控制體重外，還有助於調整體質，避免疾病纏身。

很多人會擔心自己堅持不來，或者會不會出現身體不適、導致什麼疾病的出現等問題。其實，輕斷食的理念就是與「遵循嚴格的飲食控制原則」區別開來，不會讓人堅持不下去，反而你會逐漸地適應，甚至愛上它。

對於是否會引發疾病的疑問，事實上輕斷食是不會導致健康問題的，可能在剛開始的時候，有的人會稍微感覺到饑餓（有的人則不會），但堅持一週後（有的人可能會需要堅持久一些），你就會感覺棒極了。

## 不適合實施輕斷食的四大族群

雖然「輕斷食」是以低熱量的食物代替正常的三餐，來促進腸胃排空、緩解便祕、減輕體重。但值得注意的是，5：2輕斷食法不是一個每個人都適合的方法，有些人就不適合選擇這種輕斷食，主要有以下四大族群：

1. 青少年、兒童。
2. 孕婦和哺乳期的女性。
3. 身體虛弱的人。
4. 其他族群。如憂鬱症者、第一型糖尿病者等。

**問：我平時愛吃素食，適合輕斷食嗎？會不會營養不良呢？**

**答：**素食也適合喔！只要平時的飲食搭配合理，均衡攝取營養，也會有很好的輕斷食效果。不過，在選擇輕斷食的時候，要多攝取蛋白質，以及少攝取碳水化合物，以免營養不均，對控制體重也不利。

## 兒童和青少年

兒童是人生中生長發育的重要時期，對各種營養需充足的攝取，因此兒童是輕斷食的主要禁忌族群。

青少年正處於身體發育的第二個黃金時期，需要充足的營養來滿足身體的需求，對日後的健康具有舉足輕重的作用。如果營養不充足，會影響孩子各方面的發育，如身高、體重、第二性徵、智力等。所以，青少年不適合採用輕斷食法。

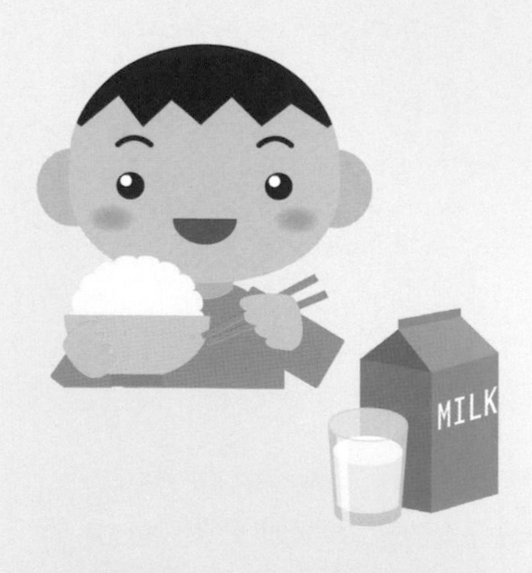


▲即使是肥胖的兒童或青少年，也不宜選擇輕斷食，否則同樣會影響其身體和智力的發育。控制好飲食、鼓勵多運動是預防青少年肥胖的有力訣竅。

## 孕婦和哺乳期的女性

為了滿足自身和寶寶的營養需求，這個時候的孕婦和哺乳期的女性對營養的需求高於本人其他時期的攝取量，所以攝取足夠的營養至關重要。這時候如果選擇輕斷食，不但會損害自身的健康（如貧血、營養缺乏等），也會對寶寶（無論出生與否）的健康產生非常不利的影響，更會影響日後的生長發育。

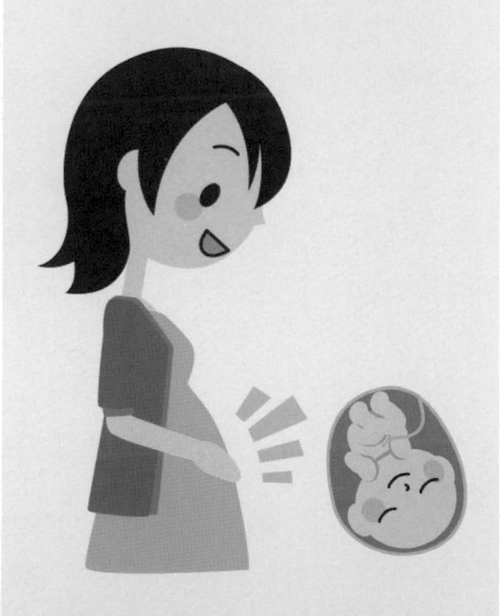

▲每個人都喜歡將自己打扮得很美麗，只是作為孕期的準媽媽，營養才是最重要的，瘦身還需要花點耐心，之後再執行。

## 身體虛弱的人

如果你患有貧血，或者經常出現低血壓、低血糖等，這類體質較虛弱的人不適合選擇輕斷食。否則會導致病情加重，不但不能從輕斷食中獲得益處，反而會加重本來就有的不適。

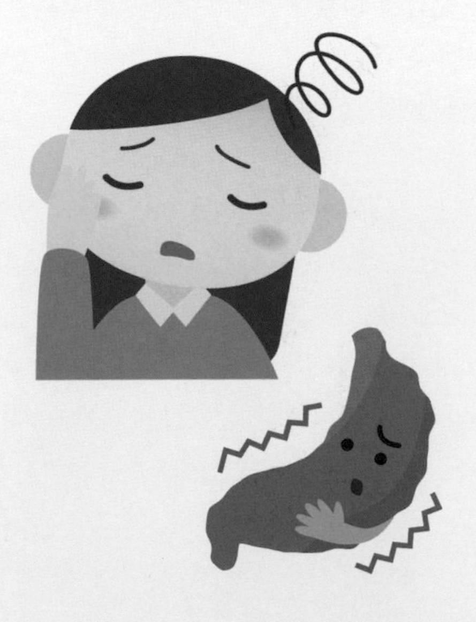

▲相對而言，身體瘦弱的人本身胃腸的消化吸收功能較差，如果選擇輕斷食很可能導致營養不良。

## 其他族群

除了上面提到的幾類族群外，還有一些人也不適合採用輕斷食的方法。如飲食失調、憂鬱症、第一型糖尿病的人，如果選擇輕斷食，反而無法穩定目前身心狀況，甚至引起其他問題的出現，像是加重厭食或抑鬱等。

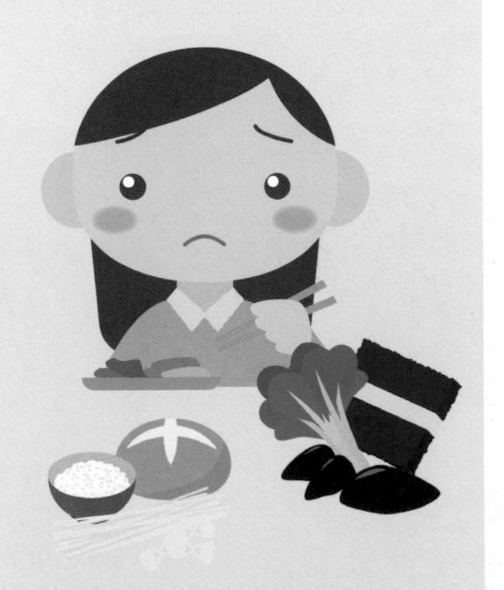

▲研究發現，有憂鬱症的人營養較缺乏，這一點被很多人忽略，所以憂鬱症者也不適合輕斷食，以免加重情緒的惡化。

# 輕斷食的 6 大健康功效

## 不愛運動，也能輕鬆享瘦

Lisa 是一名上班族，身高 168 公分，以前的體重是 68 公斤，腰圍 85 公分。雖然不是很胖，但是她覺得自己臃腫，想變瘦一些，也有便祕的困擾。後來諮詢營養師，才發現原來自己平時的熱量和脂肪攝取過多。

營養師建議Lisa試試輕斷食的方法，每天的飲食要合理分配，熱量也不要太少。後來Lisa開始輕斷食，搭配蔬果汁，每週一和週四輕斷食，其餘幾天還是正常吃飯，不過她自己也相應地減少了一些熱量的攝取，太油的東西也不經常吃了，輕斷食那兩天堅持只攝取 500 大卡左右的熱量。

堅持 5 週後，體重從 68 公斤減到了 58 公斤，腰圍也減到了 75 公分。重要的是，她的胃腸道問題有了明顯的改善。

輕斷食不像嚴格的斷食那樣殘酷和難以堅持，是很輕鬆就能「學會」的，不妨找醫生或營養師諮詢後，親身體驗看看！

## 提高免疫力，抵抗疾病

### ●免疫力是人體的防護牆

免疫力是人體的一道防護牆，能夠保護人體不受外界細菌、病毒的侵害，防止和抵抗疾病的發展。如果免疫力下降，除了易受到致病的微生物侵襲外，還會使得體內內分泌、神經等系統的正常運作受到影響，繼而引發內分泌紊亂、失眠等問題。

### ●促進免疫重生

研究人員發現，雖然斷食會餓死體內少部分的白血球，但當你重新開始吃飯時，白血球的數量就會立刻回升，而且對抗疾病的能力也比之前增強了。而輕斷食也有相似的功效，這就是為何有些日本的公司每年為職員提供兩次斷食的機會來促進員工的健康。

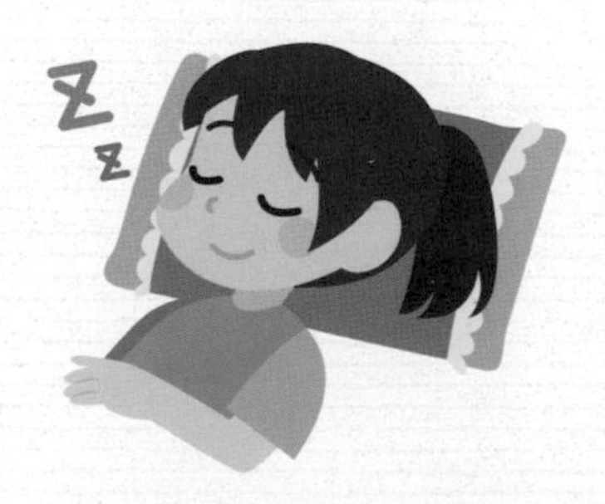


◀人體的免疫功能從 30 歲左右開始緩慢減低，雖然它的強弱大多取決於遺傳因素，但是環境的影響也很大，尤其是飲食，其他如睡眠、運動、壓力等也有不同的影響。

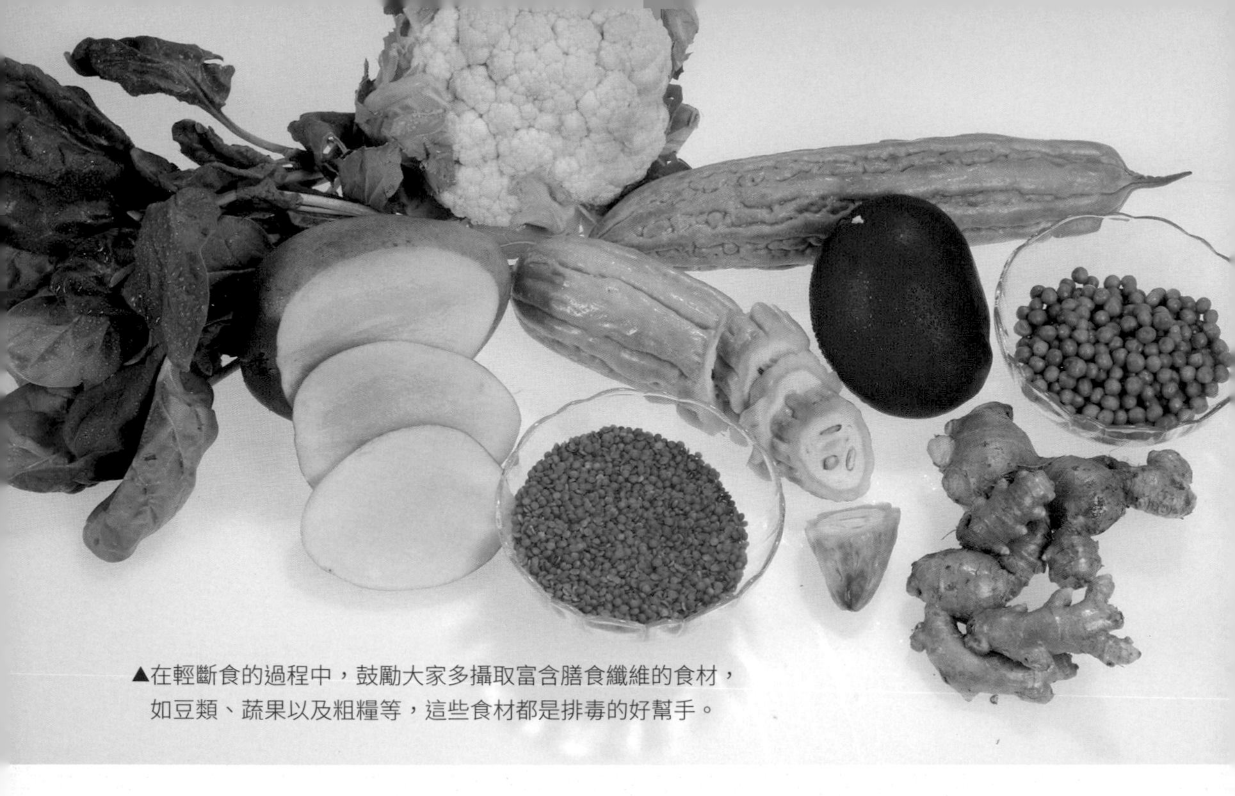

▲在輕斷食的過程中，鼓勵大家多攝取富含膳食纖維的食材，如豆類、蔬果以及粗糧等，這些食材都是排毒的好幫手。

## 排毒養顏，做氧氣美女

### ●上班族皮膚問題多

通常上班族（尤其是白領）工作壓力較大，加上經常熬夜，飲食不規律，久而久之會使身體產生多餘的脂肪、自由基、宿便、瘀血等，這些不良物質會造成皮膚暗啞、痘痘、斑點等。

日本美容外科協會會長南雲吉則，他本身有肥胖、便祕和心律不整的問題，後來參考最新的醫學報導，從吃素開始，逐漸變成「一日一餐」的飲食法，結果不但身體更健康，容貌看起來也年輕許多，60 多歲的他看起來像 30 多歲。

### ●提升排毒力，細胞煥然一新

相信選擇輕斷食的人群中，至少 60% 以上是女性朋友，原因不用多問，當然為了保持年輕漂亮，氣質好，身材苗條。

合理的輕斷食的確可以幫助人體排毒。研究發現，適當的饑餓可以促進腦下的垂體分泌一種特殊的物質——神經滋養因子，這種物質會活化體內的細胞，促進新陳代謝，排泄細胞所堆積的廢物，讓細胞從內而外更年輕、更健康。

## 天天好心情，不良情緒說拜拜

人體內有兩種重要的物質能夠讓人產生愉悅的感覺，即腦衍生神經滋長因子（BDNF）和腦內啡（endorphin），這兩者被稱為人體內的「快樂素」。

### ●從輕斷食中收穫愉悅

輕斷食除了能夠幫你減輕體重，保持苗條的身材以外，你會感覺到輕鬆和愉悅，原因在於短暫的斷食能夠促進大腦裡面「快樂素」的濃度升高，讓不良情緒遠離你，也能減少憂鬱。

而且，輕斷食能夠讓內臟獲得充分的休息，大腦也同樣可以把多餘的精力用來進行體內資訊的「整理」和各個器官的維護工作。

**●腦衍生神經滋長因子預防疾病**

腦衍生神經滋長因子（BDNF）除了能夠讓人感到快樂之外，它還被稱為「大腦神奇肥料」——有利於神經細胞分化，促進神經纖維的增生，對預防阿茲海默病、腦血管疾病、中風等有積極的治癒效果。

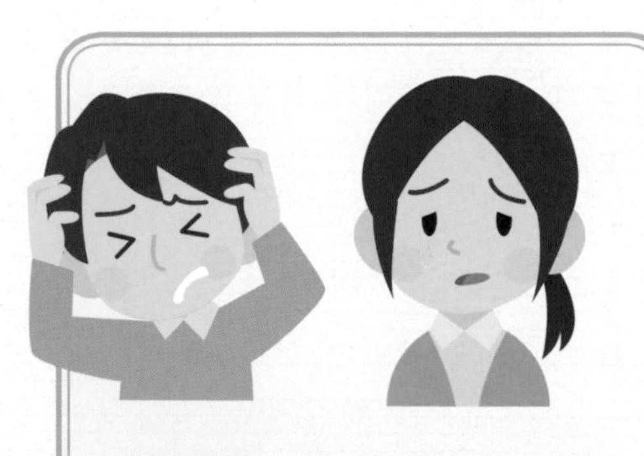

一般來說，女性比男性更容易情緒化，雖然開心、傷心、憤怒等都是人的正常情緒的一部分，但是它們都更傾向於女性，這就是女性被稱為感性動物，而男性被稱為理性動物的原因。

## 控制糖尿病、降血糖有一套

《輕斷食》一書的作者瓊．布裡沃頓醫學博士曾說，有一位病人患有第二型糖尿病，他空腹血糖值是 7.2，後來在醫生的指導下，經過幾週的輕斷食後，他的空腹血糖值奇蹟般地降到 5.9，而且體重減少 5 公斤。

**●不用擔心引起血糖升高**

很多人在輕斷食日會選擇喝蔬果汁，但是糖尿病者擔心喝果汁會導致血糖升高。其實是不用擔心的，一來，你減少每天的食物攝取量，攝取的熱量和糖分已經減少了。二來，在我們所推薦的輕斷食水果中，很少有一些 GI 或 GL 高的水果，或者在選擇這些水果的時候適當地減量，混合其他的低 GI 或低 GL 的蔬果一起榨汁。

**●提高胰島素敏感度**

在輕斷食期間，攝取低 GI 的食物，不但能緩解血糖上升過快之外，研究也證實短時間的斷食也能提高胰島素的敏感性。

**●不會導致血糖過低**

如果你是一個身體健康的人，不用擔心輕斷食會讓你出現低血糖、頭暈或暈倒，身體有能力來緩解。但本身若是低血糖的人，最好先諮詢營養師，確認目前身體情形是否適合進行輕斷食。

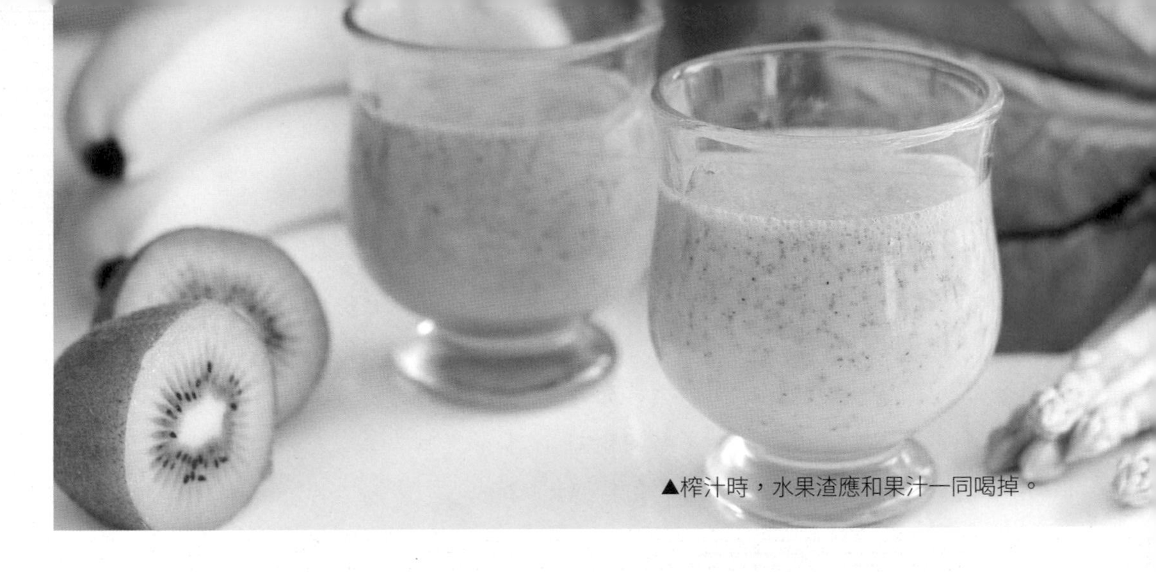
▲榨汁時，水果渣應和果汁一同喝掉。

## 健康輕斷食，癌症遠離你

日本醫學專家甲田光雄近 40 年的研究發現，長期吃太飽是罹患癌症的主因之一。因為飽食後，人體的腸道內多餘的食物會在細菌的作用下發酵、腐敗，進而產生各種有害物質。它們不僅會引起胃腸功能紊亂，還會生成一些致敏物質，增加誘發癌症的機會。

### ●不良的習慣會「喚醒」癌細胞

每個人體內都「睡著」一些原癌細胞，如果不去惹它們，它們也會乖巧地陪你天荒地老，不會打擾你的健康。但是如果一個人飲食不均衡、運動少，再加上壓力等，這些都會「喚醒」原癌細胞，進而生長和發育，變成癌細胞，引發癌症。

### ●吃得太多是罹癌主因

現代人越吃越多，肉類與乳製品類大幅增加，肥胖率也自然而然地大幅增加，在眾多的死因中，超過一半都和肥胖有關。進食過多，除了導致體內脂肪堆積以外，還會增加致癌物的攝取，以及體內物質代謝廢物的增加，這些「異物」會去刺激體內的原癌細胞，時間一長，問題也就來了。

### ●輕斷食能幫助攻擊癌細胞

美國南加州大學的長壽研究者瓦爾特・隆哥在 2012 年提出斷食能有效預防癌症的研究。研究表示，與試圖用藥物殺死癌細胞的方法相比，攻擊體內癌細胞的最佳方法是讓身體產生極端的環境，讓正常的細胞能迅速做出反應，進而消滅「壞」細胞。

### ●新鮮蔬果能夠增強細胞

新鮮的水果及各種蔬菜中都富含酵素，有益於體質的調整，也能幫助身體提供活性酵素。活性酵素很容易被細胞組織吸收，以及滋養和增強健康細胞的功能，對預防和輔助治療癌症是很有幫助的。另外，活性酵素在超過 40°C的環境會被破壞，因此蔬果榨汁不宜加熱。

# 快速上手！輕斷食簡單的烹調小技巧

## 以蒸、煮為主

食材經過蒸或煮方式，不但可以減少額外的熱量增加（如油炸、煎會增加食物額外的熱量），也可以確保吃進去的食材接近天然，減少一些人工、化學的有害物質產生，保障自己的健康。

不同的食材，烹飪方式也不盡相同。建議肉類、海鮮等用蒸的方式，葉菜類食材除生吃外，盡量少用油炒，簡單用水燙即可。不過，像是番茄、胡蘿蔔等食材，烹調時盡量加點植物油，這樣有助於其所含的胡蘿蔔素、茄紅素吸收。

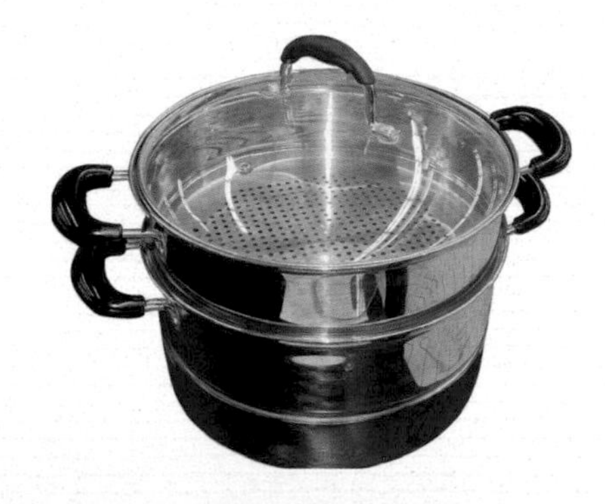

▲肉類、根莖類、海產類、主食類等食材以蒸的方式進行，比起其他烹飪方法，可以保存更多食材本身所含的多酚營養物質，如黃酮類的槲皮素。

| 烹飪方法 | 推薦的理由 | 適合的食材選擇 |
| --- | --- | --- |
| 涼拌 | 涼拌有利於保存食材中的維生素 C 及 B 群，發揮消脂減肥的功效。 | 葉菜類、根莖類、粉絲類、乾貨等。 |
| 川燙 | 燙青菜口感鮮嫩清淡，無須油炸，避免帶來額外的熱量和致癌物質，且用沸水燙過還能融掉部分脂肪。 | 根莖類食物、肉餡類、加工成型的食品等。 |
| 煨 | 菜煨過後的油脂含量較少，可以保存菜的各種營養素。 | 肉類、根莖類、乾貨等。 |
| 燉 | 燉菜不會過度產生有害物質，且食材更易被人體消化和吸收；連菜帶湯汁一起食用，更夠完整吸收礦物質。 | 以葷菜為主，如雞、鴨、豬蹄、牛肉、海參、魷魚等。 |

## 盡量選擇植物油

肉類、蛋類等本身含有較多的飽和脂肪酸，這類食材在烹調時，盡量選擇植物油，除了平衡不飽和脂肪酸和飽和脂肪酸的攝取外，也有助於心血管系統的健康。

## 多用不沾鍋烹調，減少用油量

平常用的炒鍋，通常需要加較多的油炒食材，防止沾鍋，但是用不沾鍋就可以解決這個問題。不沾鍋的鍋底採用不沾塗層，不必擔心煮肉時一不小心就會燒焦，煎魚時魚片黏在鍋壁上，符合現代人追求低脂肪、低熱量的需求，且對人體無任何危害。

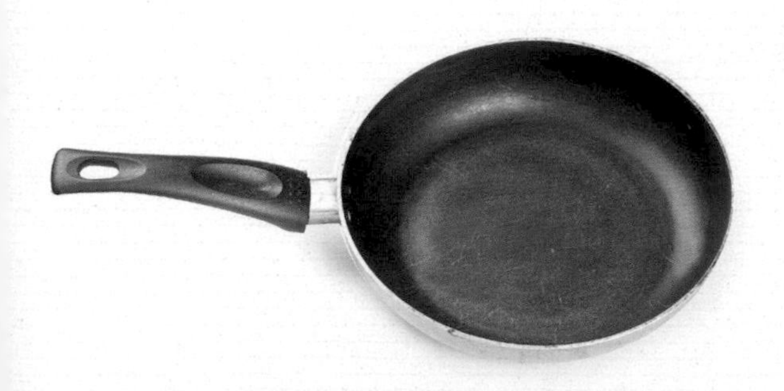

▲使用不沾鍋時不需用太多的油，加熱一下食材就熟透，間接減少油脂的攝取量。不過，鏟子最好使用竹鏟或木鏟，以免傷害不沾塗層。

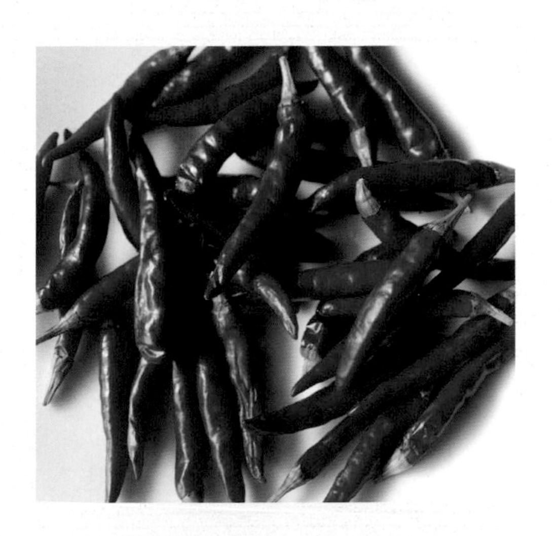

## 巧用辣椒、白醋等調料，豐富菜餚

在符合營養均衡（尤其是蛋白質）的前提下，輕斷食的另一個飲食要點是「減少食鹽（鈉）」的攝取。目前我國健康指南的建議是每天 6 公克鹽，但是很多專家認為，如果將鹽控制在 3 公克對健康會更好。

除了營養的補給外，色、香、味也是菜餚重要的標準，如何在少用鹽的情況下，把菜做得更好吃呢？生辣椒、白醋等調味料就派上用場了！

生辣椒可以幫助提升香味，而白醋可以去腥、增加鮮度。當然，像芥末、咖哩等調味料也可以根據自己喜好，代替部分的鹽，吃得健康又美味。

專題

# 掌握 9 大基本原則，輕斷食一點都不難

## 找好朋友一起輕斷食

事實上，輕斷食很簡單，也很容易堅持，但有時候你會覺得一個人沒有太大的激勵，擔心堅持不下去。其實有一個好辦法就是，找一個和你有共同想法的好友一起來輕斷食，好朋友相互鼓勵、提醒，這裡的好朋友可以是閨蜜、情侶，也可以是夫妻，這樣成功輕斷食的機率就大大提升了。

## 輕斷食前需提前做好餐點

一週輕斷食的那 2 天，需要把飲食量降到平日的四分之一，並且跳過午餐不吃。因此，你最好提前一天就準備好輕斷食日的食材。比如，輕斷食日的早餐吃一片全麥吐司和兩顆白煮蛋，晚餐來一盤清淡的蔬菜沙拉和一顆柑橘，就是很棒的吃法喔！

## 肚子餓時忍一下，別將空虛感誤認為飢餓感

剛開始輕斷食時，可能會有些餓，於是很多人就想找東西吃來填一下空空的胃。為了避免輕斷食中途失敗，你可以這麼做：如果餓了，告訴自己忍 10 分鐘就好，做點小事情，比如聽歌，走一走，然後你再吃。可能在這段時間內，你不知不覺就不會感到餓了。

進食的時候也請注意，吃到滿足就行了，不要吃到飽，這也是有助於成功輕斷食的方法。

## 多補充充足的水分

輕斷食那 2 天，要多補充水分。雖然紅茶、綠茶、黑咖啡也不錯，但最好的飲品還是「水」。除了可以讓你少吃以外，還能幫助身體有充足的時間「喝飽水」。

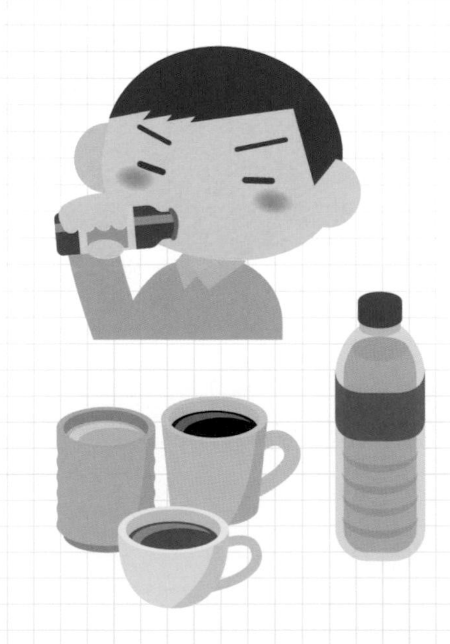

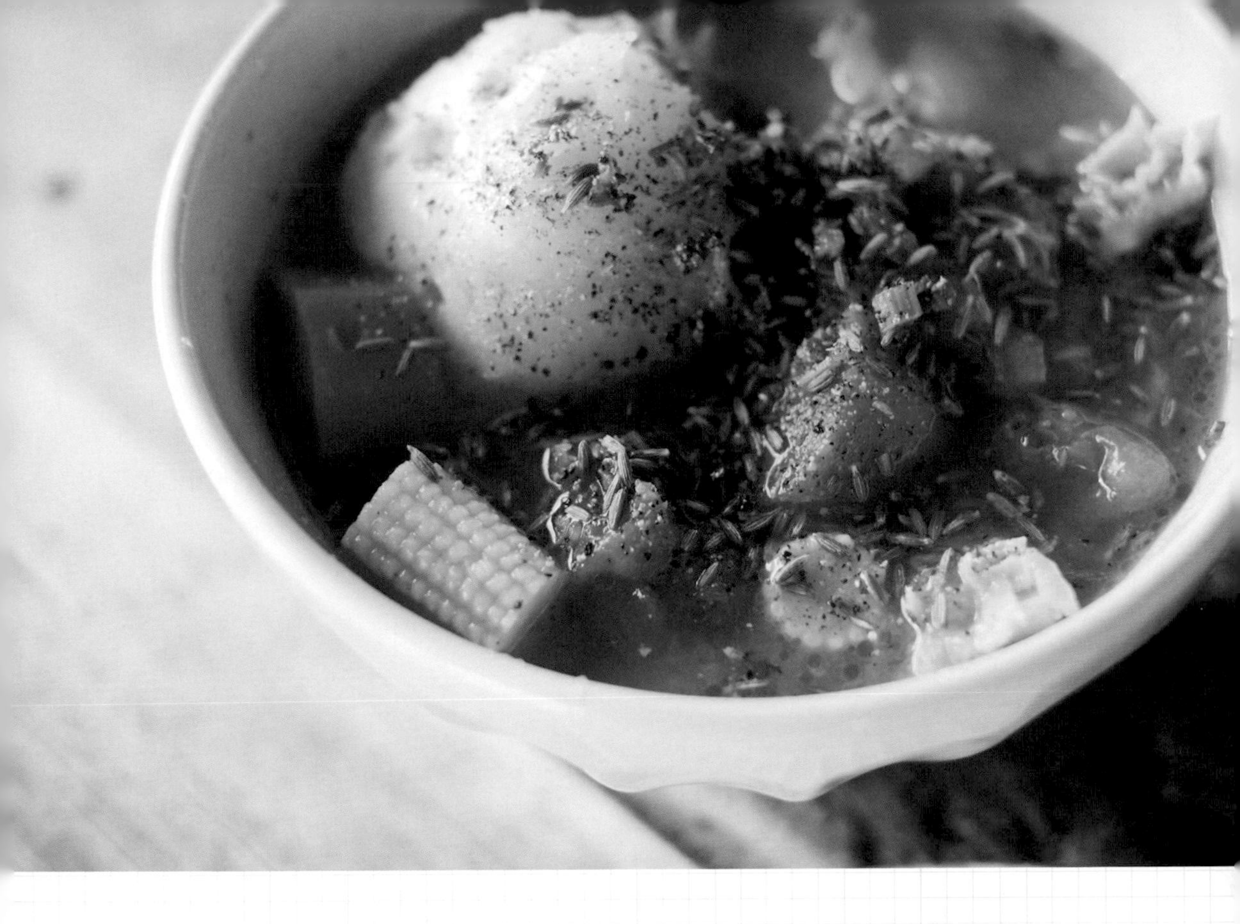

## 輕斷食那天讓自己忙碌點

輕斷食那天只吃兩餐，中間空出來的時間會很容易讓人想到「餓」這件事，建議可以找一些你想做的事情，比如看書、看電影、鍛鍊身體等，轉移自己對食物的注意力，讓自己忙碌一點，一天很快就過去了，你也能享受身體輕鬆的時光。

## 不要認為每天都會瘦

不要認定輕斷食可以讓你每天都在瘦。要知道每天都在瘦是對健康很不好的，使用科學的減肥方式要有一定的時間和過程，請多給自己一些信心和耐心。

當然，輕斷食的目的絕不是為了減肥，最重要的是「重新洗牌」健康，以及清理內心。

## 多喝湯，降低飢餓感

在輕斷食的當天，如果你真的覺得很餓，不妨試著多喝湯，像是把蔬菜做成濃羹，這樣比直接吃水煮蔬菜更容易飽。蔬菜可以多選擇增加咀嚼的根莖類等，這也是增加飽足感的好方法。

## 隨時可以開始的輕斷食

輕斷食的飲食時間，不用制式地遵循幾點到幾點的規範。你可以選擇吃一頓平日的午餐，然後從下午 2 點開始輕斷食，到了晚餐開始輕斷食的第一頓，次日的早上吃輕斷食早餐，中午選擇不吃，第二天晚上恢復平日飲食。這樣能夠讓輕斷食計畫更輕鬆、更易實施。

## 感覺不對勁要立刻停止

輕斷食方法的最大特色就是充滿彈性和寬容，如果你今天感覺不好，就別堅持，明天也可以輕斷食。感覺到不適，就趕緊停下來！

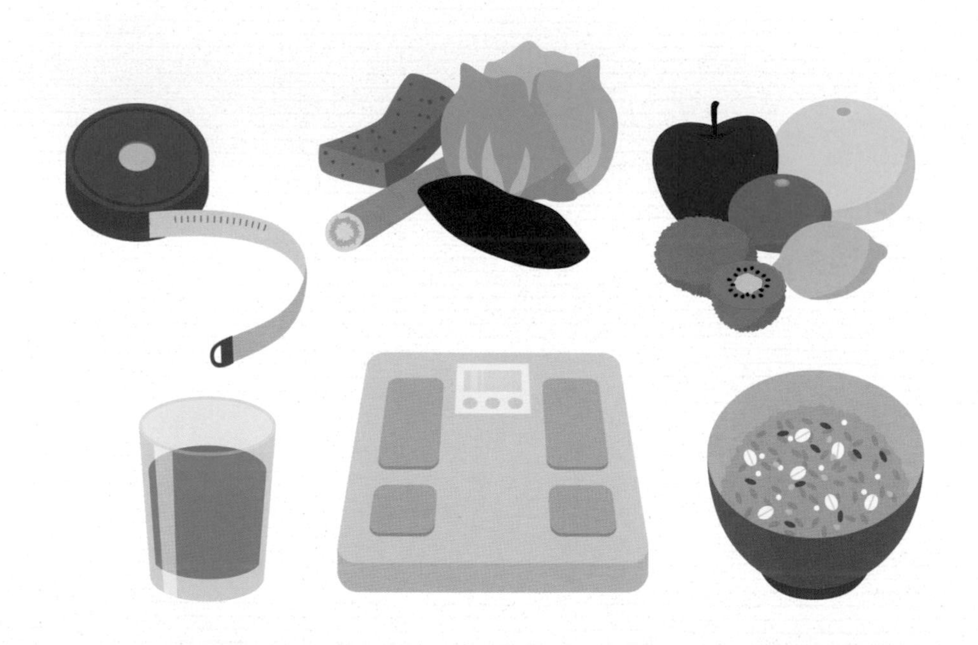

▲每天如果多吃 300 大卡，一年下來很可能增加 15 公斤的體重，對年老的人可能更多！輕斷食能幫你健康減肥，且不至於出現像嚴格斷食那種堅持不了的問題。

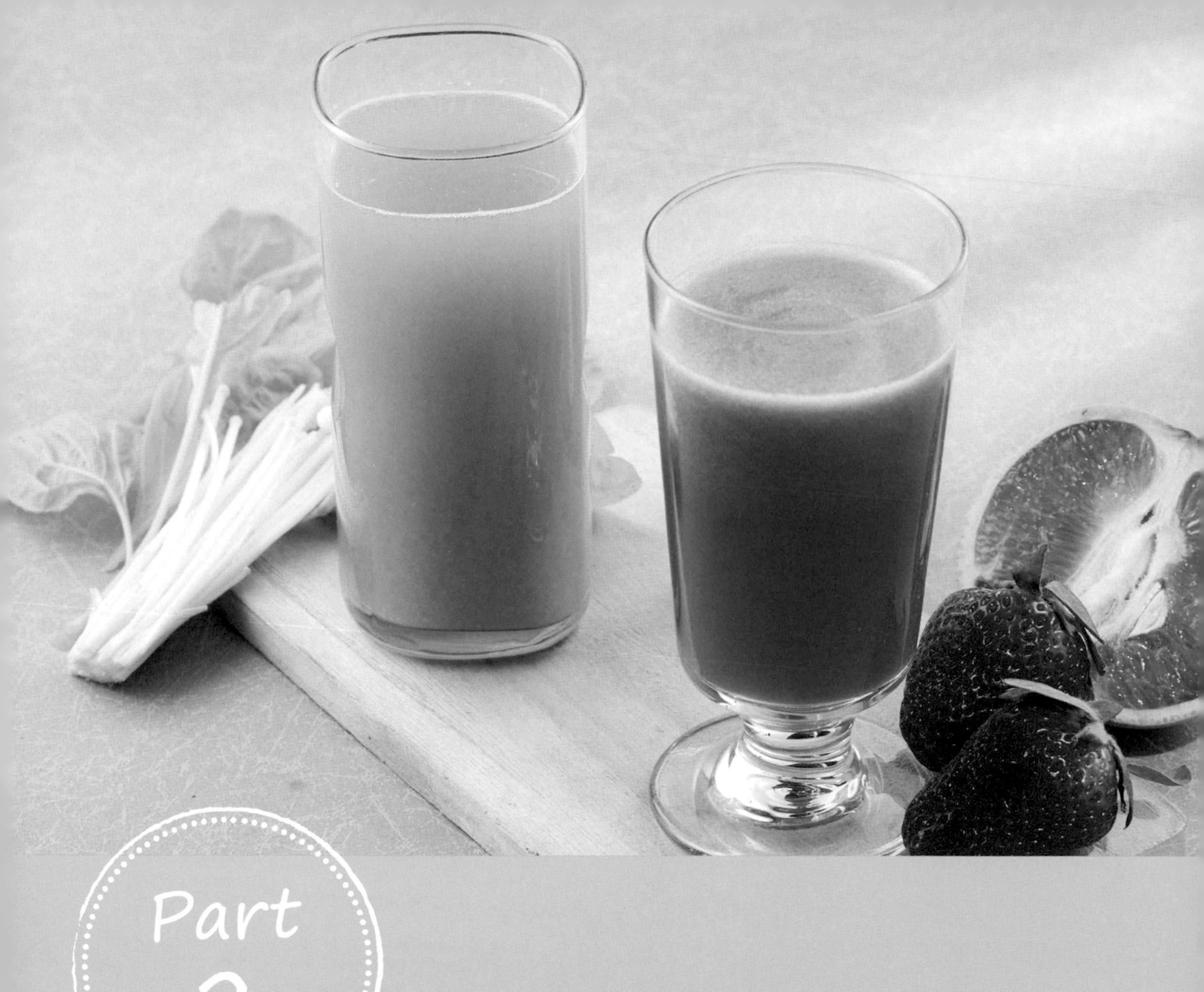

Part 2

# 愛上蔬果汁輕斷食

斷食有很多種，如嚴格斷食、水斷食、純素斷食等。而最被人推崇的、相對最健康的斷食是「蔬果汁輕斷食」，在此基礎上的輕斷食更符合人體需要，能避免很多不良反應的發生。

# 保持好身材，瘦身不中斷

## 「減脂肪，保肌肉」是重點

瘦身的重點是「減脂肪，保肌肉」。「減脂肪」應該所有人都知道，在這裡不再特別說明；可是「保肌肉」大部分人應該不太瞭解，或是常被忽略，肌肉也是幫身體燃燒脂肪的關鍵——肌肉即使是處在休息的狀態，燃燒的熱量也比脂肪多 7 倍。研究發現，蔬果汁輕斷食不但能夠幫你減脂肪，還能大大地保護肌肉不流失。

還有一項研究發現，輕斷食減肥法每天減掉的絕大部分是脂肪，優於傳統的節食減肥法；另外，傳統的減肥方法中，減掉的肌肉可達 40%，而輕斷食減少的肌肉只有 20% 左右，這有助於幫助身體保持活力。加上蔬果汁的搭配，還能提供更多的維生素和礦物質，促進肌肉的再生。

## 堅持蔬果汁輕斷食，快速甩肉

水果和蔬菜中含有大量的植物營養成分，如酵素、維生素、礦物質、植化素等，打成汁後搭配輕斷食，不但能獲得更豐富的營養，還能控制饑餓感，減少脂肪的吸收，小腹會逐漸變平坦。只要持續堅持下去，養成習慣，保持好身材就這麼簡單。

蔬果汁輕斷食之所以容易堅持，一來是它味道好，不會影響自己堅持的信心，還能幫食譜添加更多的美味，另一方面，蔬果的種類多，取得的方式又很簡單，不用刻意挑選特殊的材料。

**＊親身體驗案例＊**

Olivia 之前不太喜歡吃蔬菜，但蔬果汁她可以接受，考慮到好喝又能減重，她就有了想實踐的念頭。在選擇蔬果汁輕斷食的第一天，喝完蔬果汁後，感覺很輕鬆。於是她打算連續實施蔬果汁輕斷食，整天下來，精神很好。到一週結束後，她量體重，從之前的 55 公斤減到了 53.5 公斤，Olivia 感覺很棒，比之前更苗條、更健康了！

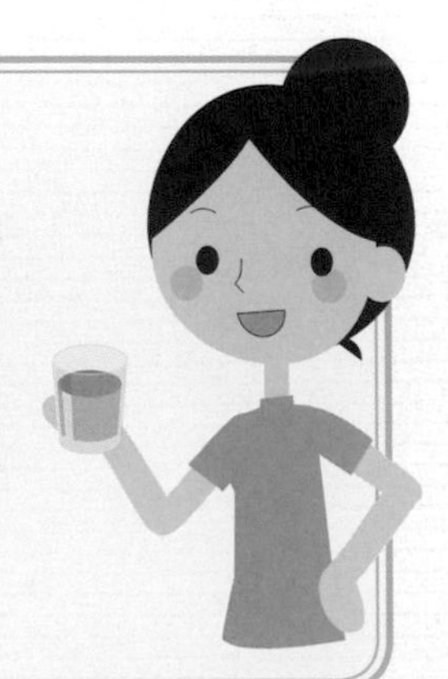

# 蔬果汁調理體質，改善新陳代謝

蔬果中含有豐富的膳食纖維、礦物質和維生素，在輕斷食期間，可以清理血液垃圾，加速血管壁上堆積油污的流動和排泄；另外，還能促進老化細胞的代謝以及新生細胞的增生，具有促進新陳代謝的功效。採用蔬果汁輕斷食，不但不會影響或者降低本身的新陳代謝，甚至還能有促進效果。

## 增強細胞活力，調節酸性體質

新鮮蔬果含有大量的維生素以及鈣、磷、鉀、鎂等礦物質，對調整人體功能、增強細胞活力以及腸胃功能等都有很好的效果。另外，富含礦物質的蔬菜和水果屬於鹼性食物，與五穀和肉類等酸性食物中和，可調整體液酸鹼平衡。

## 促進胃腸蠕動，幫助消化、排便

蔬果汁含豐富的膳食纖維，除了能幫助消化、排泄、促進新陳代謝之外，還能幫助清除體內的鉛、鋁、汞等重金屬和自由基，達到淨化身體的作用。

對於偏食者、不喜愛吃蔬菜和水果的人，喝蔬果汁也是最好的選擇，能夠補充營養。對病人、老年人和嬰幼兒，蔬果汁能夠改善胃腸功能。

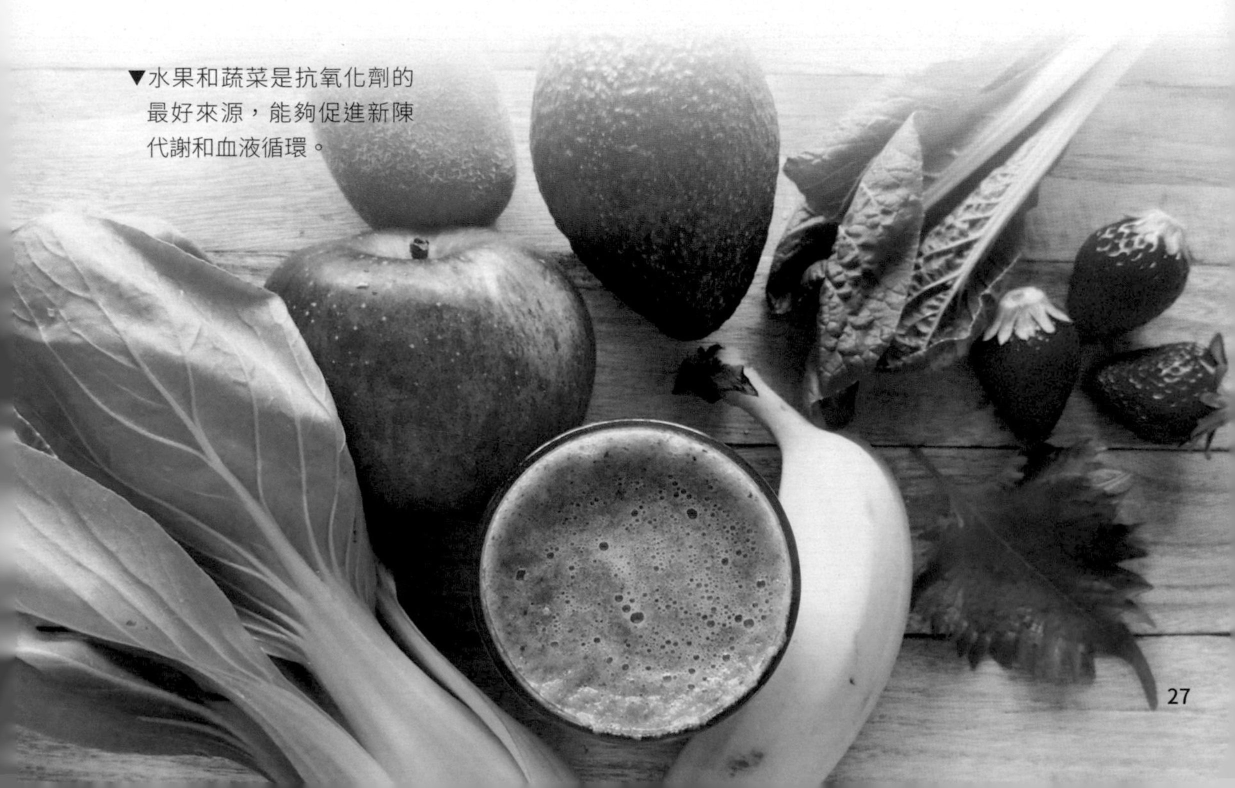

▼水果和蔬菜是抗氧化劑的最好來源，能夠促進新陳代謝和血液循環。

# 告別肥胖，蔬果酵素有一套

## 沒有酵素，人體就不能正常運行

酵素（酶），是一種蛋白質，作為生物體內的催化劑，主要負責加快新陳代謝以及維持生物體的各項生理功能——食物的消化與吸收、器官的運作、細胞修復和功能改善、激素的分泌等。

人體中約有 60 兆的細胞，每天都在活躍中，每一個細胞都在許多的酵素分子的相互作用下活動，維持人體的健康運行。打個比方，如果人體是電燈，酵素就是電流，如果沒有酵素的參與，人就會當機。

## 酵素的作用超乎想像

### ●促進新陳代謝和細胞修復

人體不斷地進行新陳代謝，維持著身體正常的功能運作，一旦新陳代謝出現問題，人就會出現各種不適，如消化不良、便祕、肥胖等。這跟相應的酵素缺乏有直接的關係。

如果人體缺乏脂肪酶（酵素的一種），人體的脂肪就不能充分進行分解，時間一長就引起脂肪堆積，導致肥胖。如果及時補充所缺的酵素脂肪酶，就能夠幫助新陳代謝恢復正常，維持身體的正常和健康。

另外，酵素能夠促進正常的細胞增生，有利於受損的細胞再生，保證細胞的完整性和活性，這樣就不容易出現各種疾病，進而氣色也會更健康，皮膚更有彈性，免疫力也會有所提升。

### ●促進食物的分解、消化和吸收

我們吃的食物中含有的蛋白質、脂肪、醣類等，都是分子較大的營養素，如果要讓身體充分吸收，需要進一步的分解，這個過程就是消化，而酵素是其中的功臣。

步驟一：牙齒的咀嚼，初步消化。

步驟二：食物入胃消化，澱粉變成單醣，蛋白質變成胺基酸，脂肪變成脂肪酸。

步驟三：小腸的進一步水解，然後進行消化吸收。

這個過程中，蛋白酶、澱粉酶、脂肪分解酶、纖維酶的相互協同作用，最終讓食物順利地被消化，營養成分被充分地吸收。

## 製造和儲存熱能

人體內的產熱營養素需借助氧化過程才能產生熱量，供應人體需要，而要順利地完成這個過程，酵素是不可缺少的。另外，酵素可以將人吃進體內的食物轉化成 ATP（三磷酸腺苷的縮寫，儲存能量的有機化合物之一），當人體需要能量時，它就會釋放，幫助身體正常運行，如維持體溫等功能。

**●酵素有脾氣，需要保護**

人體中所有的酵素相互合作，維持著人體正常的運行。但是酵素也有它的脾氣，想要充分發揮它們的功效，就要瞭解它們的特性。

**●酵素與維生素、礦物質搭配效果更好**

不同的酵素之間有很好的「團隊意識」，但是要完成體內其他的任務，還需要其他物質的説明，而維生素、礦物質就是其中很重要的部分，它們也被稱為「輔酶」。

舉例說明，營養素轉化為熱量的第一階段，「煙草醯胺」（一種維生素）會幫助「去氫酵素」將物質中的氫去掉；第二階段需要搬運氫，「核黃素」（另一種維生素）會參與進來。

然而，人體一生中能夠製造潛在酵素是固定的，因此需從體外酵素補充，「食物酵素」是一個重要的途徑。

**●高溫會促進酵素活性降低或消失**

酵素作為一種蛋白質，在低溫甚至凍結之後會很穩定，但遇到高溫後，結構會受到破壞，同時功能也隨之減弱甚至消失。通常大部分酵素在50°C以後開始變性，結構受到破壞，功能開始失活，溫度越高失活速度越快，70°C後大都完全失去活性。因此在補充酵素時，一定要注意溫度的控制。。

**●從天然食材獲得酵素，蔬果汁最好**

獲得酵素最好的方式就是從天然的食材中獲取，不但種類多，也更有利於人體吸收，又能保持酵素本身的特性，而一些含有酵素的人工合成產品則大打折扣。

蔬果是酵素的最重要來源之一，種類多、含量高、純天然、更安全，想更充分地利用其所含的酵素，榨汁飲用是最有效的方法。

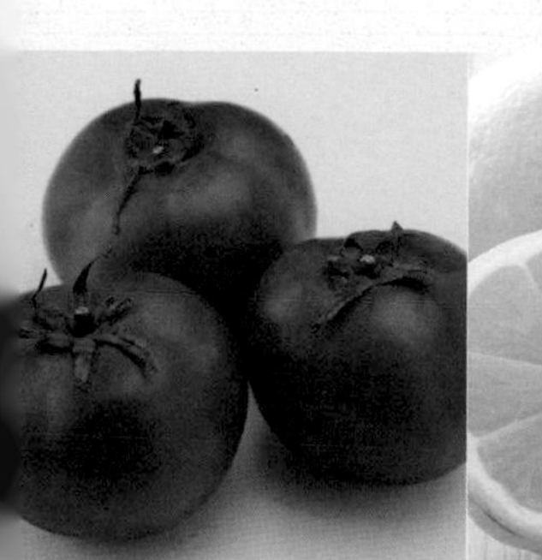
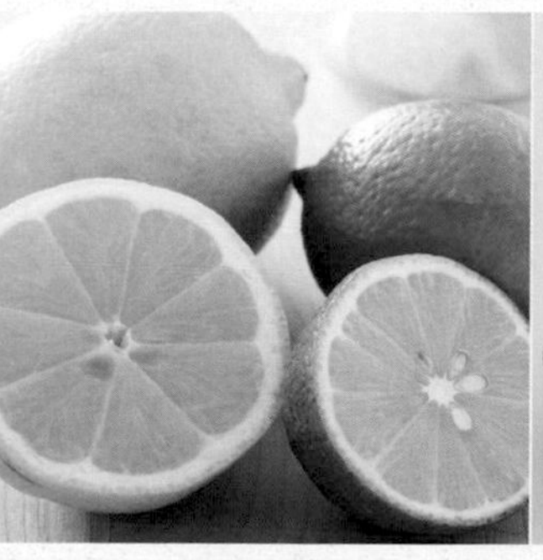
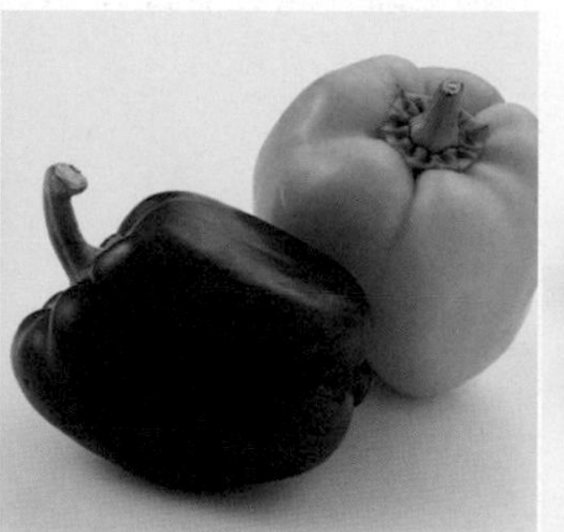
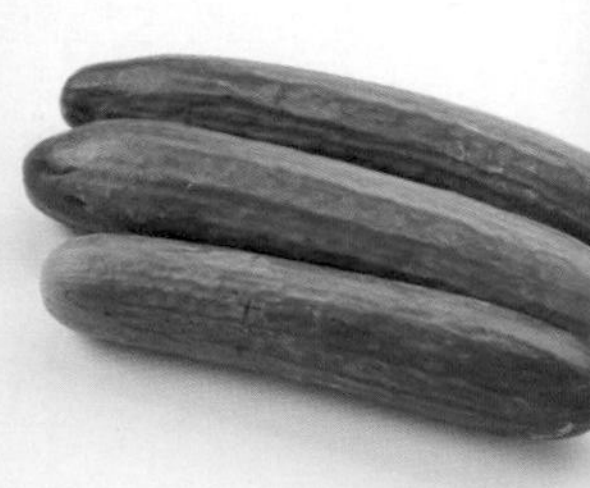

# 人體維他命！認識蔬果植化素

## 類胡蘿蔔素家族：防止衰老，增強免疫力

類胡蘿蔔素家族的成員有很多，主要是紅色、橙色、黃色等不同顏色的脂溶性物質，是植物與微生物之間「互動」合成的一種營養素。對人體而言，具有抗氧化、增強免疫力等功效。

| 類胡蘿蔔素家族成員 | 神奇之處 | 食物 |
|---|---|---|
| 茄紅素 | 1. 預防和輔助治療癌症，如消化道癌、前列腺癌等。<br>2. 預防心腦血管疾病。<br>3. 強化肺部功能。<br>4. 延緩衰老，增強免疫力。 | 番茄、芭樂、葡萄柚、胡蘿蔔、紅薯等。 |
| 胡蘿蔔素 | 1. 合成維生素 A，保護視力。<br>2. 增強抗氧化功效。<br>3. 加速表皮與黏膜的癒合，修復受損的 DNA。<br>4. 促進生長發育和健康。 | 枸杞子、綠花椰、綠茶、胡蘿蔔、芒果等。 |
| 辣椒紅素 | 1. 抗氧化能力極強。<br>2. 預防動脈硬化和癌症。<br>3. 燃燒脂肪，促進能量消耗。<br>4. 美容養顏，改善臉部血液循環。 | 主要存在於紅辣椒中。 |

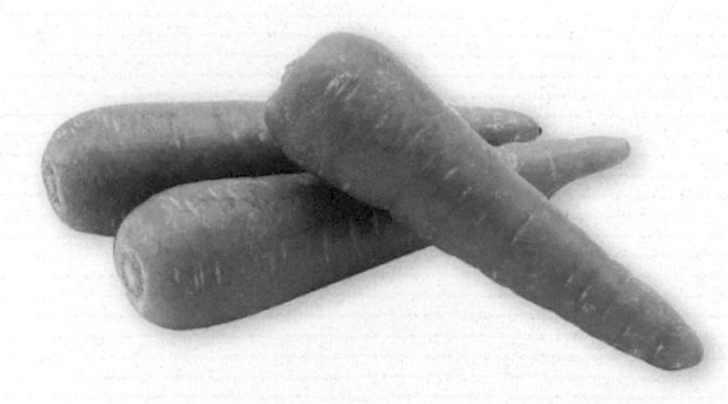

◀胡蘿蔔被譽為「東方小人參」，中醫認為它可以補中氣、健胃消食、壯元陽、安五臟，對治療消化不良、咳嗽、夜盲症等有較好療效。

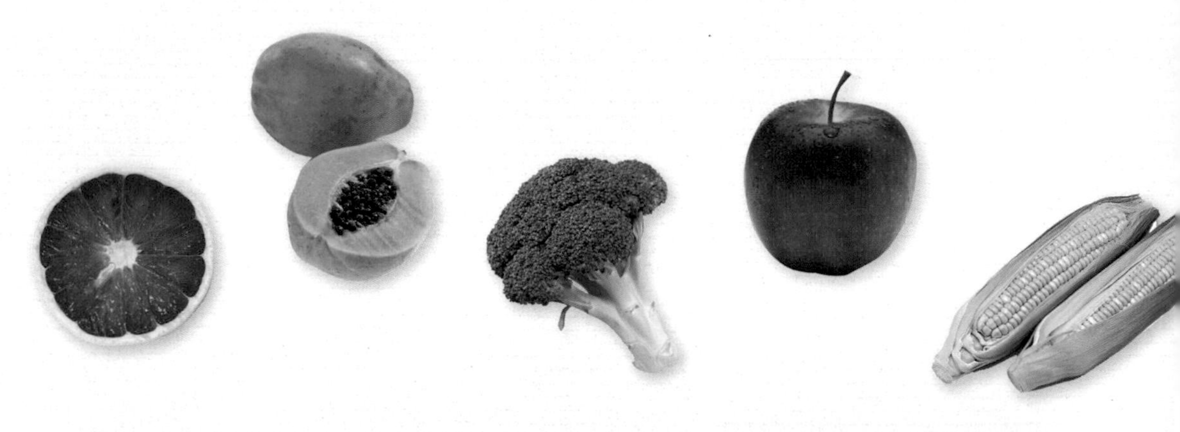

| 類胡蘿蔔素家族成員 | 神奇之處 | 食物 |
|---|---|---|
| 葉黃素 | 1. 保護視力，預防眼球黃斑部病變。<br>2. 延緩衰老、抗癌。<br>3. 促進心血管健康，延緩動脈硬化。<br>4. 抗氧化，抑制自由基的活性。 | 甘藍、羽衣甘藍、菠菜等深綠色葉菜。 |
| 玉米黃素 | 1. 預防心血管疾病，降低低密度脂蛋白的作用。<br>2. 構成人眼視網膜黃斑區域的主要色素，預防白內障等。<br>3. 促進心臟健康，抗癌。 | 水果、蔬菜等，如玉米、菠菜、枸杞等。 |
| 隱黃素 | 1. 極強的抗氧化效果。<br>2. 可以在體內轉化為維生素 A。<br>3. 有效阻止一些癌細胞形成。<br>4. 預防骨質疏鬆，促進骨骼健康。 | 廣泛存在於植物的花瓣、葉片中，如橙皮、青木瓜、蘋果等。 |

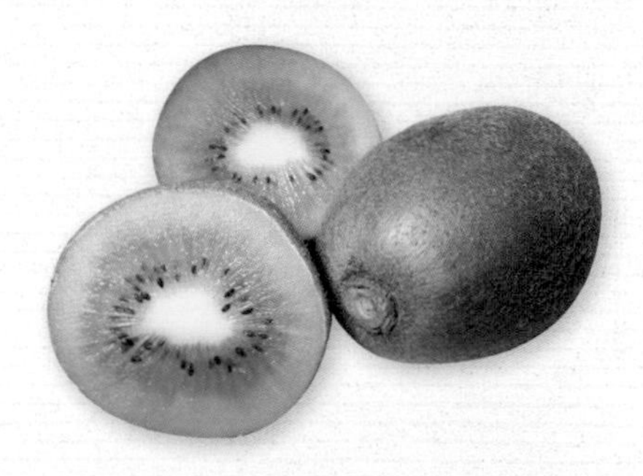

◀奇異果不但是維生素 C 含量很高的水果，也是含葉黃素很豐富的食品，可以有效維護眼睛健康，防止眼睛疲勞。

## 有機硫化物家族：保護心臟健康，抗癌、抗氧化

有機硫化物是存在於植物中的一類化學物質，其共同點是都含有「硫」這種元素，它們大多以較為強烈的氣味而著稱（有些則沒有），具有抗氧化、保護心臟健康、抗癌等多種功效。

| 有機硫化物家族成員 | 神奇之處 | 食物 |
| --- | --- | --- |
| 穀胱甘肽 | 1. 用於癌症治療時對健康細胞的保護。<br>2. 抗氧化作用和抑制自由基活性。<br>3. 美白肌膚。 | 番茄、芭樂、葡萄柚、胡蘿蔔、紅薯等。 |
| 大蒜素 | 1. 它與維生素 B1 結合，可產生蒜硫胺素，具有消除疲勞、增強體力的效果。<br>2. 輔助治療糖尿病、心腦血管疾病等。<br>3. 預防癌症的發生，如胃癌、食道癌等。<br>4. 改善肝、肺不適，保護肝臟健康。 | 大蒜、洋蔥、韭菜、青蔥。 |
| 吲哚 | 可以轉變成吲哚化合物，能預防癌症、心血管疾病。 | 綠花椰、菠菜、高麗菜等。 |
| 蘿蔔硫素 | 1. 蔬菜中所發現的抗癌效果最好的植物活性物質。<br>2. 有效地防止胃潰瘍、萎縮性胃炎轉化成胃癌。<br>3. 對關節炎有很好的消腫止痛作用。<br>4. 有助清除肺部的有害細菌。 | 綠花椰、芥藍等十字花科植物。 |
| 異硫氰酸鹽 | 1. 抑制致癌物在肺、肝、食道、膀胱及乳腺等器官的作用。<br>2. 預防老化。 | 芹菜、芥菜、綠花椰、甘藍等。 |

## 類黃酮素大家族：抗氧化、抗癌、抗過敏

類黃酮素是一個大家族，成員超過 4000 種，有很好的抗氧化、抗癌、抗過敏等多種作用。在此介紹常見的幾種：

| 類黃酮素家族成員 | 神奇之處 | 食物 |
| --- | --- | --- |
| 花青素 | 1. 抗氧化作用。<br>2. 預防心臟病和腦部退化。<br>3. 抗炎、緩解發炎反應。<br>4. 抗腫瘤，促進癌細胞凋亡。 | 黑米、葡萄、藍莓、紅酒、紫甘薯、櫻桃等。 |
| 槲皮素 | 1. 很好的抗氧化作用。<br>2. 預防癌症、心血管疾病。<br>3. 抗炎、抗過敏。<br>4. 輔助治療氣喘、慢性支氣管炎、白內障等。 | 覆盆子、紅皮洋蔥、櫻桃、越橘等。 |
| 兒茶素 | 1. 防癌、抗癌。<br>2. 降低血液中的膽固醇。<br>3. 減肥瘦身。 | 綠茶、蘋果、葡萄、紅酒等。 |
| 檸檬黃素 | 1. 保護心臟健康。<br>2. 降低血壓以及血液膽固醇。<br>3. 抗炎、抗病毒、抗感冒。 | 檸檬、西瓜、柑橘等。 |
| 白藜蘆醇 | 1. 抑制癌細胞成長。<br>2. 預防心血管疾病。<br>3. 對抗細菌、病毒感染。<br>4. 養顏美容。 | 葡萄、花生、決明子、桑葚等。 |
| 芸香素 | 1. 抗過敏、抗炎、抗氧化。<br>2. 促進傷口癒合。<br>3. 強化毛細血管壁彈性。 | 蕎麥、柑橘類食物。 |

## 酚酸大家族：抵抗自由基對身體傷害

酚酸雖然和類黃酮素一樣，兩者都是多酚類物質，但是在結構方面相差很大。酚酸這類化合物主要能幫助身體抗氧化，抵抗自由基對人體的侵害，多存在於植物的乾果中。

| 酚酸家族成員 | 神奇之處 | 食物 |
| --- | --- | --- |
| 對香豆酸 | 1. 抗氧化作用。<br>2. 預防心臟病和腦部退化。<br>3. 抗炎、緩解發炎反應。<br>4. 抗腫瘤、抗癌，促進癌細胞凋亡。 | 青椒、胡蘿蔔、番茄、草莓、鳳梨等。 |
| 阿魏酸 | 1. 很好的抗氧化作用。<br>2. 對抗心血管疾病。<br>3. 抗細胞突變，以及防癌、抗癌。<br>4. 消炎抗菌。 | 玉米、芹菜、茄子、穀類等。 |
| 鞣花酸 | 1. 抑制化學物質誘導癌變作用，對結腸癌、食道癌、肝癌、肺癌、皮膚腫瘤等有很好的抑制作用。<br>2. 美容養顏，美白淡斑。 | 草莓、櫻桃、藍莓、覆盆子、核桃等。 |

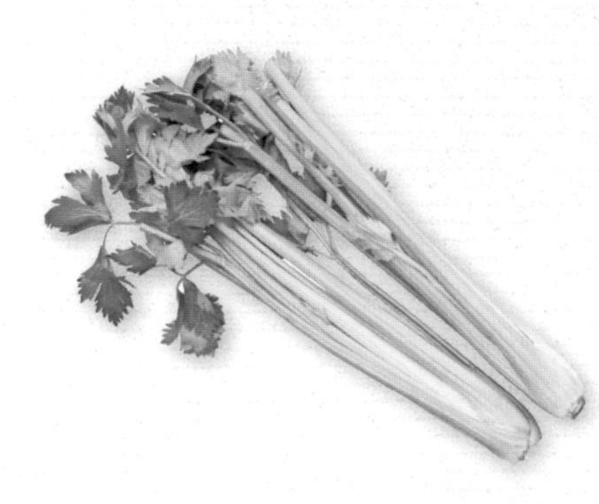

◀芹菜中含有酚酸，有很好的抗癌功效，還能放鬆動脈壁中的肌肉組織，增加血流量。

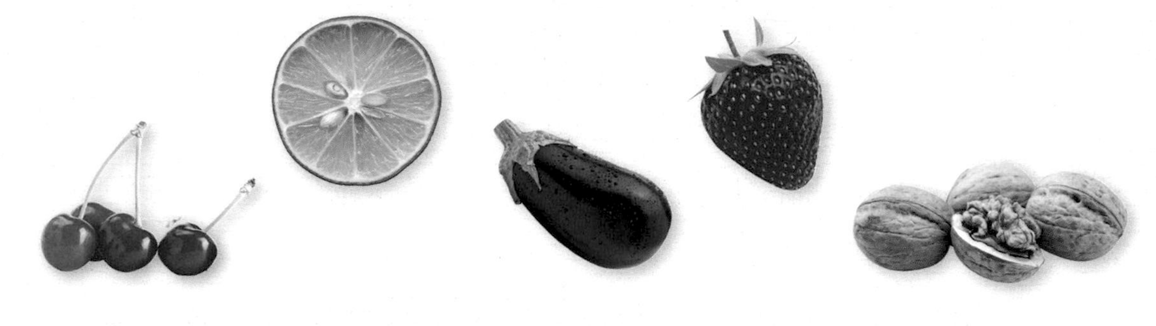

| 酚酸家族成員 | 神奇之處 | 食物 |
|---|---|---|
| 沒食子酸 | 1. 抗菌、抗病毒。<br>2. 收斂、止血、止瀉作用。<br>3. 抗腫瘤，可以抑制肥大細胞瘤的轉移。<br>4. 對肝臟具有保護作用。 | 山茱萸、石榴、千屈菜等。 |
| 綠原酸 | 1. 抗菌、抗病毒。<br>2. 抗腫瘤、清除自由基保護心血管健康。<br>3. 降血壓、降血脂、降血糖。<br>4. 防止紫外線對人體皮膚的傷害，有美容功效。<br>5. 興奮中樞神經系統等。 | 金銀花、山楂、千屈菜、高麗菜、紅薯等。 |
| 咖啡酸 | 1. 抑菌和抗病毒作用。<br>2. 增加胃中鹽酸的分泌量。<br>3. 升高白血球指數，止血。 | 咖啡豆、山楂、檸檬等。 |

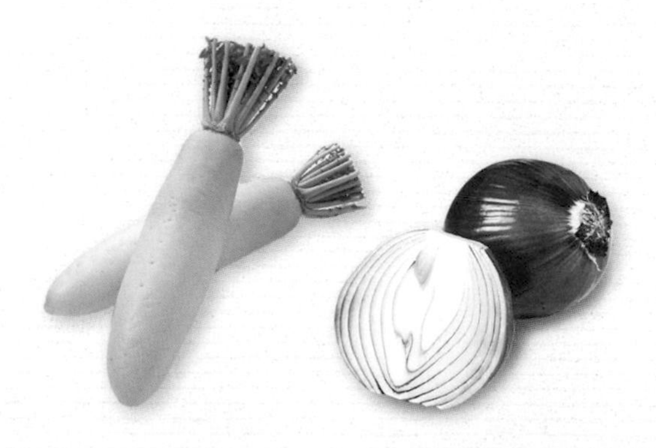

◀白蘿蔔根以及洋蔥中含有阿魏酸，它是治療心腦血管疾病及白血球減少等藥品的基本原料。

## 其他植化素：強大的功效幫你強健身體

植化素有很多種，除了上面的四大類以外，還有一些具有特殊效果但不容易歸類的，它們存在於常見的蔬果中，對人體的健康有很大的益處，合理地運用在自己的輕斷食計畫中，你將收穫到不一樣的感覺！

| 其他常見植化素 | 神奇之處 | 食物 |
|---|---|---|
| 葉綠素 | 1. 預防動脈硬化和血栓的形成。<br>2. 促進造血，改善瘀血症狀。<br>3. 降低細菌在身體的生長速度，是天然的解毒劑。<br>4. 增強身體耐受力，抗衰老、抗氧化。 | 海帶、綠豆、胡蘿蔔、大蒜、毛豆、枸杞等。 |
| 苦瓜苷 | 1. 刺激胰島素分泌，有助於降血糖。<br>2. 能清熱祛暑，明目解毒。<br>3. 利尿涼血，輔助治療熱病煩渴。 | 苦瓜。 |
| 葉黃素 | 1. 有很強的抗氧化和抗炎作用。<br>2. 保護心血管健康，預防阿茲海默。<br>3. 降低壞的膽固醇、提高好的膽固醇。<br>4. 保護胃黏膜，輔助治療慢性胃潰瘍。<br>5. 保護視力，防止視力退化與近視。 | 菠菜、胡蘿蔔、奇異果、綠花椰、甘藍等。 |
| 檸檬烯 | 1. 促進體內致癌物的排出。<br>2. 有利膽溶石的作用。<br>3. 促進消化液分泌和排出腸內積氣。 | 檸檬、橘子、柳丁等柑橘類水果。 |
| 香豆雌酚 | 1. 抗氧化、抗炎。<br>2. 預防骨質疏鬆。<br>3. 平衡人體內的雌激素水準。 | 苜蓿、大豆類等。 |

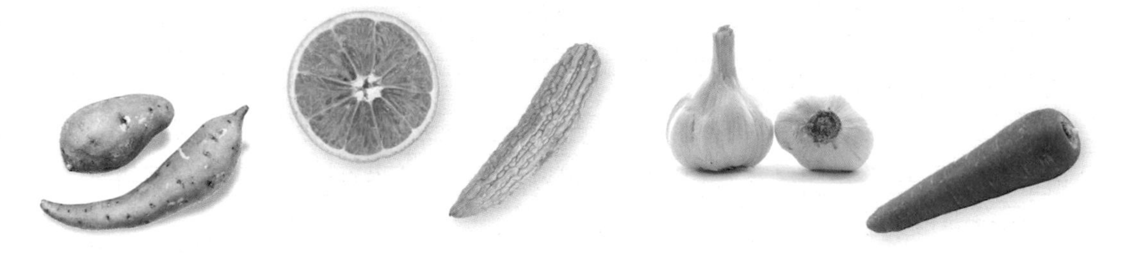

| 其他常見植化素 | 神奇之處 | 食物 |
|---|---|---|
| 皂素 | 1. 增強身體的免疫力。<br>2. 降低膽固醇。<br>3. 抗癌、抗細胞突變、抗氧化。<br>4. 調節腎功能，補腎。 | 紅薯、土豆、芋頭、四季豆等。 |
| 木酚素 | 1. 預防乳腺癌、前列腺癌、經期綜合症、骨質疏鬆等。<br>2. 預防糖尿病、冠心病、腎臟病。<br>3. 改善血脂異常，降低心臟病發病率。 | 亞麻籽、穀類、漿果等食材。 |

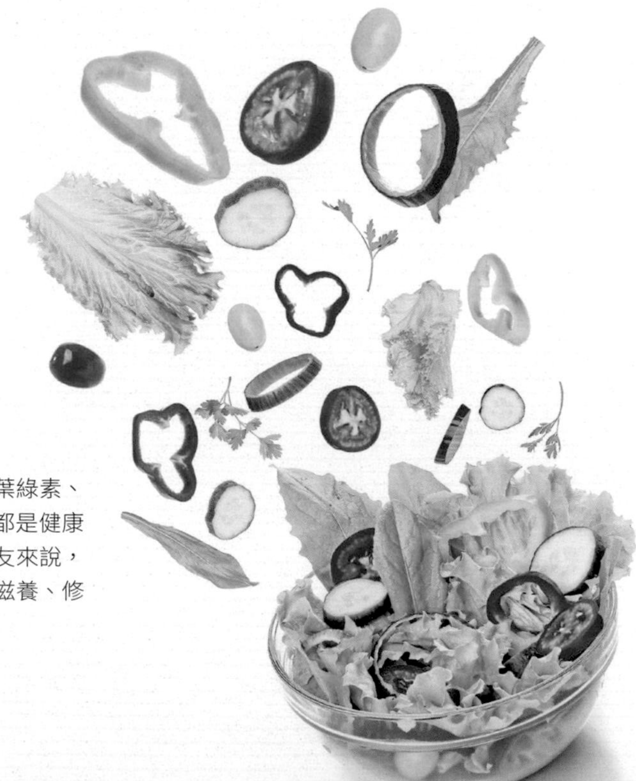

▶綠色蔬菜中含有豐富的植化素，葉綠素、葉黃素、花青素、胡蘿蔔素等，都是健康不可或缺的物質。對輕斷食的朋友來說，綠色蔬菜是幫助身體徹底清潔、滋養、修復的最大功臣。

# 4 種體質最速配的蔬果大公開

每一個人的身體都是獨特的。從中醫的角度來說，體質也各有不同。比如，有人喜歡吃涼的，有人怕冷，有人愛喝水，有人喝水較少……不同的體質在選擇輕斷食的蔬果時，如果能夠因體制宜，就能達到很好的效果。

## 熱性體質：適合清火、解毒的蔬果

### ●熱性體質小檔案

- 平時手腳溫度較高。
- 喜歡吃冰涼的食物和冷飲。
- 愛發脾氣，情緒易激動。
- 容易便祕、上火。
- 小便顏色較深，且每次量較少。
- 如果是女性，月經常提前出現。

### ●蔬果選擇建議

- 熱性體質的人適合吃一些偏寒性和涼性的食物，能夠幫助身體清火、解毒、滋養陰氣，從而降低體內的熱毒。
- 常見的水果中，偏涼性的有西瓜、梨、柳丁、柿子、甘蔗、桑葚等；苦瓜、蘆薈、黃瓜、芹菜、白菜、蓮藕、白蘿蔔等涼性的蔬菜，較適合熱性體質的人食用。

| 涼性食材 | 性味及歸經 | 主要功效 |
| --- | --- | --- |
| 西瓜 | 性涼、味甘。歸心、膀胱、胃經。 | 清熱、解暑、生津、止渴。 |
| 柿子 | 性平、味甘澀。歸肺、脾、胃、大腸經。 | 清熱、潤肺、止渴。 |
| 苦瓜 | 性寒、味苦。歸心、肝、脾、肺經。 | 清熱、明目、利尿、清心。 |
| 蘆薈 | 性寒、味苦。歸大腸、胃、肝經。 | 清肝熱、通便、殺蟲。 |
| 蓮藕 | 性寒、味甘。歸心、脾、胃經。 | 清熱、生津、涼血、散瘀。 |

## 寒性體質：適合溫中補氣、驅寒的蔬果

### ●寒性體質小檔案

- 平時四肢溫度較低，容易受涼。
- 喜歡喝溫熱的茶水。
- 喜歡溫暖天氣，害怕寒冷的天氣。
- 容易出現臉色蒼白、無血色。
- 腸胃功能較弱，容易腹瀉。
- 女性月經期常推遲，有血塊。

### ●蔬果選擇建議

- 寒性體質的人適合吃一些溫熱屬性的蔬果，幫助身體溫中補氣、驅寒保暖，補充體內陽氣。
- 常見的水果中，櫻桃、水蜜桃、芭樂、紅棗、荔枝等屬於溫熱性，而蔥、薑、辣椒、韭菜、香菜等都是溫熱性的蔬菜。

| 溫性食材 | 性味及歸經 | 主要功效 |
| --- | --- | --- |
| 櫻桃 | 性溫、味甘。歸脾、肝經。 | 解表、補中、益氣、健脾。 |
| 芭樂 | 性溫、味甘、澀、酸。歸胃、大腸經。 | 健脾、消積、澀腸、止瀉。 |
| 荔枝 | 性溫、味甘、酸。歸心、肝、脾、肺經。 | 養血、生津、理氣、止痛。 |
| 蔥 | 性寒、味辛。歸肺、胃經。 | 通陽、活血、解毒、發汗解表。 |
| 香菜 | 性溫、味辛。歸脾、肺經。 | 發汗、消食、醒脾、和中。 |

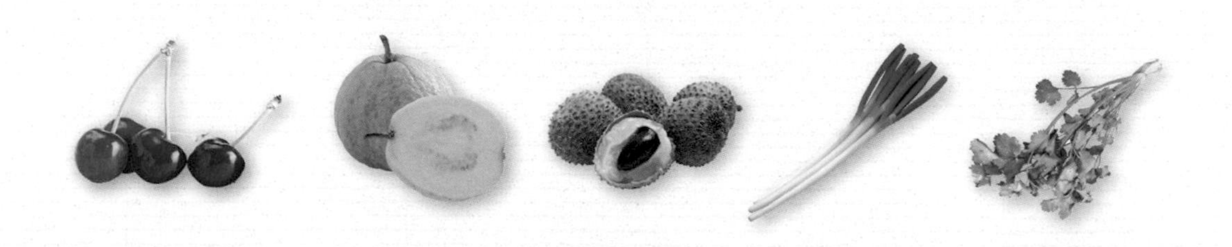

## 虛性體質：適合有滋補功效的蔬果

### ●虛性體質小檔案

· 平時容易出汗，身體較溫熱潮濕。
· 容易出冷汗和四肢軟弱無力。
· 大便稀，小便顏色較淡，常頻尿。
· 經常腹瀉或者容易嘔吐。
· 易失眠且容易驚醒。
· 抵抗力較差，容易生病。
· 說話中氣虛弱，聲音無力。

### ●蔬果選擇建議

· 虛性體質的人適合吃一些有滋補功效的蔬果，幫助身體恢復元氣。
· 常見的水果中，紅棗、櫻桃、荸薺、梨等有滋補效果，而山藥、香菇、韭菜、蓮藕、芹菜、百合是不錯的滋補蔬菜。

| 滋補食材 | 性味及歸經 | 主要功效 |
|---|---|---|
| 紅棗 | 性溫、味甘。歸脾、肝經。 | 補益脾胃、滋養陰血、養心。 |
| 荸薺 | 性寒、味甘、澀、酸。歸胃、大腸經。 | 清熱化痰、開胃消食、生津潤燥。 |
| 山藥 | 性平、味甘。歸脾、肺、腎經。 | 益氣養陰、補益脾肺、補腎固精。 |
| 蓮藕 | 性涼、味甘。歸肺、胃經。 | 補益脾胃、止瀉、益血。 |
| 百合 | 性微寒、味甘。歸心、肺經。 | 潤肺止咳、清心安神。 |

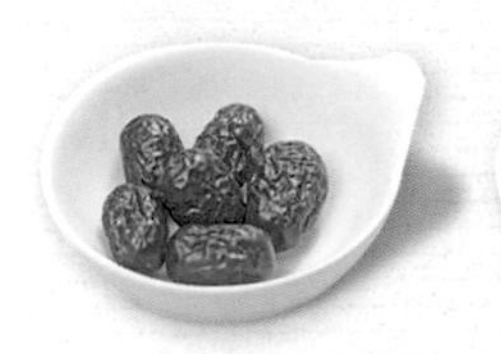
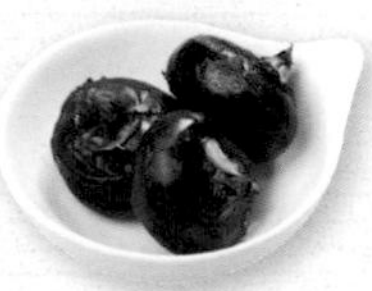
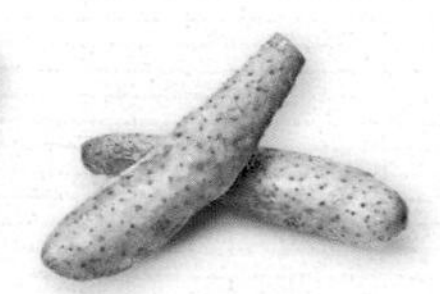
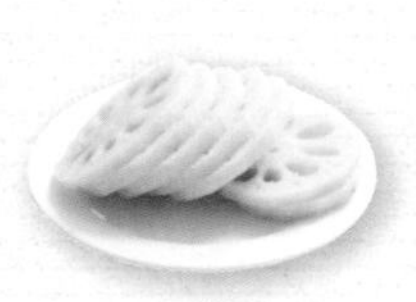
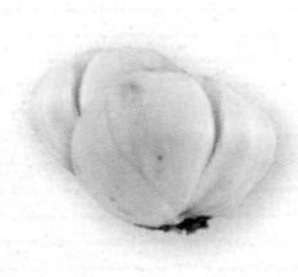

## 實性體質：適合清淡、滋陰、除燥的蔬果

### ●實性體質小檔案

· 說話聲音較大，中氣十足。
· 皮膚較乾燥，不容易出汗。
· 小便量較少，容易便祕。
· 身體常出現疼痛的症狀。
· 天氣涼也不願穿太多衣服。

### ●蔬果選擇建議

· 實性體質的人適合吃一些有瀉火、滋陰作用的蔬果，幫助清涼身體、消除體內燥熱。
· 常見的水果中，梨、香蕉、西瓜、枇杷、草莓、荸薺、鳳梨等很適合，而黃瓜、絲瓜、白菜、芹菜、菠菜適合實性體質的人食用。

| 瀉火食材 | 性味及歸經 | 主要功效 |
|---|---|---|
| 梨 | 性涼、味甘、微酸。歸肺、胃經。 | 生津潤燥、清熱化痰。 |
| 西瓜 | 味甘、性寒。歸心、膀胱、胃經。 | 清熱解暑、生津止渴、利尿除煩。 |
| 鳳梨 | 性平、味甘。歸肺、大腸經。 | 止渴解煩、益氣、悅人顏色。 |
| 黃瓜 | 性涼、味甘。歸脾、胃、大腸經。 | 利尿、清血、美容、減肥、降脂。 |
| 白菜 | 性平、味甘。歸胃、大腸經。 | 消食下氣、清熱除煩 |

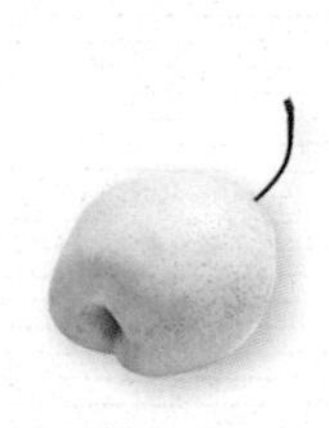
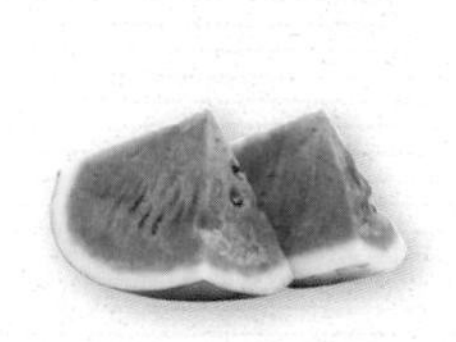
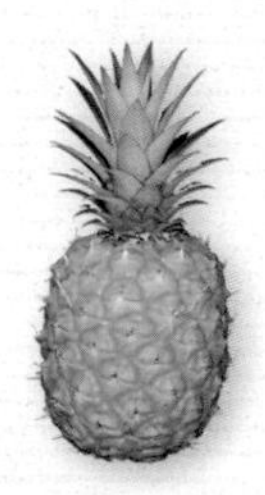
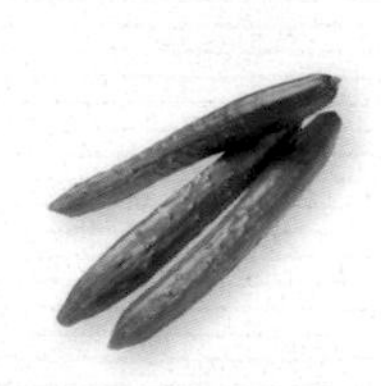
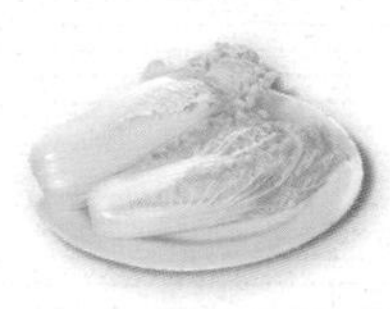

專題

# 美味蔬果汁的 DIY 筆記

## 運用現有機器，蔬果汁快速上手

蔬果汁的製作過程十分簡單，其中選對機器是重要的一步。現在製作蔬果汁可選用果汁機、榨汁機，多功能的豆漿機也是個不錯的選擇。

### ●用榨汁機製作蔬果汁

1. 將食材根據實際情況進行清洗、去皮和切塊處理。
2. 將處理好的食材放入榨汁機中。
3. 加入適量飲用水（也可以根據個人口味加入牛奶、豆漿等液體代替水），啟動機器。
4. 將榨好的蔬果汁倒出即可飲用。

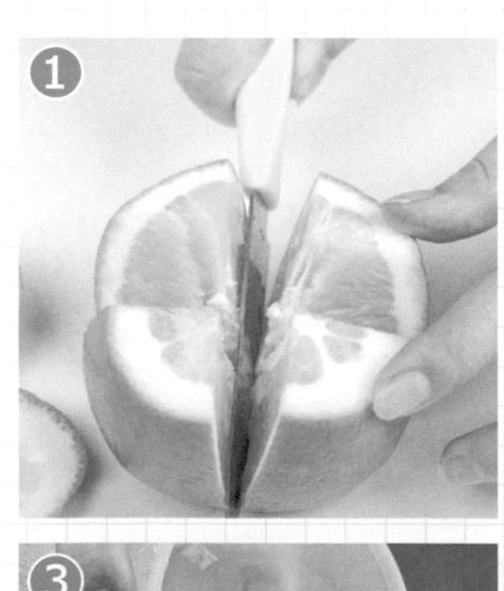


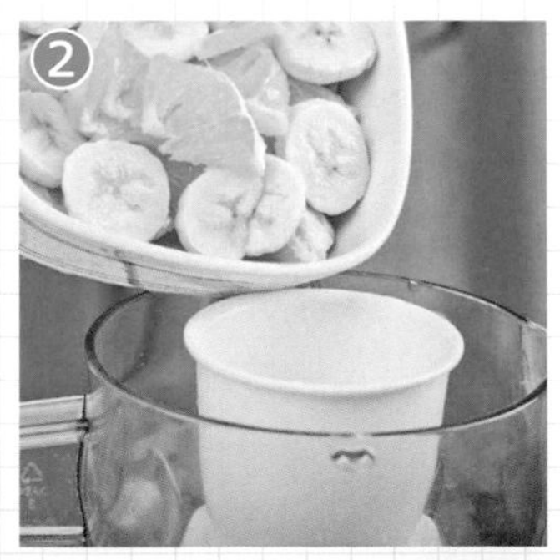


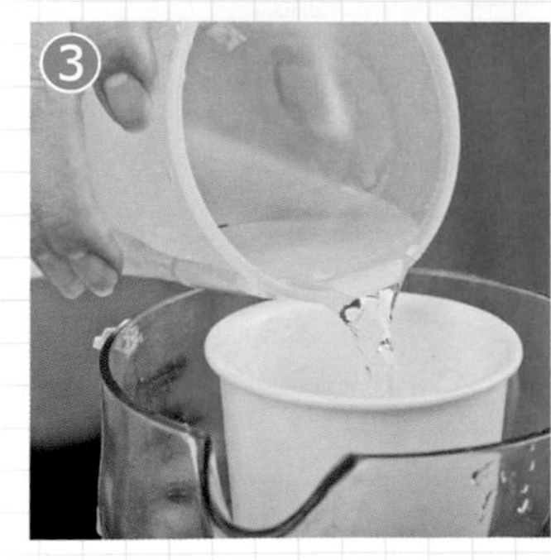


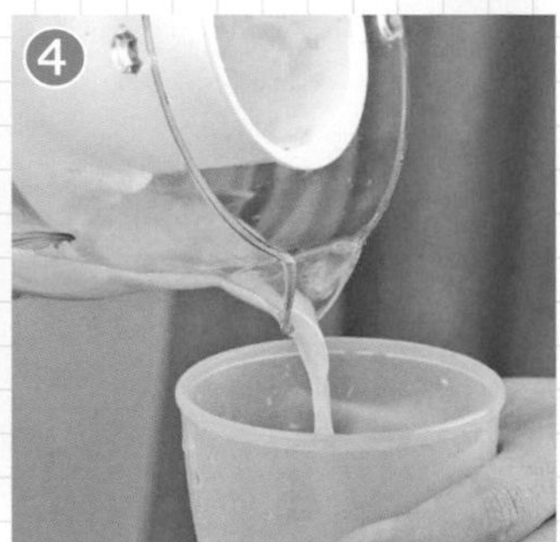


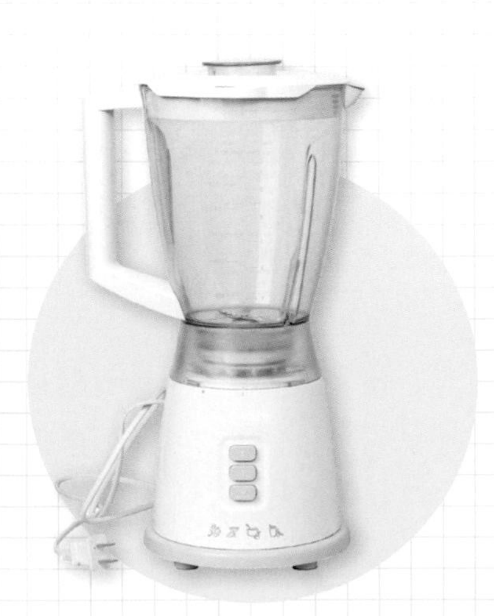

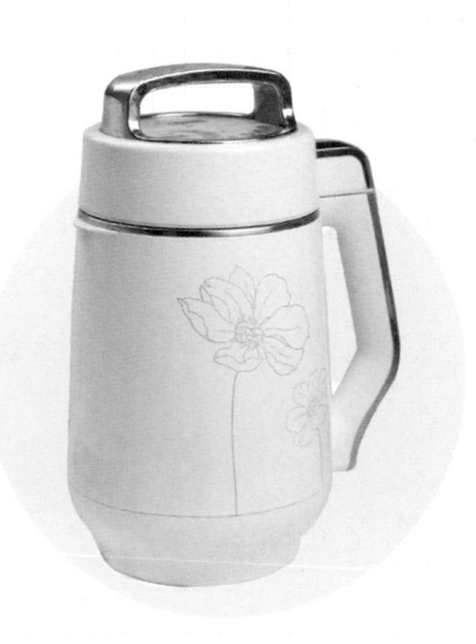

## ●用豆漿機製作蔬果汁

隨著豆漿機的普及，其功能越來越多，也越來越完善，很多豆漿機都可以一機多用，像是可以打成蔬果汁。

用豆漿機打成蔬果汁的過程與榨汁機類似，也需事先處理食材，加入適量的飲用水，然後選擇豆漿機的「蔬果冷飲」功能即可。

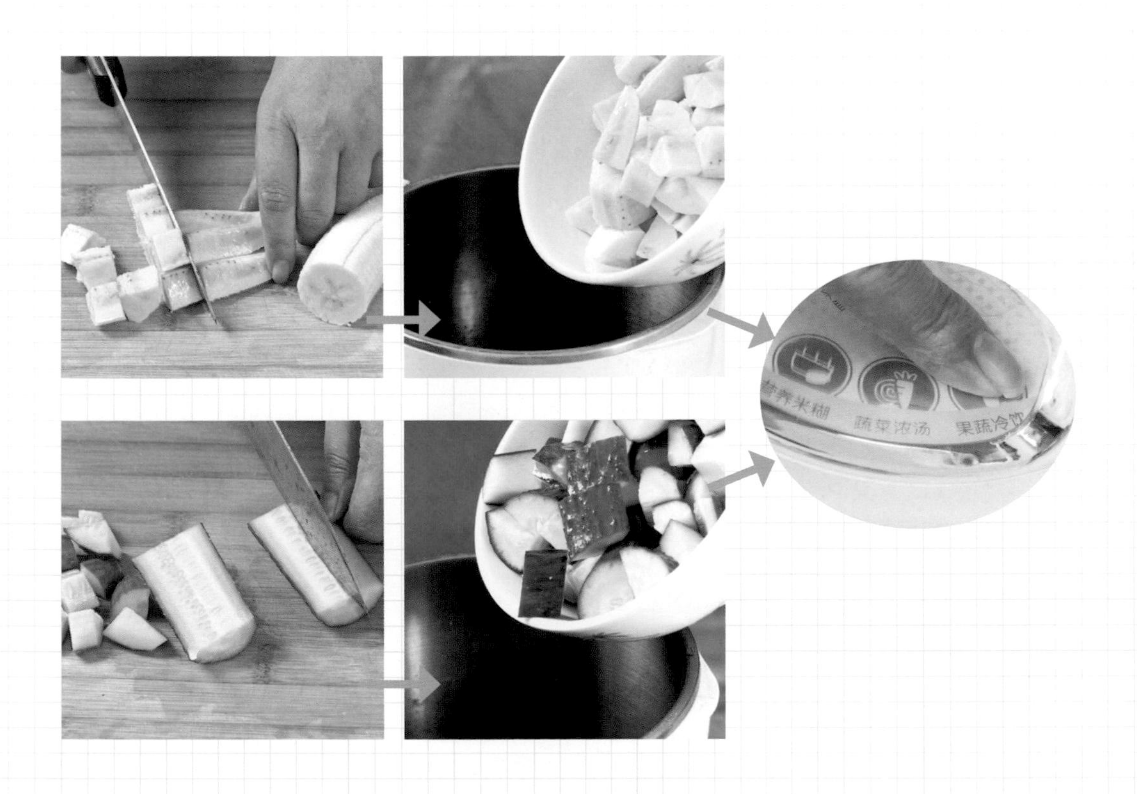

## 這樣洗蔬果，小心越洗越危險

打蔬果汁前，清洗工作是一個不可或缺的重要步驟。想喝到清爽、美味又健康的蔬果汁，首先要學會的就是「清洗」。然而有些我們常聽到的洗菜方法（如下），其實是不正確的，可能還越洗越糟！

**●用鹽水清洗**

它不僅能殺菌消毒，還能清洗掉水果表面的細菌，是很多人用鹽水洗菜的理由。

但其實並不然，用淡鹽水洗蔬果是很難有效地去除蔬果表面的農藥殘留，還會降低水的清潔能力。有資料顯示，用鹽水清洗會使農藥更穩定。另外，鹽的濃度太高，會形成滲透壓，讓水中農藥反而進入蔬果中，適得其反。

**●用洗米水清洗**

很多人喜歡用洗米水洗菜，覺得蔬菜的營養不易流失掉，但這種做法卻非常不正確！因為米中有農藥、蟲卵殘留的問題，而且洗米水不足以洗掉農藥，將蔬果浸泡其中，洗米水反而變成農藥池，洗過的蔬果甚至比未洗過的還要髒！

**●其他方法清洗**

如用溫水浸泡、在水中浸泡時間長一點，或是用蔬果清潔劑等，這些方法都不是最正確、最健康的清洗方法。

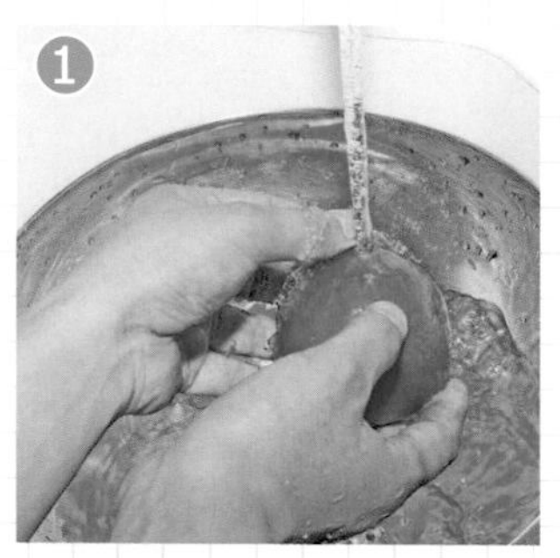

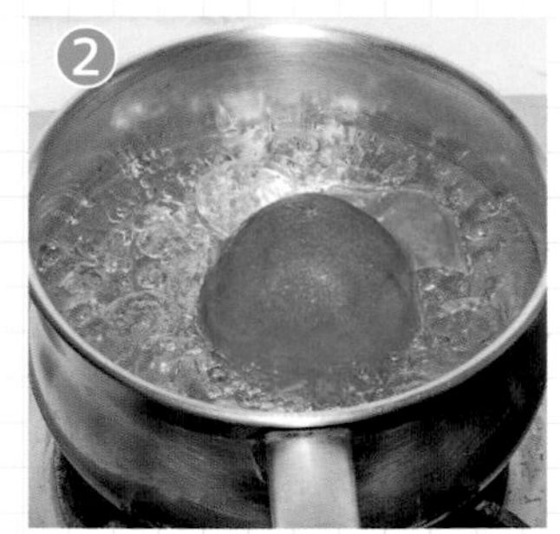

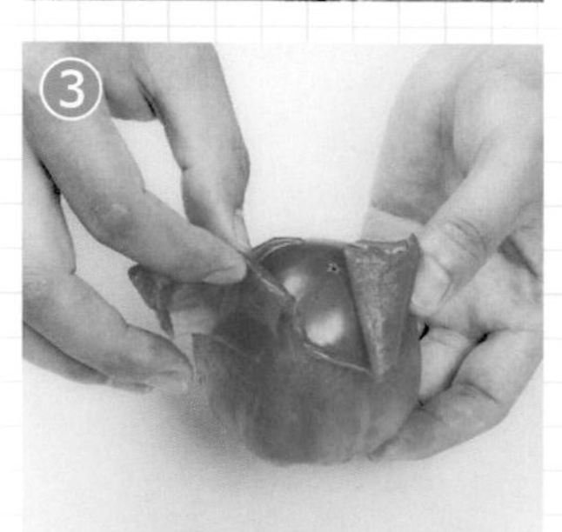

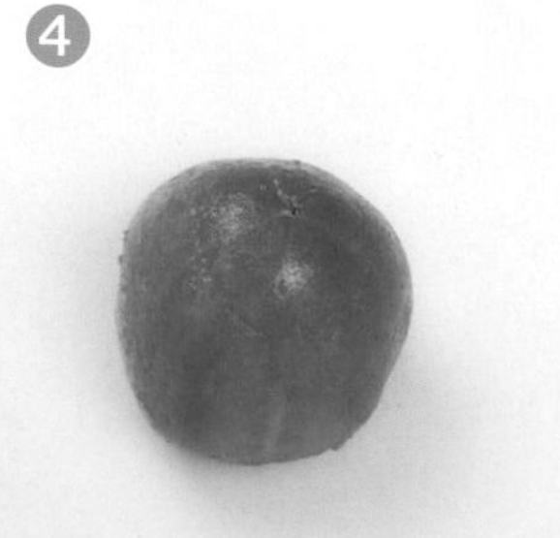

**●這樣清洗最乾淨！**

用流動的清水洗蔬菜，是最簡單也是最安心的方法。

① 番茄沖洗乾淨。

② 放沸水中燙一下。

③ 取出，去皮。

④ 處理好的模樣。

## 蜂蜜／檸檬汁／冰糖，加一點更美味

為了使蔬果汁的味道更好，可以加入適量的佐料來調節口感。此外，還能增加營養。蔬果汁常用的佐料有以下幾種：

### 蜂蜜

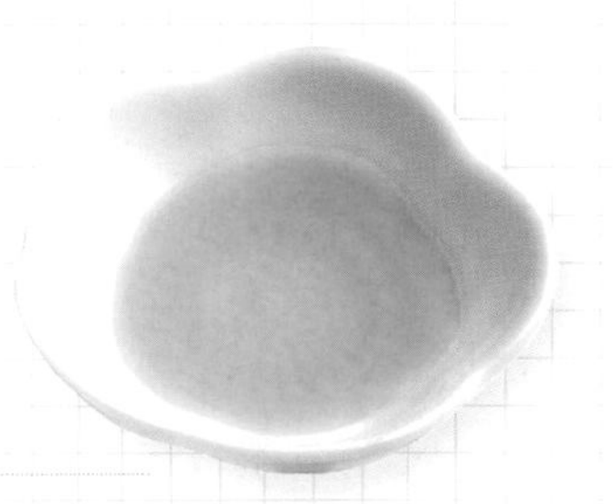

蜂蜜富含葡萄糖、果糖、有機酸、維生素等成分，且熱量低，具有潤腸通便、美容養顏、延緩衰老的功效；還可以添加到蔬果汁裡，甜甜的口感讓味道更棒。

### 檸檬汁

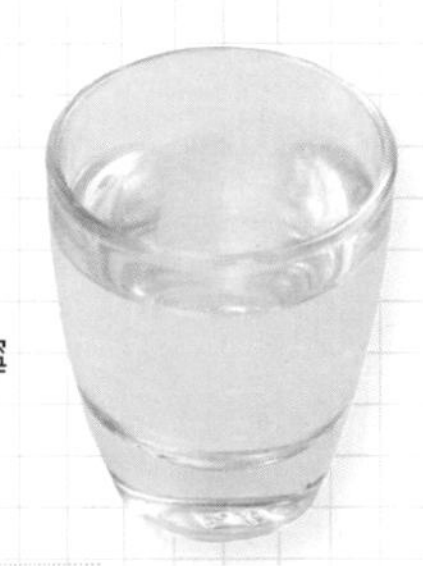

檸檬汁味道清新，富含維生素 C，具有美白肌膚、開胃消食的功效。在製作一些苦味或澀味較重的蔬果汁時，加入少許檸檬汁，能緩解味道，也可以在蔬果汁打好後放入檸檬片。

### 冰糖

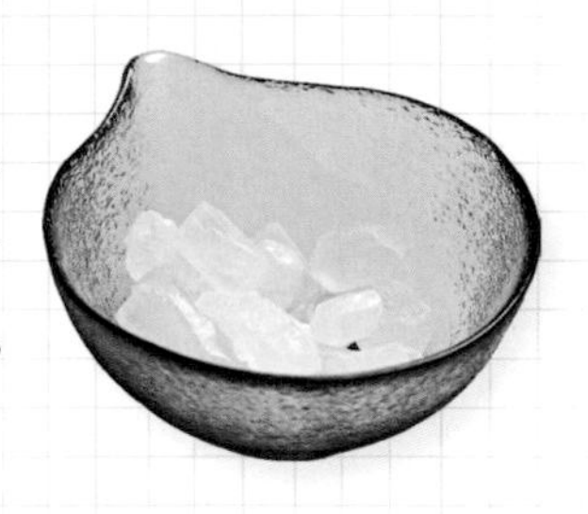

冰糖性平、味甘，有補中益氣，和胃潤肺，養陰生津，潤肺止咳的效果，對肺燥咳嗽、乾咳無痰、咳痰帶血都有很好的輔助治療作用。在製作蔬果汁時，加入適量冰糖，能產生這些好效果。

在製作蔬果汁時，除了前面的幾種調料外，還可以加入自己喜歡的味道，像是各種果醬，甚至還可以將花生、腰果、杏仁、核桃等切成細小的碎末加入剛榨好的蔬果汁中，味道芳香濃郁，營養也會提升。

## 鞏固健康更要美味，5 招打造美味蔬果汁

**●選購當地、當季的蔬果**

當季的蔬果是自然成熟的，所以很新鮮、很營養。另外，當地所生產的蔬果，品質會更優良，因為蔬果是達到最佳成熟度之後才採摘，而且不需要長途運輸，避免蔬果途中腐壞。

不是當季生產的蔬果，會經過長時間的低溫冷藏，容易流失水分和營養，有的在保鮮過程中還會使用防腐劑等不好的化學成分，所以採用當地、當季的新鮮蔬果是最好的選擇。

**●組合搭配，營養更均衡**

製作蔬果汁可根據蔬菜和水果的顏色、種類和口味等來搭配，經常變化搭配組合，更有利於吸收不同的營養，營養更均衡。

**●正確處理**

大多數蔬菜和水果經過清洗、去皮和切塊的簡單處理後，即可直接打汁。一些特殊食材如菠菜，它含有草酸，需要先過水除去部分草酸，然後泡一下冷水後再切段榨汁；有些蔬菜不宜生吃，如綠花椰要先燙熟，涼了以後再榨汁；南瓜、紅薯等需事先蒸熟後放涼（或用微波爐稍微加熱）等。

**●加水適量**

製作蔬果汁時，食材處理後放入榨汁機，需要加入適量水，一般加水量為食材量的 1 ～ 2 倍。有些也可以加入豆漿、牛奶、優酪乳等，別有一番風味。

**●現喝現打**

蔬果汁最好現打現喝，不僅味道鮮美，也有利於人體吸收營養。長時間存放會讓蔬果汁營養流失，且有害的細菌容易侵入，造成蔬果汁腐敗變質。

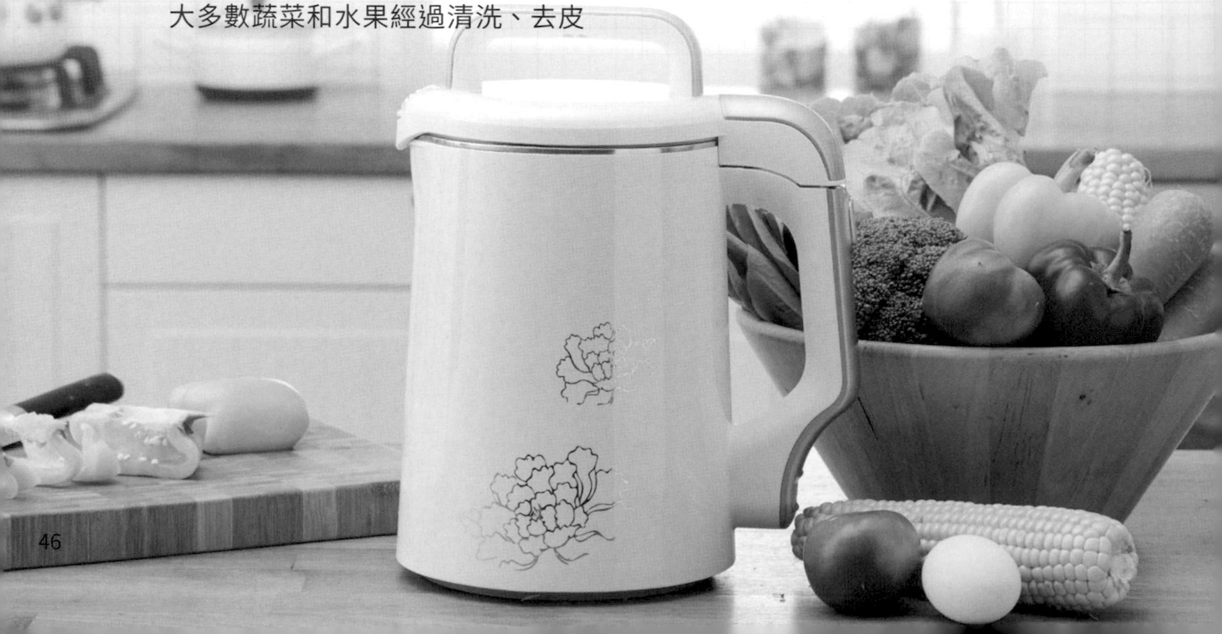

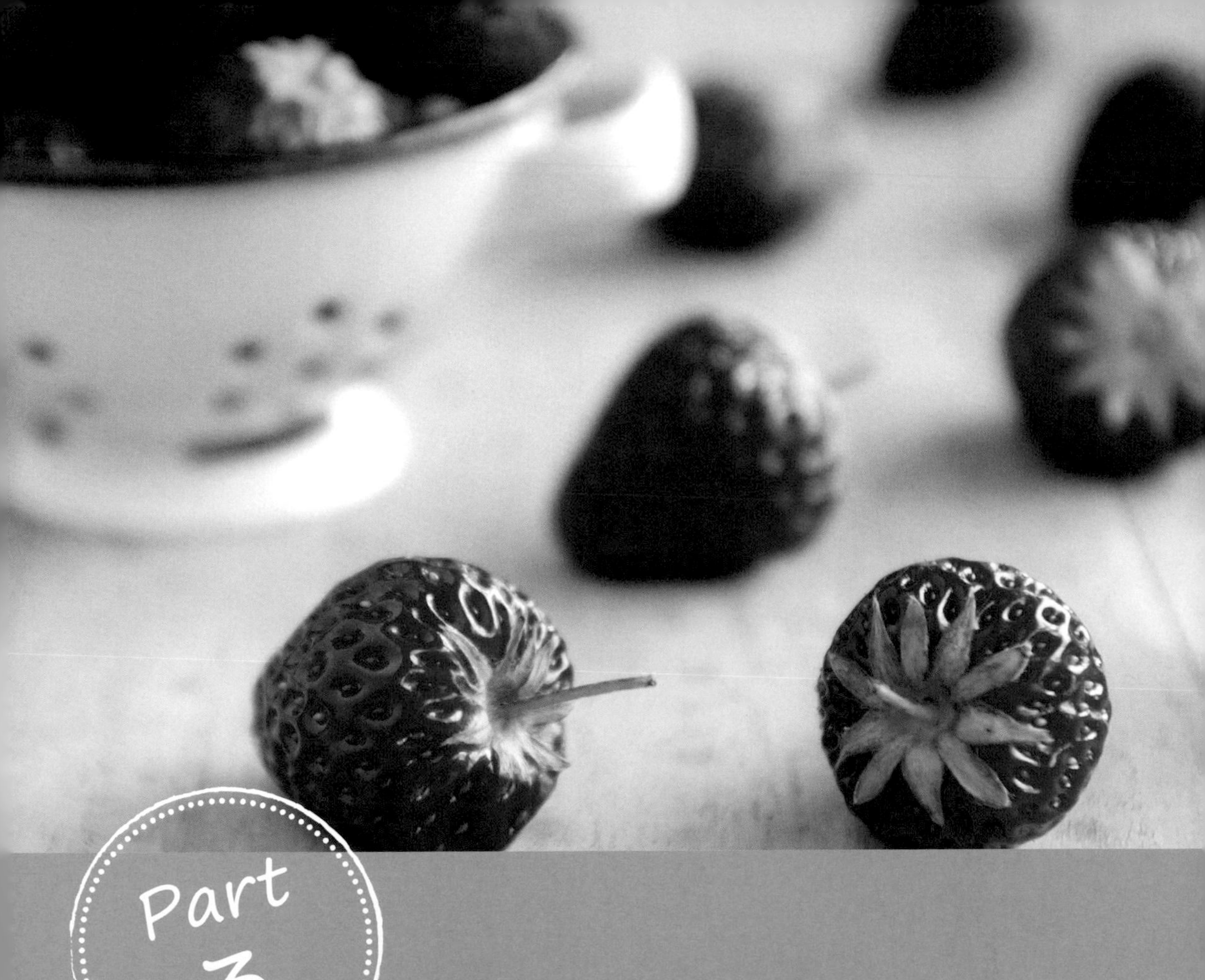

Part 3

# 打造個人專屬的蔬果汁輕斷食

每個人都是自己身體的主人，依照自己的生活習性，了解自己的身體情況和蔬果的特性，調整蔬果汁配方，制定個人專屬蔬果汁，每個人都可以輕輕鬆鬆享瘦保健康。落實蔬果汁輕斷食並不難，按部就班就能掌握訣竅。

# 斷食日熱量攝取為 500 ～ 600 大卡

## 兩餐可以自由分配

500 ～ 600 大卡通常可以分成兩餐來攝取，第一餐可以在早餐進食，也可以吃早午餐，在上午 9：00 ～ 10：00，而第二餐可以在晚餐進食，也可在比平時晚餐早 1 ～ 2 小時進食。把蔬果汁合理地搭配到主食當中，其效果非常明顯。

## 開始階段是個大挑戰

500 大卡或 600 大卡大約是平常飲食量的四分之一，對剛開始輕斷食的人來說，很可能是一個非常大的挑戰，需要下很大的決心。因此，在前幾個斷食日可能會感到痛苦，但這是很正常的感受，不用太擔心，當你習慣之後，這個感覺就會慢慢消失。

## 找到最適合自己的斷食餐

如果不選好食譜，500 ～ 600 大卡很容易就會超過，如一大杯不加奶油的拿鐵熱量很有可能就有 300 大卡，所以選擇適合自己的斷食餐也是很重要的。原則上，在明確分配好自己每餐熱量的前提下，飲食盡量多樣化，選擇不同質地、色香味、口感的食材，找到自己喜歡的，並且適合自己的，這對輕斷食很有幫助。

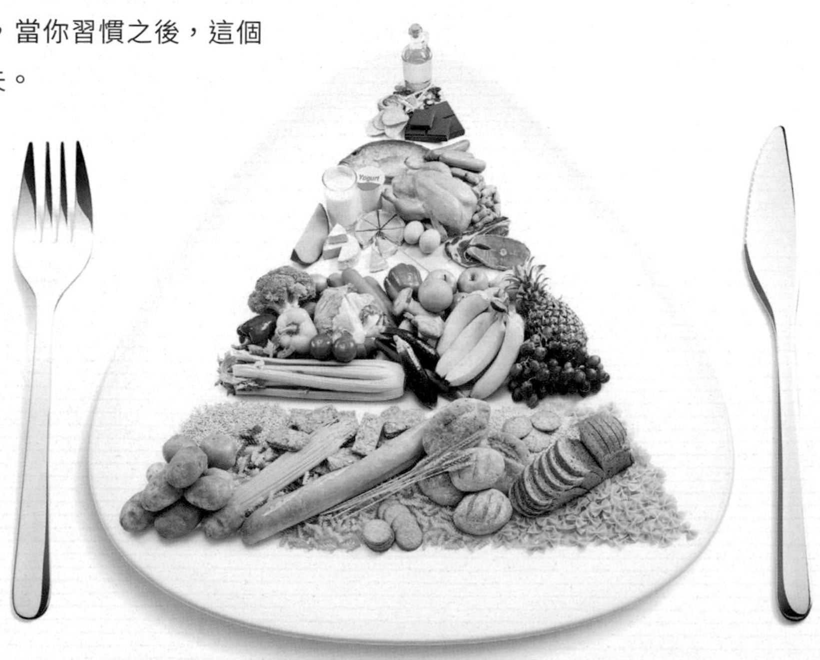

# 何時開始蔬果汁輕斷食？

突然讓我一天吃那麼少，會不會堅持不了？

我經常去健身房，會不會受到影響？

蔬果汁好喝是好喝，可是用在輕斷食上，可以嗎？

看看朋友的效果如何再說吧！

該什麼時候開始呢？等我身材稍微好一點再說吧！

……

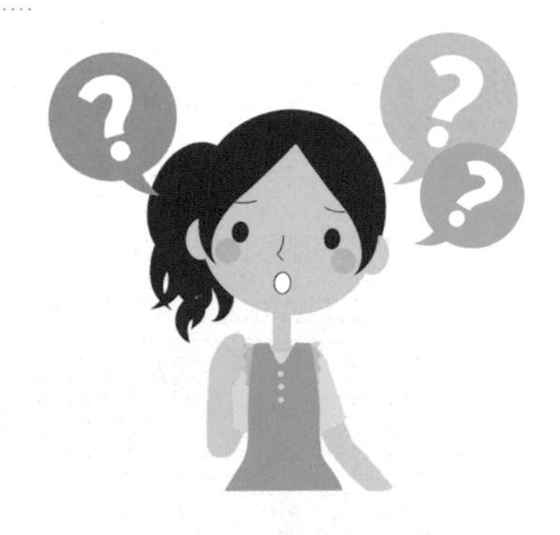

## 不猶豫，馬上開始

到底什麼時候開始用蔬果汁來輕斷食呢？相信很多人有所疑惑。其實不用考慮太多，只要你的心理和身體都準備好了，規劃好計畫了，就可以馬上去做，遇到問題可以諮詢相關的專家，或是聽聽輕斷食的朋友們有什麼建議！

## 蔬果汁輕斷食並不可怕

輕斷食沒有想像的那麼可怕，一週只有 2 天少吃一些，過了這 2 天你又可以恢複正常飲食了。最後你的身體會更健康，所以馬上行動吧！

## 看一看試過輕斷食的人怎麼說！

✻文編 Rachel：我開始以為輕斷食後會精神不集中，不能專心做事，後來發現思路更加清晰。

✻瑜伽教練 Oliver：我會擔心輕斷食讓我的肌肉鬆弛下來，其實根本不用擔心。

✻大學教師 Jennifer：我嘗試輕斷食有兩週了，發現很容易堅持，而且沒有疲勞感，感覺很棒。

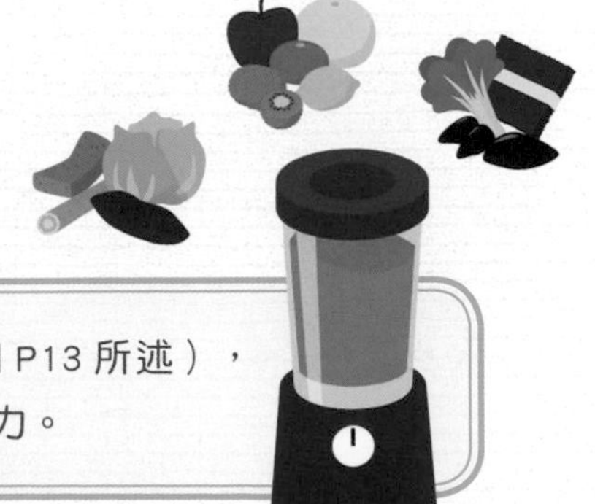

如果你沒有生病，也不是輕斷食禁忌的族群（如 P13 所述），就不妨趕快行動吧！感受一下蔬果汁輕斷食的魅力。

# 你的體重正常嗎？

## BMI 有不同標準

在輕斷食開始前，你要測量一下自己的體重，最常用的一個指標是 BMI（Body Mass Index，體重指數），可以判斷一個人是否過重過瘦。當然，還有其他的判斷指標，如腰圍等，也是不錯的方式。

**體重指數 BMI= 體重（公斤）÷ 身高（公尺）的平方**

舉例說明，假如你身高 170 公分，體重 68 公斤，那麼你的體重指數就是 $BMI=68\div(1.7)^2=23.53$

有一個參考範圍（如下），由於不同國家和地區的差異，所以有稍微的不同。通常最理想的 BMI 值是 22。

| | WHO 標準 | 亞洲標準 | 台灣標準 |
|---|---|---|---|
| 偏瘦 | ＜ 18.5 | ＜ 18.5 | ＜ 18.5 |
| 正常 | 18.5 ～ 24.9 | 18.5 ～ 22.9 | 18.5 ～ 24 |
| 超重 | ≥25.0 | ≥23.0 | 24 ～ 27 |
| 偏胖 | 25.0 ～ 29.9 | 23.0 ～ 24.9 | 27 ～ 30 |
| 肥胖 | 30.0 ～ 34.9 | 25.0 ～ 29.9 | 30.0 ～ 35 |
| 重度肥胖 | 35.0 ～ 39.9 | ≥30.0 | ≥35 |
| 極度肥胖 | ≥40.0 | | |

當然，BMI 不是適合所有的情況，下面幾種族群不太適合了。

1. 未滿 18 歲；2. 運動員；3. 正在做重量訓練；4. 懷孕或哺乳中；5. 身體虛弱或久坐不動的老人

## 腰圍也可以作為一個標準

除了 BMI 能夠反映一個人的肥胖程度外，腰圍的測量是檢查腹部脂肪的代表性方法，也是判斷肥胖程度的一個很好的方法。腹部越肥胖，危險就越大。

### ●腹部肥胖會導致各種疾病

通常，男性≥ 90 公分、女性≥ 80 公分，即為腹部型肥胖。腹部肥胖可以反映出腹部內臟脂肪的堆積情況，較 BMI 更有實用價值。如果過多會損害肝臟健康，引起脂肪肝，擾亂新陳代謝，進而引發糖尿病。另外，體內毒素還會難以排出，埋下心腦血管疾病的風險。

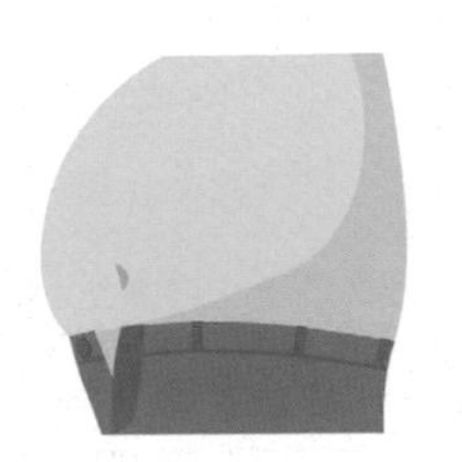

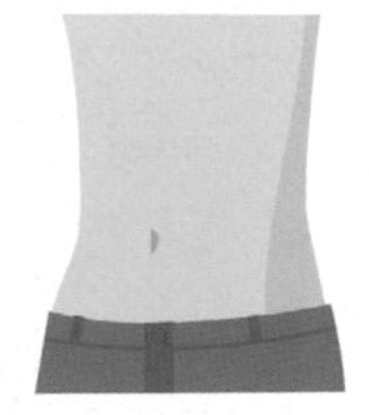

### ●測量方法（如下圖）

1. 去掉腰部覆蓋的衣服，輕鬆站立，雙手自然下垂。
2. 將捲尺放在髖骨上部和胸腔下部中間的地方。
3. 吐氣後量取腰圍。

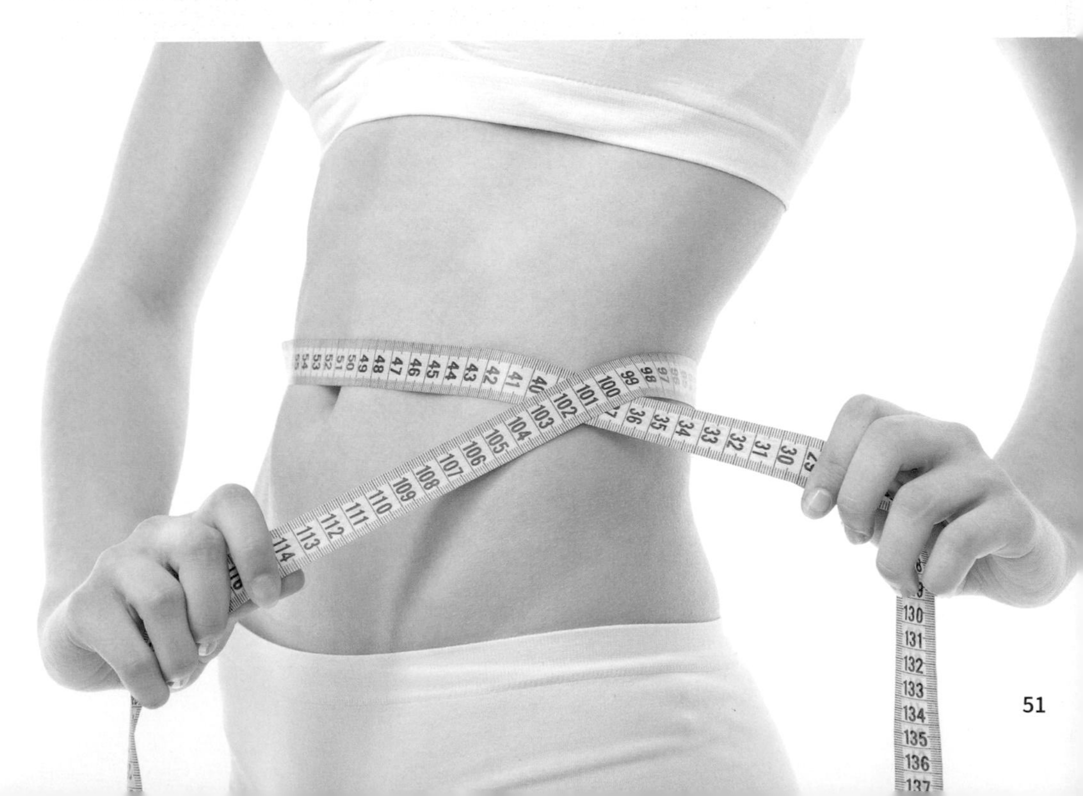

# 正常飲食的 5 天，你需要攝取多少熱量？

## 1800 大卡是一個不錯的熱量選擇

有人可能會問：「一週 2 天輕斷食，另外 5 天是不是可以大吃大喝呢？」答案是「不可以」。正常 5 天的飲食也要控制，我建議女性的熱量控制在 1800 大卡左右，而男性稍高一些，如 2000 大卡左右，就可以真正控制好體重。

**●以一天飲食的 1800 大卡來舉例：**

| | |
|---|---|
| 早餐 | 中等大小饅頭一顆、蒸地瓜一小塊、小豆米粥一碗、香菜雙蘿蔔絲一份 |
| 加餐 | 奇異果汁一杯 |
| 午餐 | 冬菇冬筍肉包一顆、木耳菠菜麵一份、海帶拌香乾一份 |
| 晚餐 | 小饅頭半顆、湯糰一小碗、雪菜冬筍一份 |
| 加餐 | 奇異果汁一杯 |

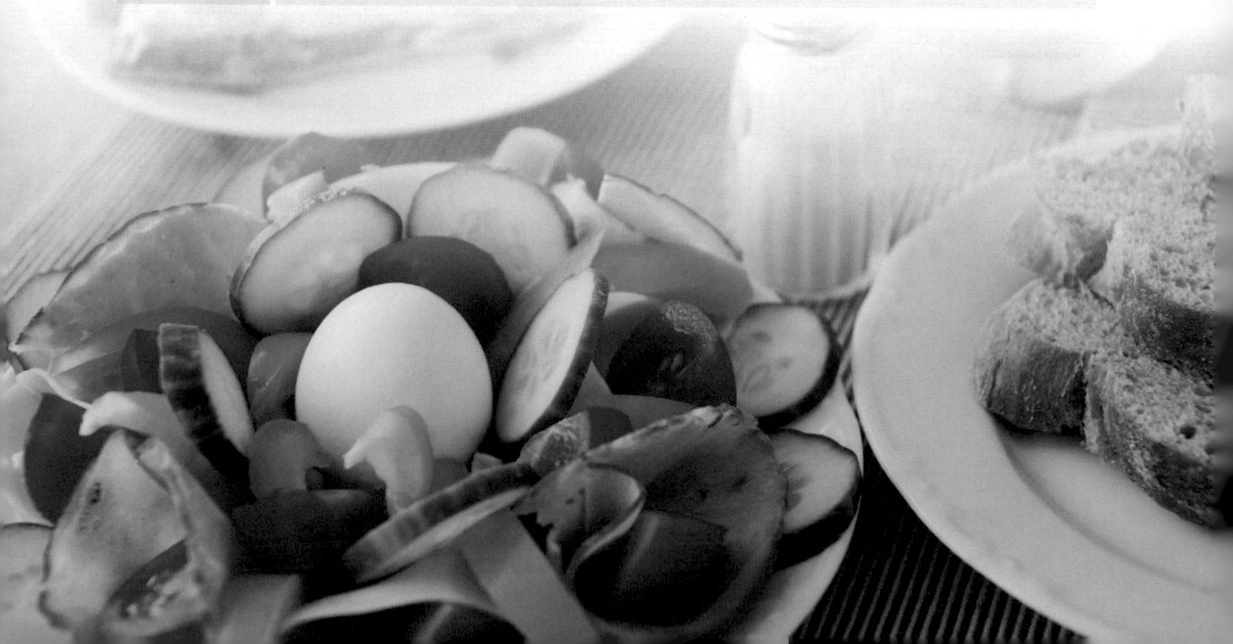

## 熱量的攝取要結合運動情況

大家在選擇蔬果汁輕斷食過程中，知道正常的 5 天內該進餐多少熱量呢？這裡向大家推薦一個「卡路里計算器」，解決你的疑惑。

### ●五天內所需熱量計算器

**熱量攝取 = 基礎代謝率 (BMR) × 活動係數**

其中，基礎代謝率男女各不同。

女性基礎代謝率 ( 大卡 )=

655+[9.6× 體重 ( 公斤 )]+[1.8× 身高 ( 公分 ) ] －（4.7× 年齡）

男性基礎代謝率 ( 大卡 )=

66+[13.7× 體重 ( 公斤 )]+[5× 身高 ( 公分 ) ] －（6.8× 年齡）

### ●活動係數大小判斷標準為：

1 →一天躺著不動

1.2 →辦公室坐著，幾乎不運動或運動非常少

1.375 →輕度活動，如每週運動 1 ～ 2 次

1.55 →中度運動，即每週運動 3 ～ 5 次

1.725 →重度運動，每週運動可以到 6 ～ 7 次

1.9 →體力勞動，如每天都進行重體力勞動的人

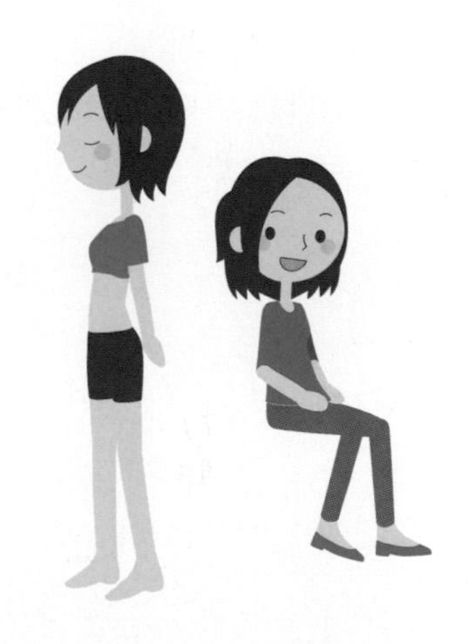

【舉例說明】

如果一個白領女性身高 170 公分，體重 55 公斤，年齡 30 歲。

那麼基礎代謝率為：655+9.6×55+1.8×170-4.7×30=1348 大卡，活動係數為輕度活動的 1.375，所以她每天的熱量攝取為 1348 大卡×1.375=1825 大卡。

# 吃當季蔬果最營養

哪些蔬菜和水果榨汁最好喝又營養呢？答案是當季食材。從中醫的觀點來說，養生之道講究天人合一，遵循四季發展的規律。

因此，蔬菜、水果最好選擇時令的；過季的蔬菜和水果，營養價值都會大打折扣。如冬季的菠菜，不僅口味鮮甜，營養含量也比夏季菠菜多 8 倍。菠菜是冬季蔬果汁輕斷食的絕佳選擇之一。

## 美味、營養佳

不同的蔬菜品種，由於遺傳特性不同，適應在不同季節、不同環境下生長，在適宜的條件下長得最健壯，營養最豐富，口味最佳。

## 符合人體健康需求

孔子曾說：「不時不食。」民間有「冬吃蘿蔔夏吃薑，不要醫生開藥方」等說法，可以看出古人在飲食方面的智慧。在輕斷食過程中，盡量選擇當季的食材，如蔬菜和水果互相搭配著榨汁飲用。對於有些自己特別喜歡，也可以搭配當季蔬果一起榨汁。

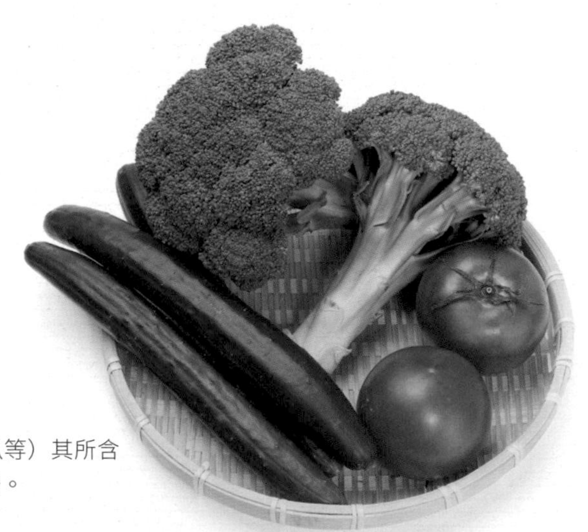

▶在 7 月採收的果實（如番茄、黃瓜等）其所含的維生素 C 含量是 1 月採收的 2 倍。

民間有句諺語：「冬吃蘿蔔、夏吃薑。」說明了蘿蔔和薑不僅營養很豐富，屬性也不同，蘿蔔是涼性的，薑是溫性的。冬天時，我們愛吃熱性的食物所以容易上火，吃蘿蔔能幫助預防和改善上火症狀；而夏天時，我們愛吃涼性的食物，容易傷脾胃，吃薑具有平衡體內溫涼作用。

# 蔬果汁輕斷食計畫，你準備好了嗎？

## 做好萬全準備

### ● step1：心理準備

整理好思緒，告訴你的好朋友和家人，讓他們也參與進來幫忙。你還可以準備一本筆記本，記錄下蔬果汁輕斷食期間具體的飲食「印記」，包含進食時間、食材、蔬果汁的選擇以及每週的體重變化等。

對於想透過蔬果汁來減肥的朋友來說，你還可以寫下你期望減重多少，最後看看自己是否達成願望呢！

### ● Step2：計算 BMI

參考 P53 的內容，並計算正常進食的日子你需要多少熱量。

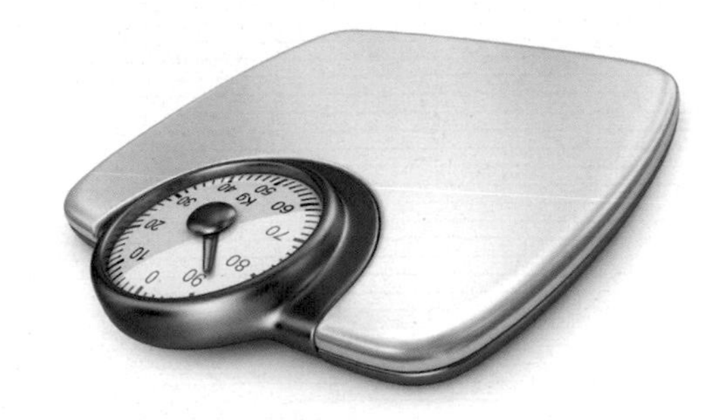

▲體重不是減得越少越好，關鍵在於長期堅持，慢慢地往下減，不反彈增加才是真正的減肥。

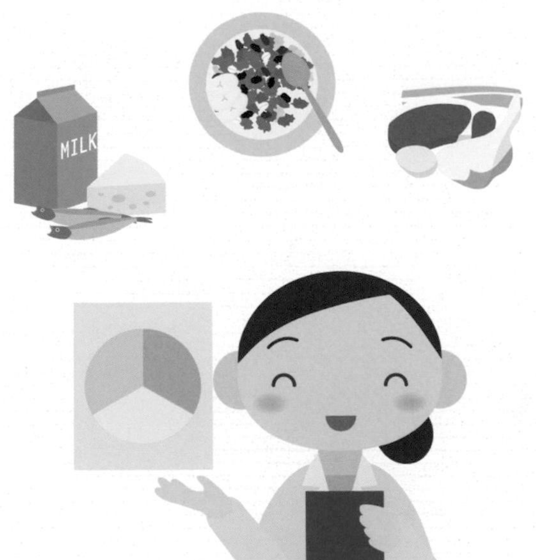


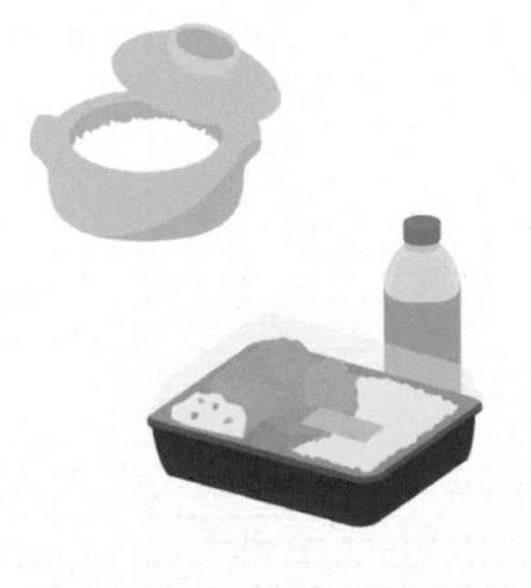

◀準備一本輕斷食筆記本，好好記錄每天的飲食狀況，也有助減肥的人監控自己體重的變化。

● **Step3：準備食材**

輕斷食期間所需要的蔬果要準備好，如何運用不同熱量、不同功能的蔬果互相搭配，榨出既美味又營養豐富的蔬果汁，也是需要學習的一課喔！

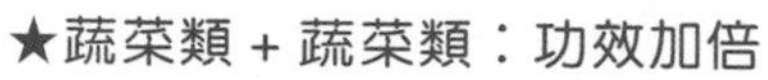
★蔬菜類＋蔬菜類：功效加倍

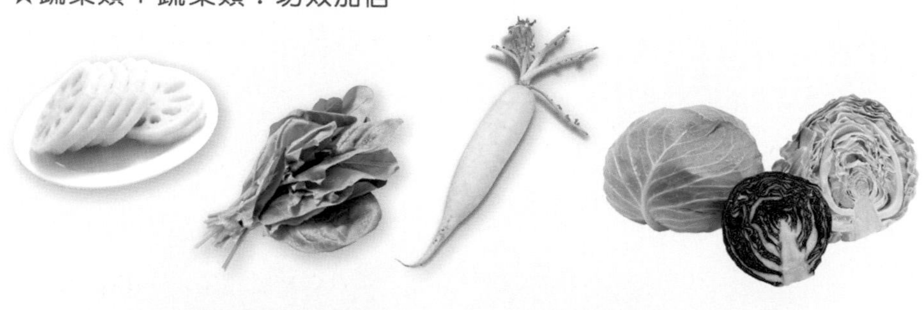

★水果類＋水果類：增強營養

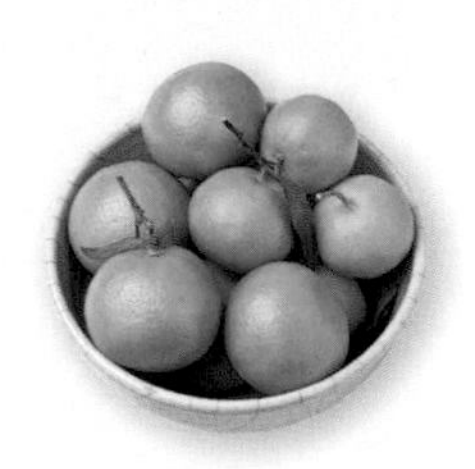

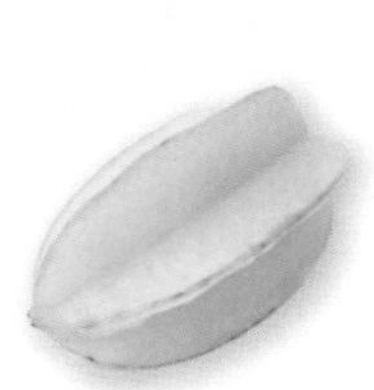

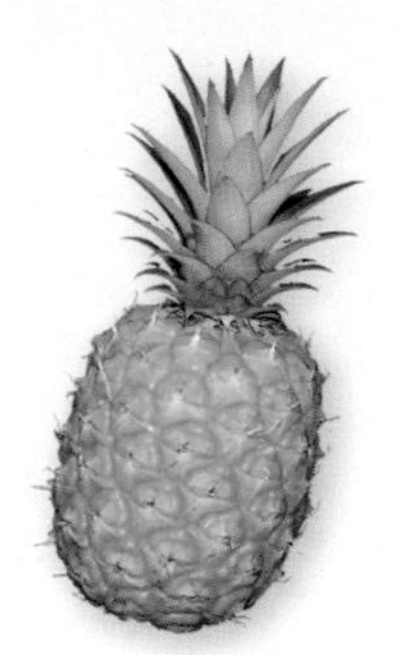

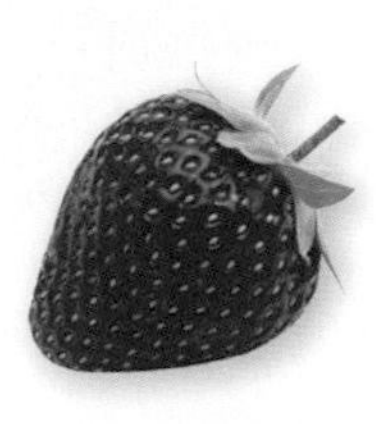

★蔬菜類＋水果類＋乾果類：健腦益智

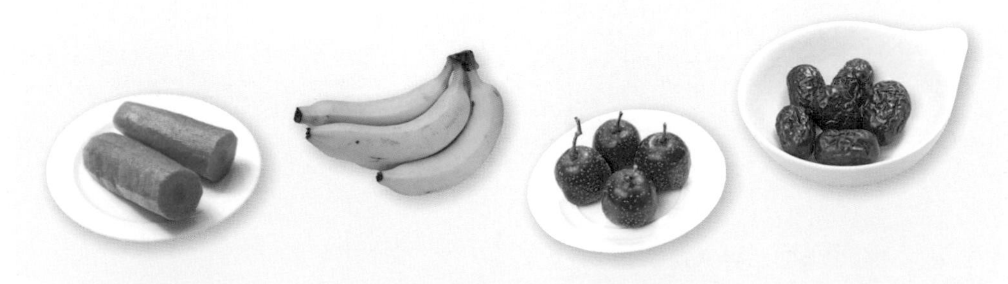

## 選擇適合自己的蔬果汁，做排毒計畫

在輕斷食期間，如果你想透過蔬果汁來達到排毒的效果，建議選擇一些排毒效果明顯的蔬果，單獨打成汁飲用，或者搭配其他美味的蔬果。

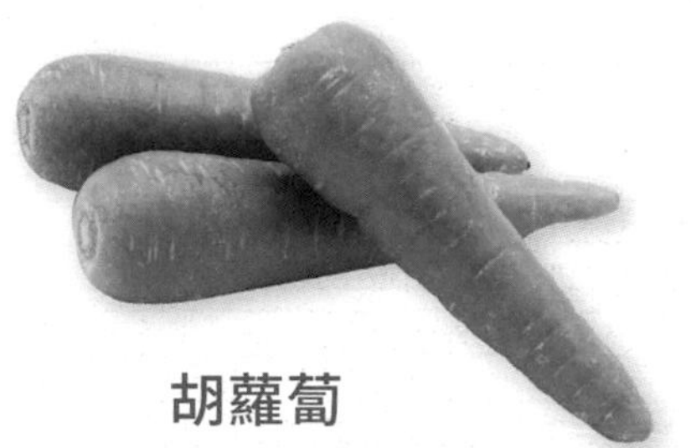

**胡蘿蔔**

有利尿功效，豐富的膳食纖維可促進排便。

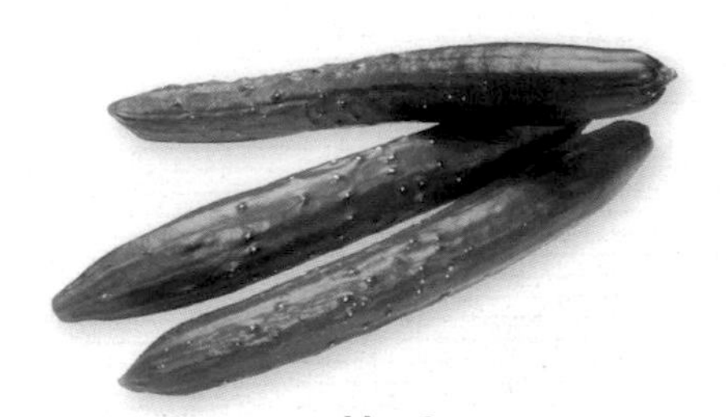

**黃瓜**

具有利尿作用，可幫助腎臟排出毒素。

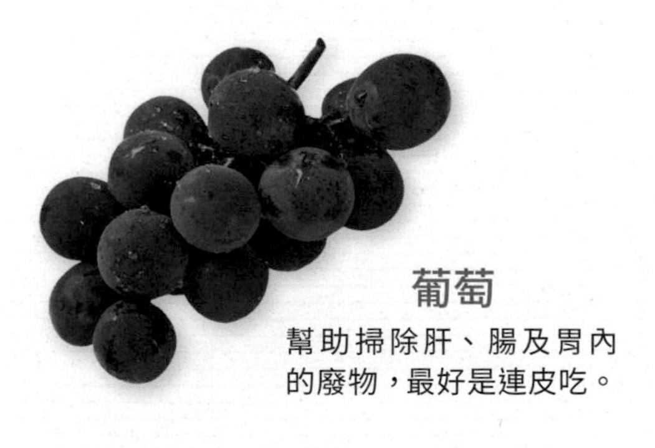

**葡萄**

幫助掃除肝、腸及胃內的廢物，最好是連皮吃。

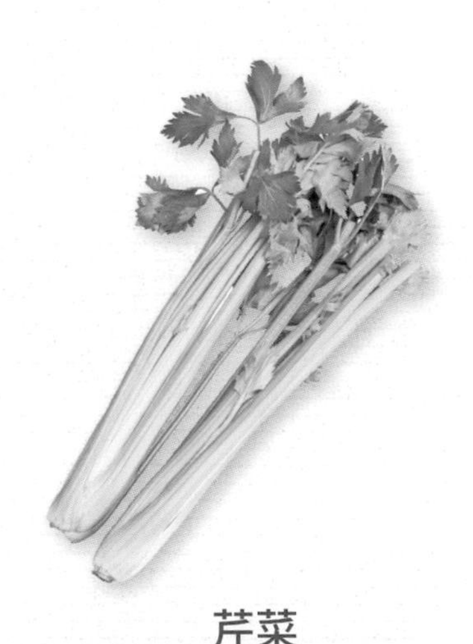

**芹菜**

高纖維食物，像過濾裝置一樣，過濾體內的廢物，幫助身體排毒。

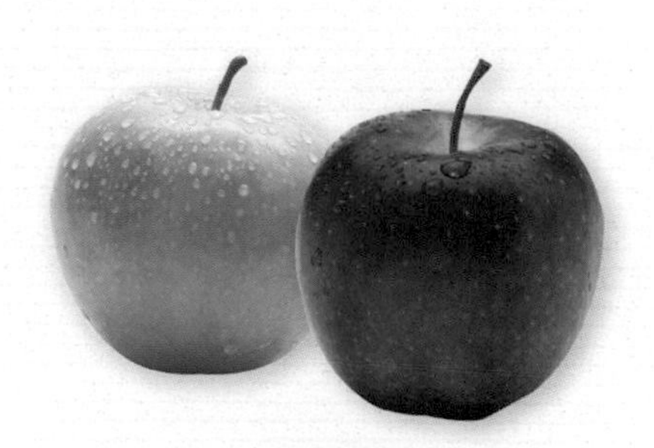

**蘋果**

除了豐富的膳食纖維外，還含有半乳糖醛酸，對排毒很有幫助。

## 蔬果汁輕斷食前後的飲食調整

### ●前期要有「緩衝」階段

在開始蔬果汁輕斷食之前，讓身體有一個適應階段是很重要的，我們稱為「緩衝」階段。此階段，心態上要做一些調整，由於斷食期間飲食習慣的改變會出現的焦躁。

在進行蔬果汁輕斷食排毒計畫前一天，要讓腸胃慢慢空下來。

❶ 有意識地多喝水

斷食期間請記得多補充水分，一方面可以減少進食量，另一方面也為蔬果汁輕斷食有好的開始。

其實，輕斷食還有一種方法就是清水斷食（通常是 3 天），但這種方法有很多缺點，比如很容易導致不良狀況的出現，難以堅持，而且適合的人群也少。所以很多專家建議，在清水斷食期間可用蔬果汁來緩衝。

❷ 漸漸地減少食量，吃到七分飽就好

每餐吃七分飽，就可以完整攝取讓營養成分之外，還可以保持頭腦清醒，以及達到控制體重減肥的效果。有些人就問：「七分飽到底是什麼感覺？」其實七分飽只是一個形象的說法，好像「還能吃得下，不吃也不餓」的感覺。一般八分飽，胃裡就會脹滿。

❸ 選擇清淡的飲食

不要大魚大肉的進食了，垃圾食品更是要遠離。如果擔心蛋白質攝取不夠，可以改用豆類、豆製品、蛋類來代替。

❹ 輕斷食的前一晚

在進行蔬果汁輕斷食的前一晚，晚餐最好減少至原來一半的分量。比如，你平常晚餐吃一大碗米飯、兩樣菜和一碗湯。那麼在輕斷食前一天的晚餐，你可以選擇半碗米飯、一份素菜和一份水果。

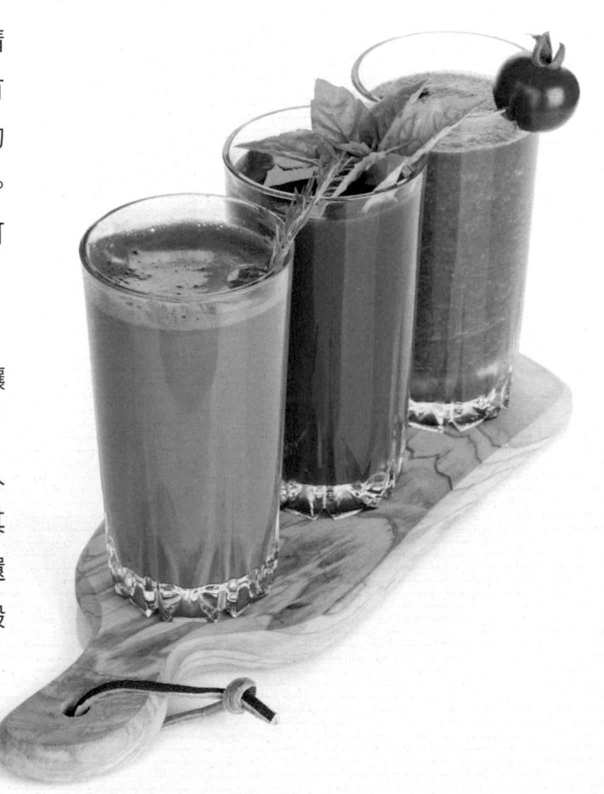

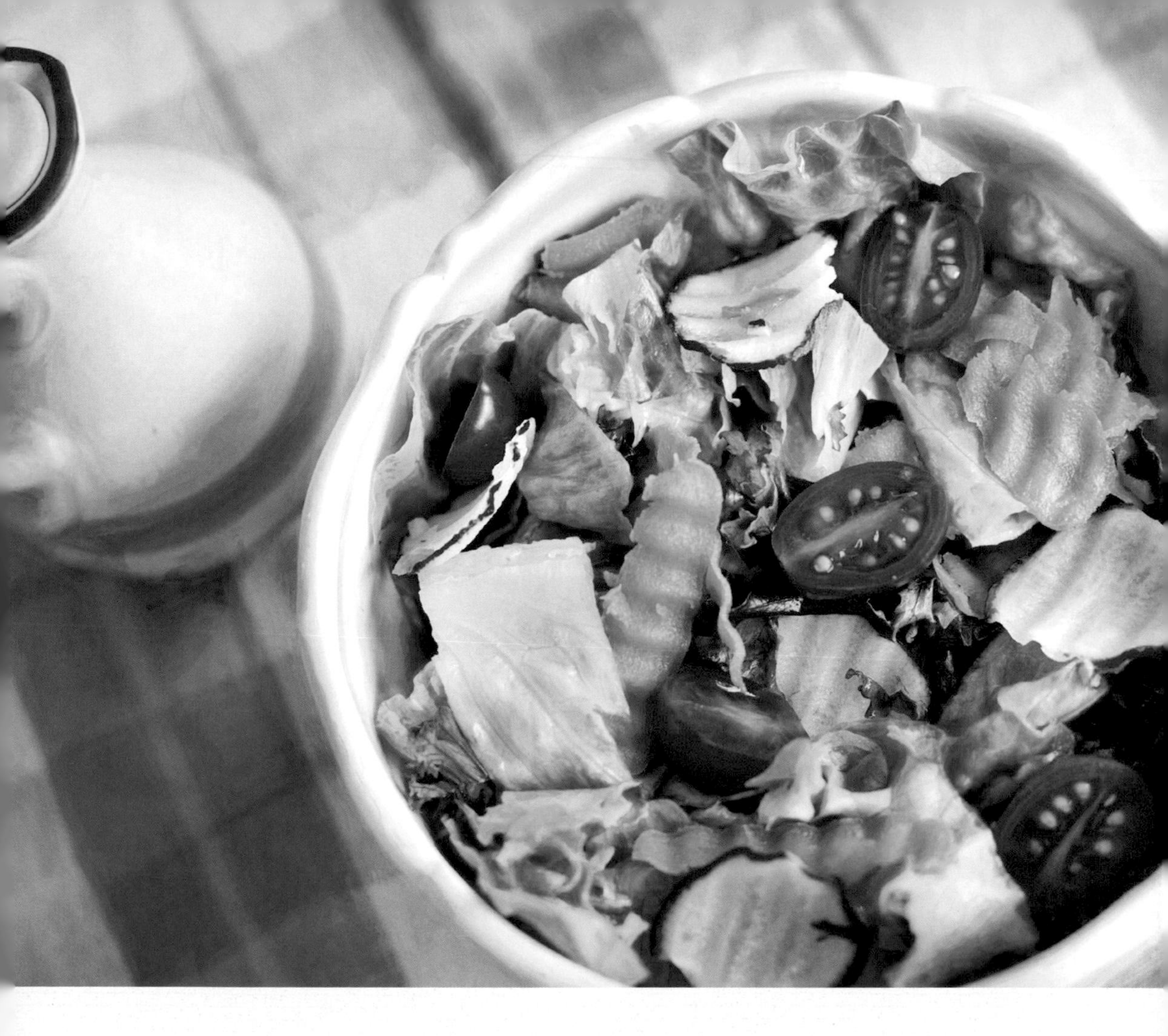

**●後期的恢復很重要**

蔬果汁輕斷食後，不能馬上恢復正常飲食，更不能暴飲暴食。如果馬上「大快朵頤」，不但會讓你的體重大反彈，還容易損傷腸胃功能。

❶ 第一天少量多餐

輕斷食後的第一天以清淡、易消化的流質食品為主，如粥、清湯等，在此基礎上，用少量多餐的方式逐漸增加你的飲食量，第一天每餐吃到七分飽即可，同時每餐搭配上不同的果汁飲用（相同也可以）。

❷ 第二天可以正常飲食

到了第二天，可以正常飲食，但還是以清淡、易消化的固體食物為宜，每餐搭配蔬果汁飲用。

# 輕斷食日的飲食方案大公開

在輕斷食的 2 天當中，蛋白質的攝取是非常重要的，建議可以多吃一些優質的高蛋白食材，如雞蛋、魚肉、雞肉、豬肉等，但是控制好攝取量，不能超過你所設定的熱量攝取。如一顆雞蛋的熱量約 80 大卡、一隻蝦的熱量約 20 大卡、2 小塊白帶魚熱量約 80 大卡。這些熱量要加到一天的熱量中，因此不建議攝取過多。

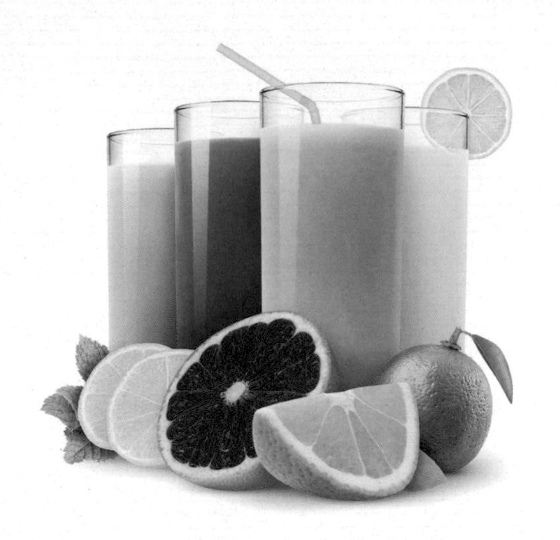

| 500 大卡輕斷食食譜推薦 | | 600 大卡輕斷食食譜推薦 | |
|---|---|---|---|
| 第一餐（10.00am） | 第二餐（5:00pm） | 第一餐（10:00am） | 第二餐（5:00pm） |
| 1 大杯胡蘿蔔汁（20 大卡左右）<br>1 片麵包（100 大卡左右）<br>1 顆雞蛋（80 大卡左右） | 1 小份蕎麥麵（280 大卡）<br>1 大杯胡蘿蔔汁（20 大卡） | 2 大杯胡蘿蔔汁（40 大卡左右）<br>1 片麵包（100大卡左右）<br>1 顆雞蛋（80 大卡左右） | 1 中份蕎麥麵（340 大卡）<br>1 大杯胡蘿蔔汁（20 大卡） |
| 兩餐總共 500 大卡左右 | | 兩餐總共 580 大卡左右 | |

特別注意的是，胡蘿蔔皮千萬不能丟掉，因為外皮含有豐富的胡蘿蔔素和膳食纖維，胡蘿蔔清洗乾淨後，直接打汁即可。

## 兩週的輕斷食＋蔬果汁安排推薦（1 人份的量）

### ●第一週

| | 早餐 | 午餐 | 晚餐 |
|---|---|---|---|
| 週一 | 龍鬚菜魚粥 1 份（約 210 大卡）<br>核桃仁 1 小把（約 120 大卡）<br>菠菜蘋果汁 1 杯（50 大卡） | 紅麴炒菜 1 份（約 100 大卡）<br>豆芽雞絲 1 份（約 230 大卡）<br>海苔飯卷 1 份（約 300 大卡）<br>下午加餐：蘋果汁 1 杯 | 紫菜炒冬瓜 1 份（約 130 大卡）<br>番茄炒海參 1 份（約 120 大卡）<br>蘑菇螺絲麵 1 份（約 300 大卡）<br>加餐：1 杯胡蘿蔔汁 |
| 週二（輕斷食日） | 苦瓜粥 1 份（約 200 大卡）<br>哈密瓜鮮橙汁 1 杯（約 60 大卡） | | 蝦仁炒蘆筍 1 份（約 100 大卡）<br>豆芽年糕半份（約 100 大卡）<br>胡蘿蔔汁 1 杯（約 50 大卡） |
| 週三 | 甘薯山藥優酪乳 1 份（約 250 大卡）<br>黃豆紫米豆漿 1 份（約 120 大卡）<br>杏仁 1 小把（約 140 大卡）<br>上午加餐：菠菜胡蘿蔔汁 1 杯 | 蒜香豆腐 1 份（約 150 大卡）<br>蘿蔔蔬菜麵 1 份（約 180 大卡）<br>甜菜豬肉湯（約 220 大卡）<br>蘋果汁 1 杯（約 40 大卡） | 義式番茄飯 1 份（約 300 大卡）<br>時蔬炒蛋 1 份（約 200 大卡）<br>胡蘿蔔高麗菜汁 1 杯（約 40 大卡） |

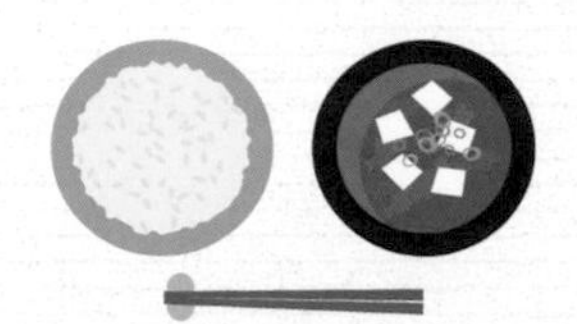
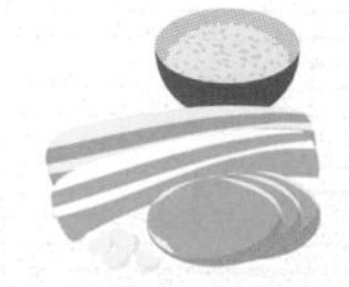
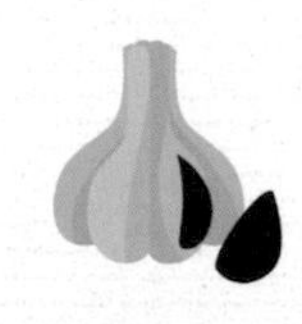
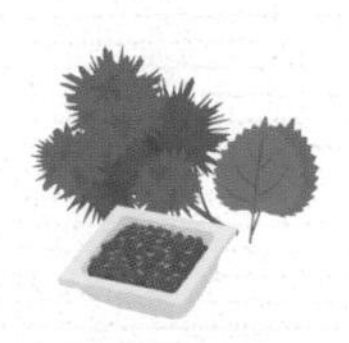

| | 早餐 | 午餐 | 晚餐 |
|---|---|---|---|
| 週四 | 胡蘿蔔豬肉餃子 1 份<br>（約 400 大卡）<br>牛奶 1 杯<br>（100 大卡）<br>上午加餐<br>橙汁 1 杯 | 胡蘿蔔菠菜冬瓜球 1 份<br>（約 120 大卡）<br>番茄米線 1 份<br>（約 150 大卡）<br>海帶芽拌鮪魚丁 1 份<br>（約 180 大卡） | 白米飯 1 份<br>（約 120 大卡）<br>青椒炒雞蛋 1 份<br>（約 100 大卡）<br>蟹味菇炒肉片 1 份<br>（約 250 大卡）<br>胡蘿蔔汁 1 杯<br>（約 50 大卡） |
| 週五 | 海鮮沙拉 1 份<br>（約 250 大卡）<br>米糠粉豆漿 1 杯<br>（約 200 大卡）<br>核桃仁 1 小把<br>（約 120 大卡） | 綠花椰炒豌豆洋蔥 1 份<br>（約 200 大卡）<br>枸杞綠藻麵 1 份<br>（約 300 大卡）<br>番茄汁 1 杯<br>（約 30 大卡） | 醋溜白菜 1 份<br>（約 150 大卡）<br>葡萄乾花生米飯 1 份<br>（約 250 大卡）<br>杏仁 1 小把<br>（約 140 大卡） |
| 週六<br>（輕斷食日） | 燕麥魚片粥 1 份<br>（約 240 大卡）<br>胡蘿蔔汁 1 份<br>（約 50 大卡） | | 雞胸肉蔬果菜沙拉 1 份<br>（約 260 大卡）<br>胡蘿蔔汁 1 杯<br>（約 50 大卡） |
| 週日 | 玉米鮪魚三明治 1 份<br>（約 350 大卡）<br>脫脂牛奶一杯<br>（約 70 大卡）<br>核桃仁 1 小把<br>（約 120 大卡）<br>上午加餐<br>蘋果汁 1 杯 | 香菇絲蒜片烤蛤蜊 1 份<br>（約 160 大卡）<br>三菇木耳甜椒粥 1 份<br>（約 200 大卡）<br>紫菜炒冬瓜 1 份<br>（約 120 大卡）<br>胡蘿蔔汁 1 杯<br>（約 40 大卡） | 蒜香豆腐 1 份<br>（約 180 大卡）<br>紅麴醬拌魔芋麵 1 份<br>（約 70 大卡）<br>蝦仁炒蘆筍 1 份<br>（約 100 大卡）<br>胡蘿蔔汁 1 杯<br>（約 40 大卡） |

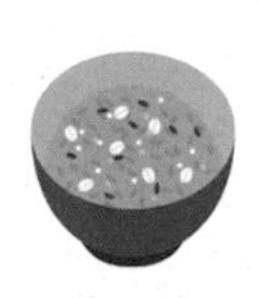
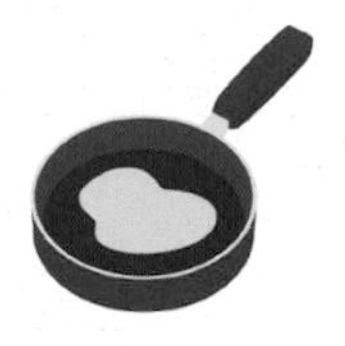
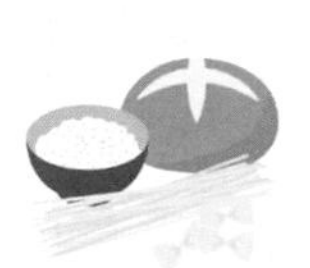
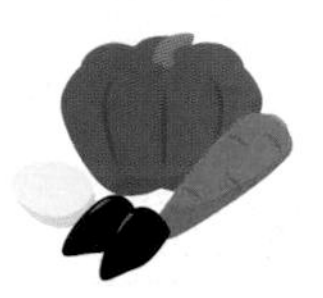

● **第二週**

| | 早餐 | 午餐 | 晚餐 |
|---|---|---|---|
| 週一 | 三豆薏米玉米粒粥 1 份（約 300 大卡）<br>花卷 1 份（約 200 大卡）<br>杏仁 1 小把（約 140 大卡）<br>橘子汁 1 杯（約 40 大卡） | 芥藍炒蛤蜊 1 份（約 100 大卡）<br>香菇雞味泡飯 1 份（約 300 大卡）<br>蔬菜沙拉 1 份（約 70 大卡）<br>胡蘿蔔汁 1 杯（約 40 大卡） | 蘆薈珊瑚龍鬚麵 1 份（約 350 大卡）<br>白煮蛋 1 顆（約 100 大卡）<br>奇異果汁 1 杯（約 60 大卡） |
| 週二 | 南瓜番茄三明治 1 份（約 300 大卡）<br>櫻桃低脂牛奶 1 杯（約 150 大卡）<br>上午加餐：番茄汁 1 杯 | 韭菜肉絲 1 份（約 150 大卡）<br>雙果蔥椒牛肉丁 1 份（約 250 大卡）<br>燕麥大米飯 1 份（約 200 大卡） | 青椒筍絲豬耳朵 1 份（約 90 大卡）<br>味噌米粉湯 1 份（約 300 大卡）<br>杏仁 1 小把（約 140 大卡）<br>胡蘿蔔汁 1 杯（約 40 大卡） |
| 週三（輕斷食日） | 黑胡椒雞絲豆芽 1 份（190 大卡）<br>胡蘿蔔汁 1 杯（約 40 大卡） | | 蓮藕肉片湯 1 份（約 240 大卡）<br>胡蘿蔔汁 1 杯（約 40 大卡） |
| 週四（輕斷食日） | 涼拌羅勒茄子 1 份（約 240 大卡）<br>番茄汁 1 杯（約 30 大卡） | | 洋蔥拌牛肉 1 份（約 210 大卡）<br>番茄汁 1 杯（約 30 大卡） |

| | 早餐 | 午餐 | 晚餐 |
|---|---|---|---|
| 週五 | 鮪魚三明治一份<br>（約 350 大卡）<br>黑豆綠豆薏米漿 1 杯<br>（約 160 大卡）<br>上午加餐：<br>蘋果汁 1 杯 | 木耳炒雞蛋 1 份<br>（約 160 大卡）<br>番茄炒海鮮 1 份<br>（約 250 大卡）<br>養生紫米糕 1 份<br>（約 250 大卡）<br>番茄汁 1 杯<br>（約 30 大卡） | 紅燒筍尖胡蘿蔔飯 1 份<br>（約 250 大卡）<br>墨西哥醬蘆筍 1 份<br>（約 120 大卡）<br>胡蘿蔔汁 1 杯<br>（約 40 大卡） |
| 週六 | 玉米粒菜丁雞蛋粥 1 份<br>（約 300 大卡）<br>燕麥奶茶 1 杯<br>（約 120 公克）<br>杏仁 1 小把<br>（約 140 大卡）<br>上午加餐：<br>奇異果汁 1 杯 | 咖哩番茄豆泡 1 份<br>（約 250 大卡）<br>羅望子汁蒸鱈魚 1 份<br>（約 250 大卡）<br>蘋果汁 1 杯<br>（約 30 大卡） | 空心菜牛肉炒麵 1 份<br>（約 200 大卡）<br>香蕉黑芝麻末 1 份<br>（約 150 大卡）<br>胡蘿蔔汁 1 份<br>（約 40 大卡） |
| 週日 | 蘋果梨丁兩米粥 1 份<br>（約 180 大卡）<br>蘋果櫻桃牛奶 1 杯<br>（約 180 大卡）<br>核桃 1 小把<br>（約 120 大卡） | 花卷 1 份<br>（約 200 大卡）<br>鹹蛋炒青江菜 1 份<br>（約 90 大卡）<br>牛蒡炒肉絲 1 份<br>（約 180 大卡）<br>菠菜湯 1 份<br>（約 50 大卡） | 拌白果黃瓜丁 1 份<br>（約 150 大卡）<br>鵝肉米粉湯 1 份<br>（約 300 大卡）<br>燕麥米飯 1 份<br>（約 200 大卡）<br>蘋果汁 1 杯<br>（約 30 大卡） |

**＊親身體驗者的真心話＊**

我怕自己堅持不了，所以不是連續的兩天進行輕斷食，我選擇在週日和週三兩天作為輕斷食日；其餘時間，我每餐稍微減少一些主餐的量，餐後 1 小時喝上一杯蔬果汁，感覺很不錯，我很喜歡喝胡蘿蔔汁，有時候搭配其他的蔬果來榨汁。一個月下來，體重從 60 公斤減到了 57.5 公斤，雖然不多，但很有成就感。

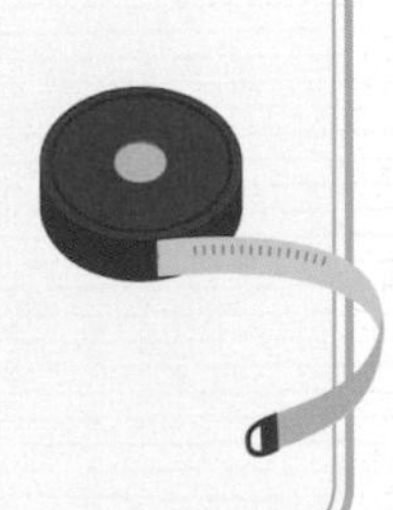

# 關於「蔬果汁輕斷食」的疑問全解答

## Q1：在輕斷食期間，可以喝酒嗎？

如果你很愛喝酒，在正常飲食的 5 天內，是可以偶爾喝少量的酒，喝酒量需控制在低於 7 個單位的酒精（1 單位酒精在體積上為 10 毫升，重量上為 8 公克純酒精）。

然而，在執行蔬果汁輕斷食的 2 天，千萬不能喝酒。因為酒精熱量高，1 杯 250 毫升的紅酒就有 260 大卡，一般的氣泡酒也有 200 大卡左右；其次，喝酒期間也會無形中增加飲食量，這些將會破壞你的輕斷食計畫。

| 常見酒精 | 一個單位含量 | 酒精含量 |
|---|---|---|
| 清淡啤酒 | 375 毫升 | 2% 左右 |
| 啤酒 | 285 毫升 | 3.3% ～ 3.8% |
| 紅酒 | 100 毫升 | 12% ～ 15% |
| 白酒 | 30 毫升 | 40% ～ 50% |

1 個酒精單位的酒能夠為我們提供 70 大卡左右的熱量，相當於 20 公克大米飯的熱量。

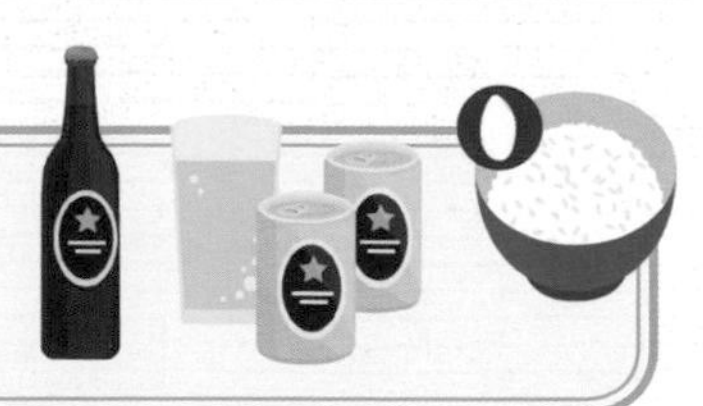

## Q2：蔬果汁輕斷食日，需要搭配特殊的運動嗎？

可以，但是「鐵人三項」就不合適了。如果平時你有運動習慣，繼續堅持就好了，但可以適當縮減一些運動量。對於不經常運動的人，建議嘗試一些出汗較少或不怎麼出汗的運動，像是散步、慢走或瑜珈都是不錯的選擇。最好不要嘗試之前沒有做過的較劇烈運動。

## Q3：進行蔬果汁輕斷食時，是否會出現不良的症狀呢？

進行蔬果汁輕斷食一段時間後，有喝咖啡習慣的人，可能出現一些輕微的症狀，如輕微的饑餓感、疲勞、屁多、腹瀉等，但是很快就會消失。這些是在輕斷食期間正常的反應，不必恐慌。

## Q4：素食者能進行蔬果汁輕斷食嗎？

素食者跟愛吃葷食的人一樣，是沒問題的。不過，飲食的搭配需要多費心，多攝取些蛋白質，可以用雞蛋、豆腐、黃豆和素肉來製作輕斷食的主食，或在5天正常的飲食期間，適當地多食用它們；並且少攝取碳水化合物。

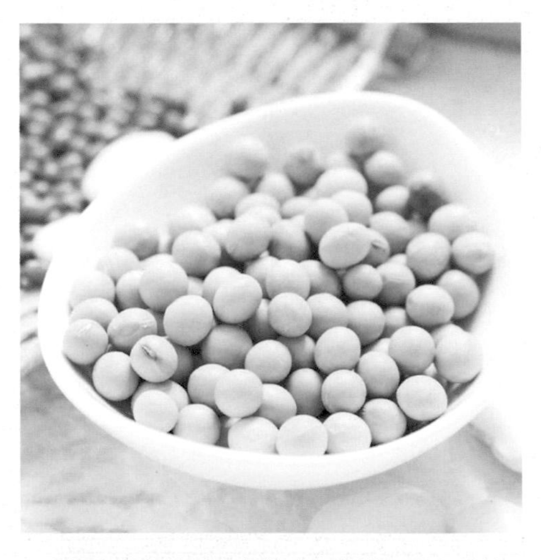

▲豆類中含有的蛋白質比肉類中的品質更純粹，可以說大豆蛋白是最健康的蛋白質來源，素食者不妨在平時的飲食中適當地加入一些大豆或豆類食品。

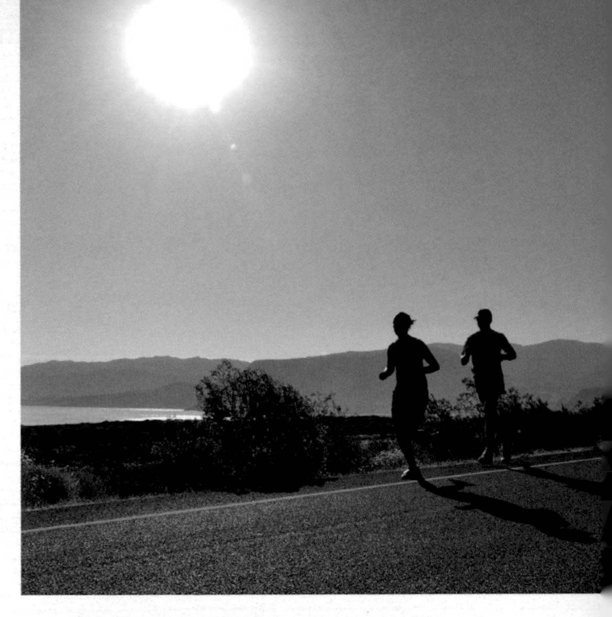

▲慢跑是最合適的運動，尤其是對於第一次用蔬果汁輕斷食的朋友。

## Q5：蔬果汁能不能加熱呢？

答案是不可以！蔬果在榨汁的過程中已損失部分的營養，而加熱會破壞營養素更嚴重，降低蔬果汁本應有的價值。

如果不喜歡喝涼的蔬果汁，可以把果汁放在杯子裡，隔著溫熱的水泡一下，蔬果汁變溫一些就可以了，這樣損失的營養最少。蔬果汁千萬不要用微波爐加熱。

## Q6：喝蔬果汁還需要多喝水嗎？

盡量多喝一些水，白開水是最好的，淡茶水也不錯。

事實上，蔬果汁裡面的確會含有較多的水，也會讓你有飽足感。在輕斷食期間還是要稍微多喝點水，不僅可以幫助身體更好地排出毒素，對減輕排毒的症狀也有不錯的作用。

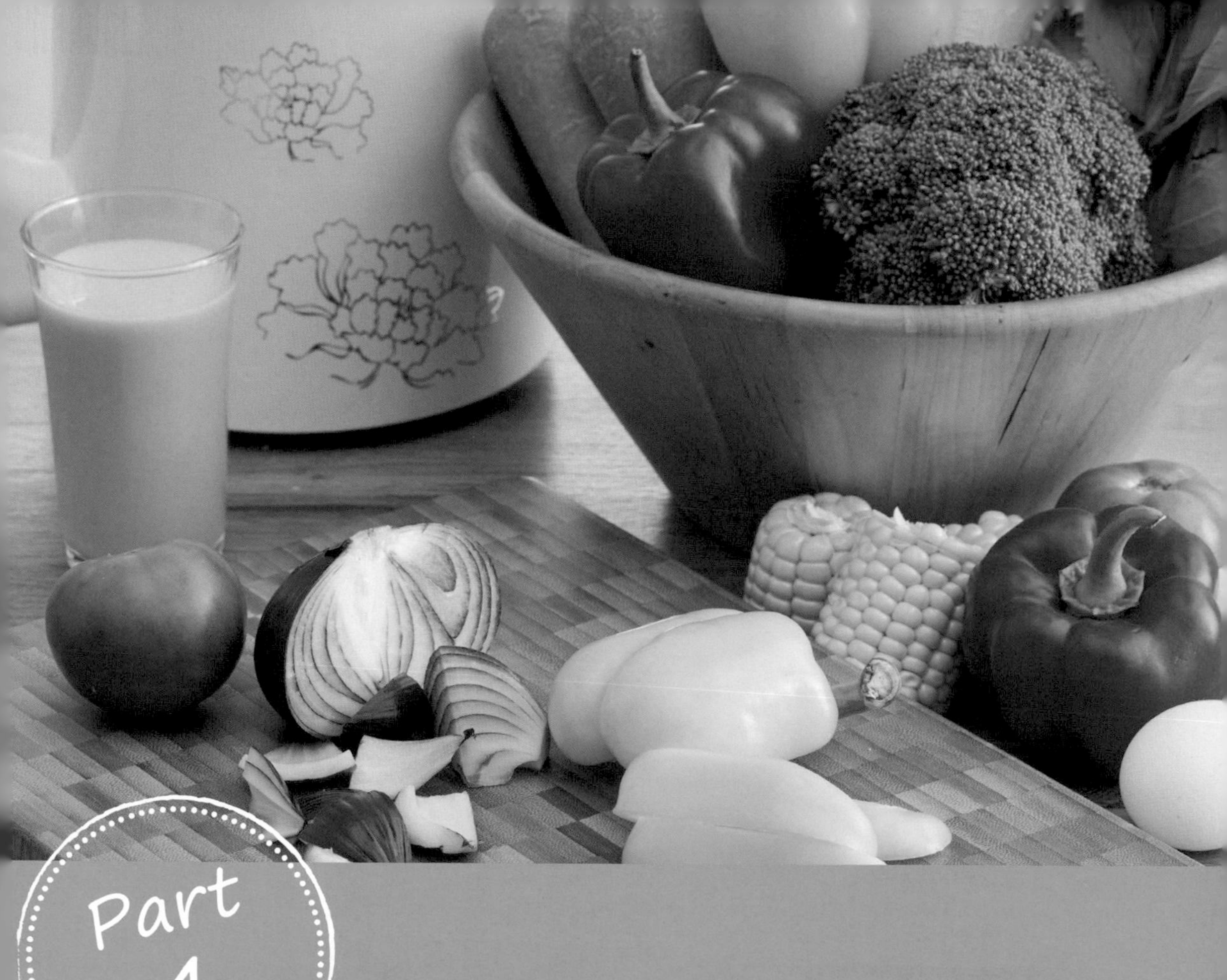

Part 4

# 美味又營養！147 種高酵纖體蔬果汁

制定好自己的輕斷食計畫，也了解自己需要哪些營養的搭配了嗎？下個步驟就是來製作不同功效的蔬果汁了，147 種蔬果汁食譜一次公開，跟著步驟做，就能輕鬆喝出健康，擁有纖瘦好身材！

# ✓低 GI ／ GL 蔬果，減脂瘦身

低 GI ／ GL 的蔬果進入體內後，在腸道內停留的時間較長，分解需要時間長，葡萄糖釋放緩慢，血糖不會引起較大波動；而 GI ／ GL 較高的蔬果，升糖快、消化及吸收困難，容易轉化成脂肪，對減肥瘦身很不利。

下列是適合輕斷食日選擇的低 GI 蔬果：

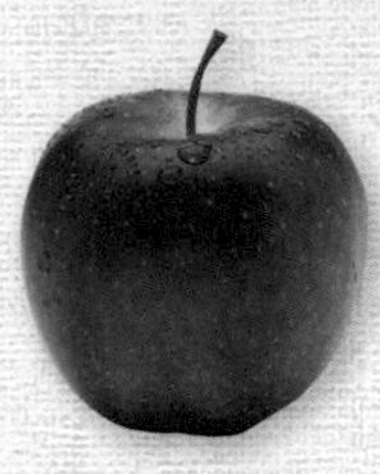

**蘋果**

熱量：52 大卡／ 100 公克
GI：36；GL：4.9

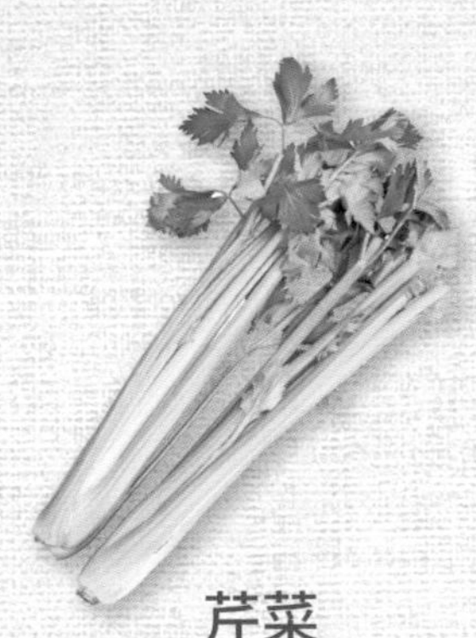

**芹菜**

熱量：14 大卡／ 100 公克
GI：25；GL：1.0

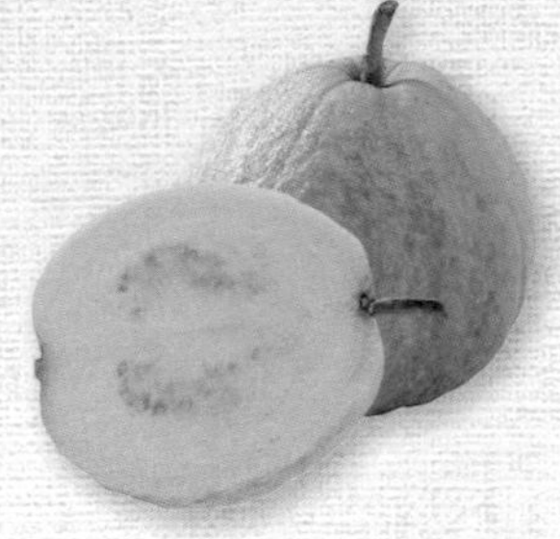

**芭樂**

熱量：41 大卡／ 100 公克
GI：＜ 45；GL：＜ 6.5

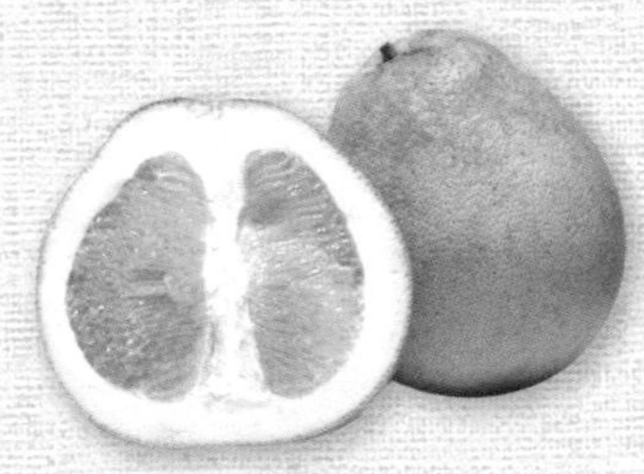

**柚子**

熱量：41 大卡／ 100 公克
GI：25；GL：2.4

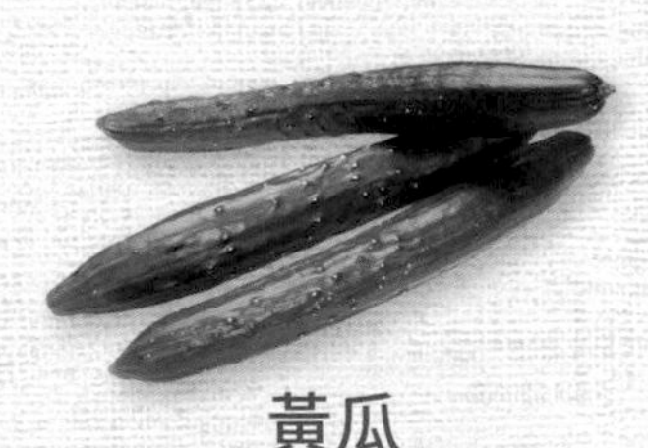

**黃瓜**

熱量：15 大卡／ 100 公克
GI：＜ 30；GL：＜ 1.0

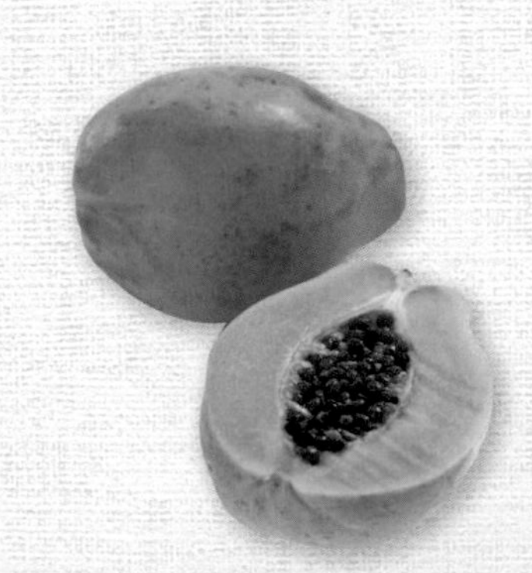

**木瓜**

熱量：27 大卡／ 100 公克
GI：30；GL：2.1

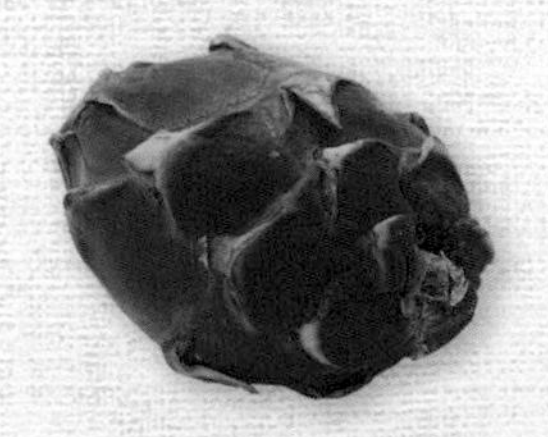

**火龍果**

熱量：51 大卡／ 100 公克
GI：＜ 30；GL：4.0

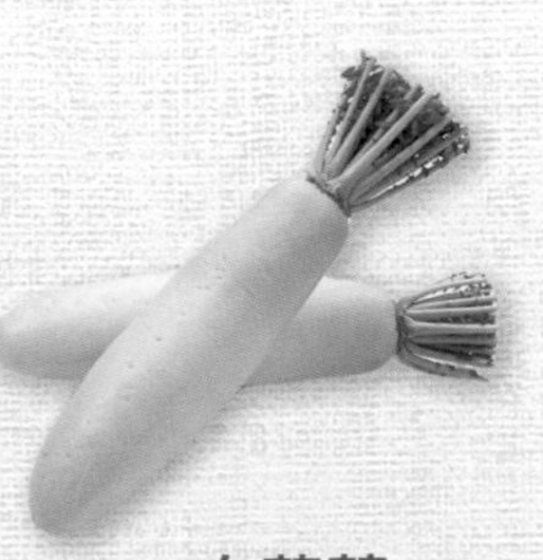

**白蘿蔔**

熱量：21 大卡／ 100 公克
GI：＜ 25；GL：＜ 1.3

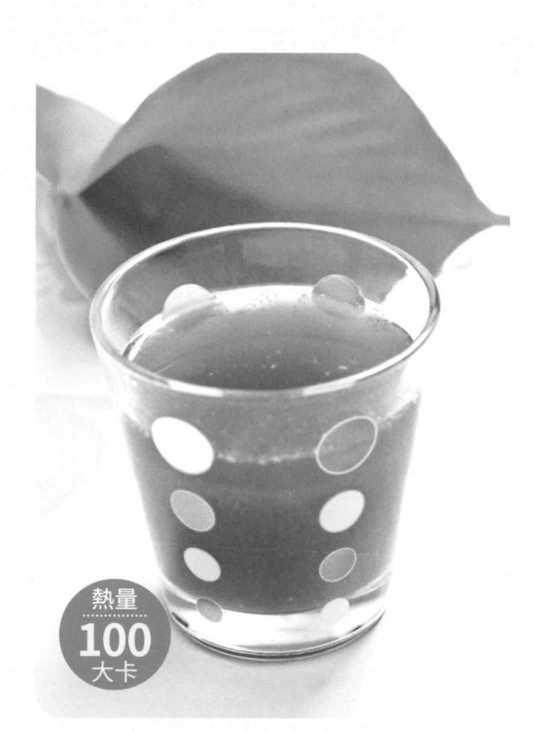


## 蘋果汁

### 減少體脂肪生成

**材料** 蘋果200公克、水半杯（100毫升左右）。

**榨汁** 蘋果洗淨，去核，切成小塊。然後將蘋果塊放入榨汁機中，加入水，攪打成汁即可。

**飲用** 每天1～2次，每次240毫升。

**功效**

蘋果所含熱量很低，而且含有豐富的果膠、蘋果酸等成分，能加速新陳代謝，減少體脂肪的生成，達到瘦身的效果。

## 芹菜蘋果汁

### 瘦身排毒、美白

**材料** 蘋果150公克、檸檬30公克、芹菜50公克、水100毫升。

**榨汁** 芹菜清洗乾淨，切小段；蘋果、檸檬分別洗淨，去皮、去核，切小塊。將備好的食材倒入榨汁機中，加入100毫升水，攪打均勻後倒入杯中即可。

**飲用** 每天1～2次，每次240毫升。

**功效**

此款果蔬汁富含維生素C、膳食纖維、鉀等營養素，能夠防止體內脂肪堆積，減少對熱量的攝入，達到瘦身的效果；而且還可以幫助排毒、美白。

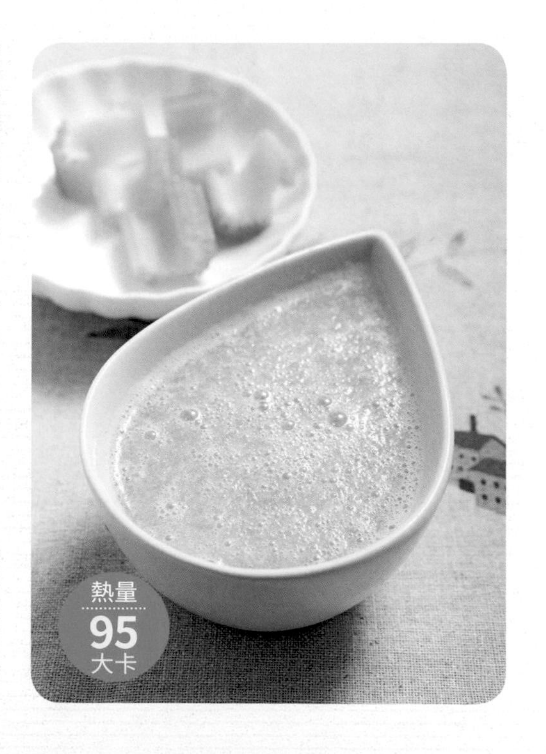

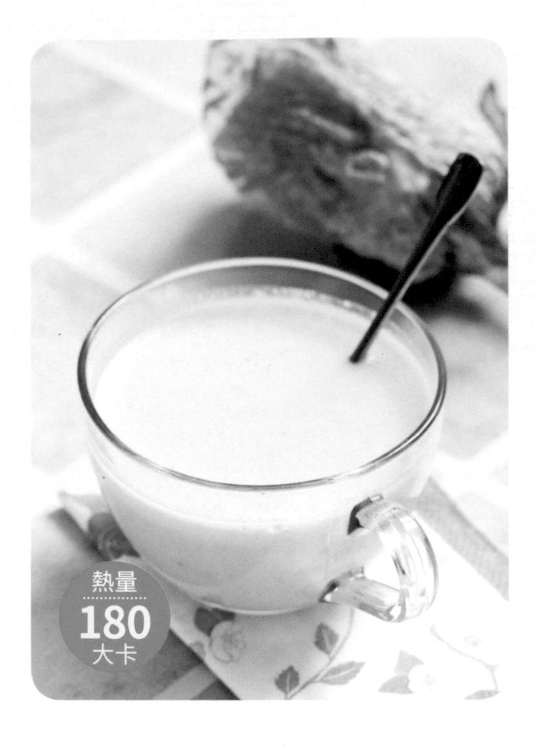


## 山藥蘋果汁

瘦身、助消化

**材料** 蘋果 150 公克、山藥 100 公克、脫脂優酪乳 300 毫升。

**榨汁** 山藥去皮，洗淨，切小塊，入沸水中燙一下，然後撈出，放涼備用；蘋果洗淨，去皮、去核，切小塊。將山藥、蘋果和優酪乳一起放入榨汁機中攪打成汁即可。

**飲用** 每天 1～2 次，每次 240 毫升。

**功效**

山藥低熱、低脂、低膽固醇，有助於消化效果，再搭配蘋果和蛋白豐富的優酪乳，是瘦身、排毒、健脾益胃的好選擇。

## 蘋果芹菜蘿蔔汁

幫助消化

**材料** 蘋果 150 公克、芹菜 50 公克、胡蘿蔔 50 公克、蜂蜜 1 小匙、水 100 毫升。

**榨汁** 蘋果洗淨、去核，切小塊；芹菜洗淨，去葉，切小段；胡蘿蔔洗淨，切小塊。將上述材料和水一起放入果汁機中攪打均勻，打好後加入蜂蜜調勻即可。

**飲用** 每天 1～2 次，每次 240 毫升。

**功效**

芹菜和蘋果均富含大量膳食纖維，可減少身體對脂肪的吸收；另外，還能促進腸胃蠕動、幫助消化及排便。

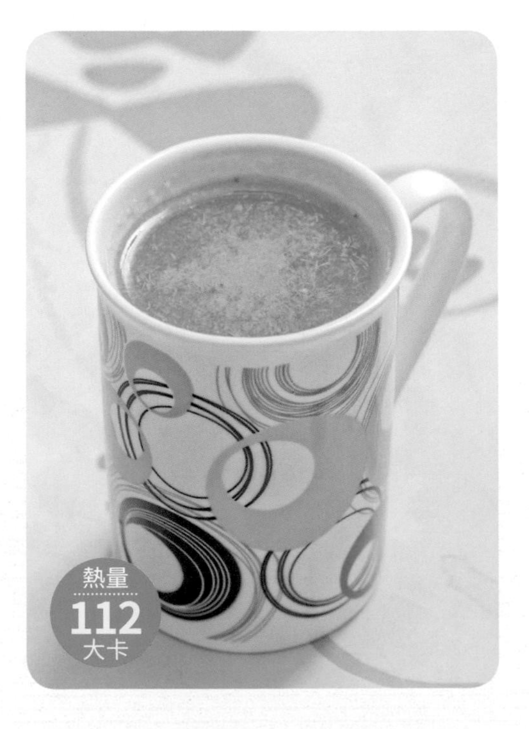

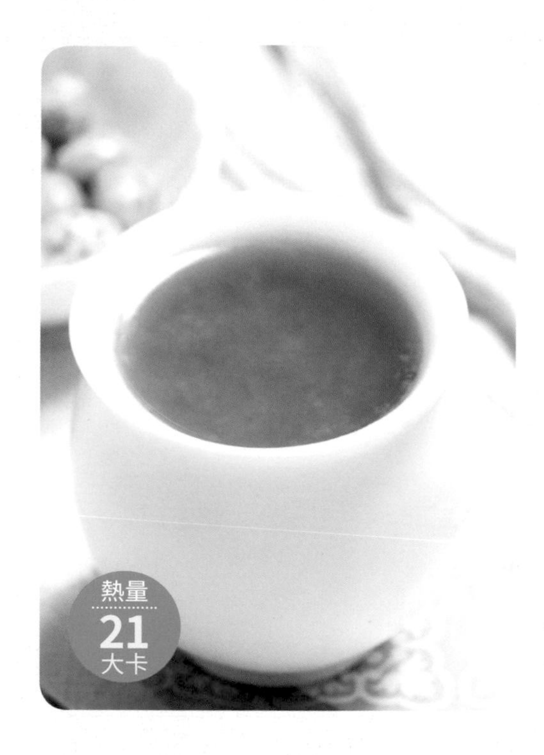


# 芹菜汁

## 抑制脂肪吸收

**材料** 芹菜150公克、水100毫升、蜂蜜1小匙。

**榨汁** 芹菜洗淨，切小段。將芹菜放入榨汁機中，加水攪打成汁後倒入杯中，加蜂蜜調勻即可。

**飲用** 每天1～2次，每次240毫升。

**功效**

這款芹菜汁富含膳食纖維、維生素，且熱量非常低，能抑制脂肪吸收。

# 番茄芹菜汁

## 排毒養顏

**材料** 番茄150公克、芹菜100公克、檸檬汁100毫升、水100毫升。

**榨汁** 將番茄洗淨，切小塊；芹菜洗淨，切小段。將切好的番茄、芹菜放入榨汁機中，加水打成汁，最後加入檸檬汁即可。

**飲用** 每天1～2次，每次240毫升。

**功效**

芹菜富含膳食纖維，和富含維生素B群的番茄一起榨汁，有排毒養顏、減肥瘦身、改善食慾的功效。

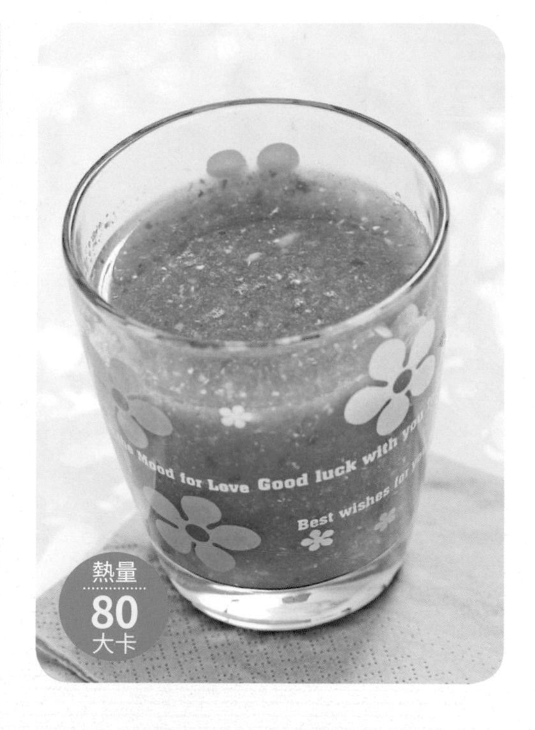

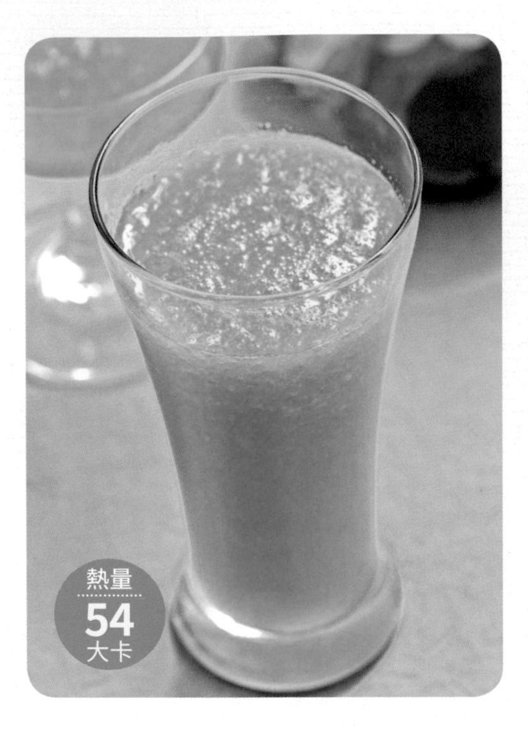


# 木瓜汁

## 控制體重

**材料** 木瓜200公克、水100毫升、蜂蜜1小匙。

**榨汁** 木瓜洗淨，去籽、去皮，切成小塊。把木瓜塊放到果汁機中，加水攪打，攪打好以後倒出，調入蜂蜜即可。

**飲用** 每天1～2次，每次240毫升。

**功效**

木瓜中含有木瓜蛋白酶，可將脂肪分解為脂肪酸，達到控制體重和瘦身的效果。另外，木瓜還有健脾助消化的功效。

# 木瓜檸檬汁

## 促進血液循環

**材料** 木瓜150公克、檸檬50公克、水100毫升。

**榨汁** 木瓜、檸檬分別去皮，去籽，切小塊。將備好的食材一同放入榨汁機中，加水攪打成汁後倒入杯中即可飲用。

**飲用** 每天1～2次，每次240毫升。

**功效**

檸檬富含維生素C、檸檬酸、蘋果酸等，搭配木瓜，對人體十分有益，除了有助於減肥外，還能促進肌膚血液迴圈。

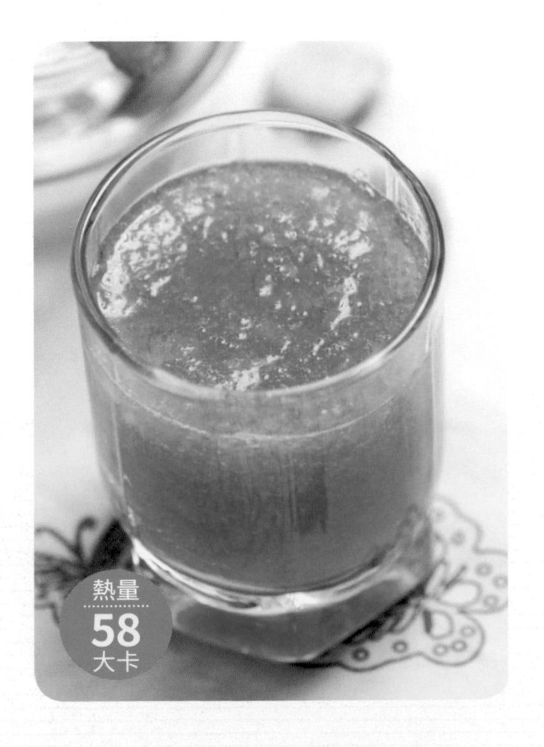

# 木瓜青江菜汁

## 淨化血液

**材料** 木瓜 200 公克、青江菜 50 公克、水 100 毫升、蜂蜜 1 小匙。

**榨汁** 將青江菜洗淨，倒入沸水中燙一下，然後撈出，切小段；木瓜去皮、去籽，切小塊。將青江菜、木瓜放入榨汁機中，加水攪打，攪打好後加入蜂蜜拌勻即可。

**飲用** 每次 1 杯。

**功效**

此蔬果汁熱量低，富含膳食纖維，能幫助減少熱量的攝入，達到控制體重的效果，且還有淨化血液的功效。

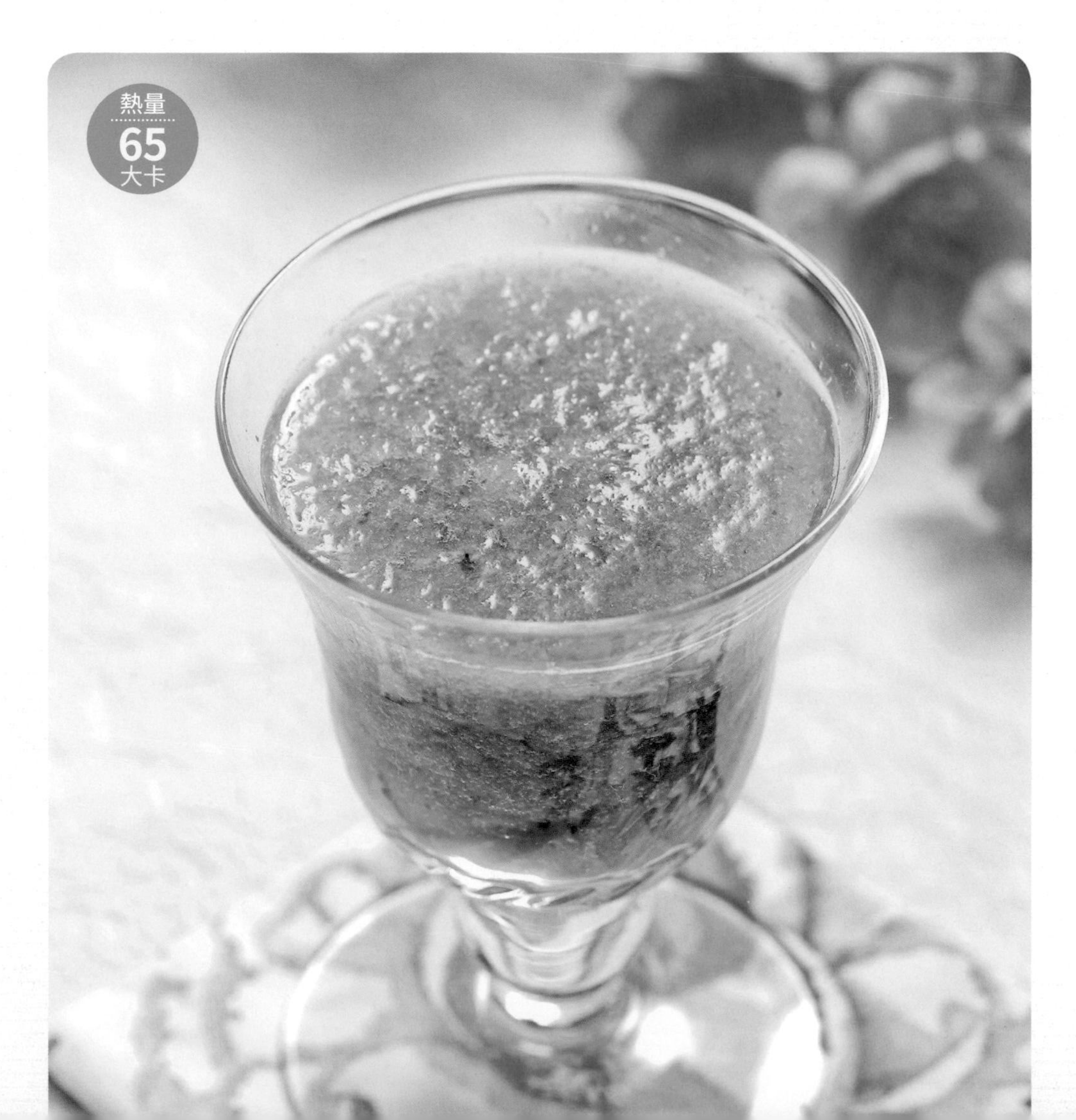

# 黃瓜檸檬飲

減肥利尿

**材料** 黃瓜 200 公克、檸檬 50 公克、水 100 毫升。

**榨汁** 黃瓜洗淨、切丁；檸檬去皮，切小塊。然後將黃瓜、檸檬放入榨汁機中加入水攪打成汁即可飲用。

**飲用** 每天 1 ～ 2 次，每次 240 毫升。

**功效**

黃瓜有助減肥、利尿、消暑等多種功效，搭配酸味的檸檬榨汁飲用，是夏秋季節控制體重的良好選擇。

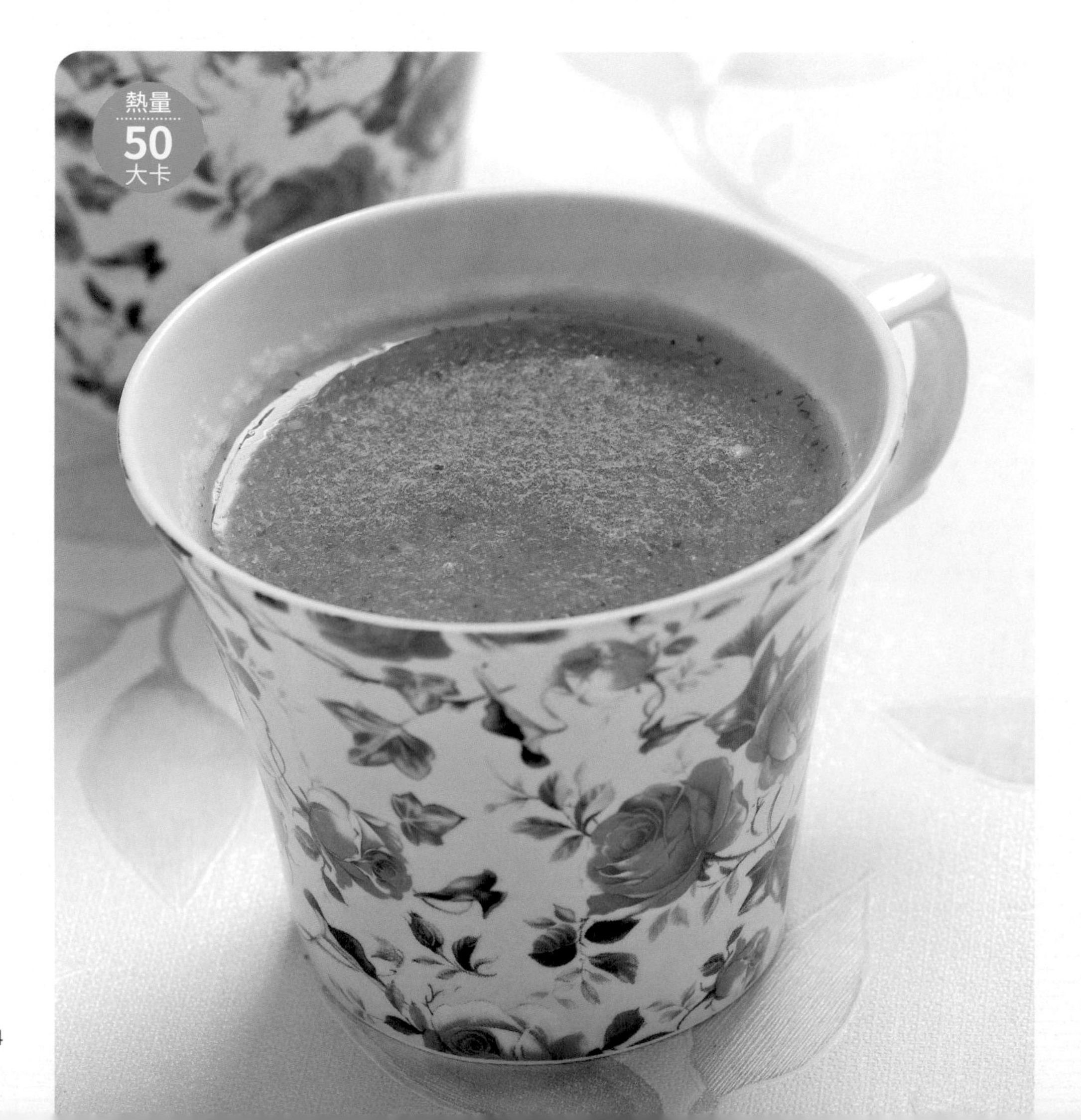

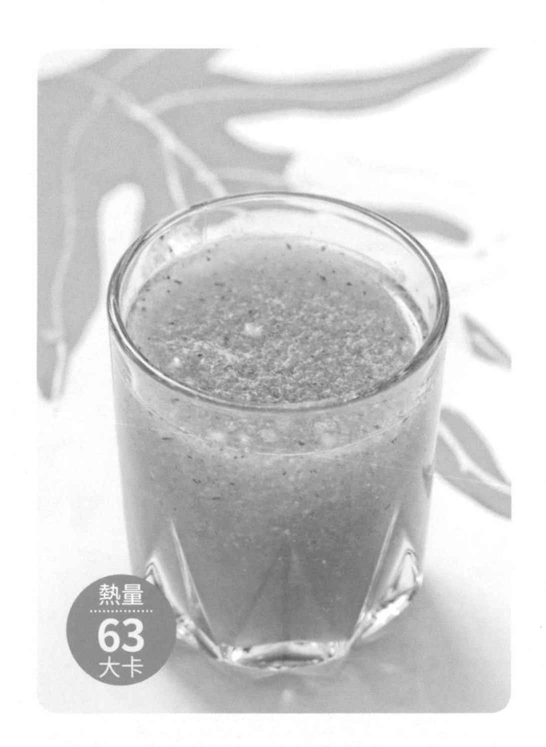


# 山楂黃瓜汁

## 抑制醣類轉化為脂肪

**材料** 黃瓜 200 公克、山楂 100 公克、水 80 毫升、蜂蜜 1 小匙。

**榨汁** 山楂洗淨，去核，切碎；黃瓜洗淨，切丁。將食材一同放入榨汁機中，加水攪打成汁後倒入杯中，加入蜂蜜調勻即可。

**飲用** 每天 1～2 次，每次 240 毫升。

**功效**

黃瓜含有的丙醇二酸，可以抑制醣類物質轉化為脂肪，搭配助消化的山楂榨汁，同樣是瘦身減肥的絕佳選擇。

# 黃瓜豆漿飲

## 調節內分泌

**材料** 黃瓜 100 公克、豆漿 150 毫升。

**榨汁** 黃瓜洗淨，切小塊。將黃瓜和豆漿一起放入榨汁機中，攪打成汁後倒入杯中即可。

**飲用** 每天 1～2 次，每次 240 毫升。

**功效**

這款蔬果汁富含維生素和酶類等，可調節內分泌，促進新陳代謝，除熱防暑，消脂減肥。

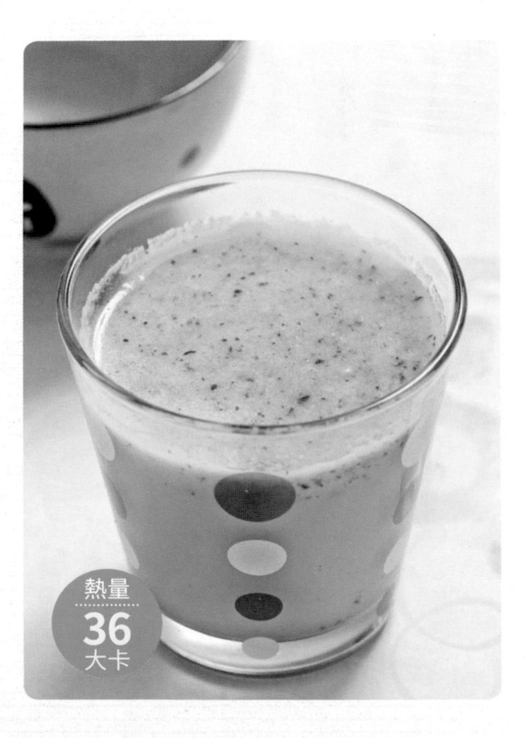

# 白蘿蔔青江菜汁

## 改善皮膚狀態

**材料** 青江菜和白蘿蔔各 100 公克、牛奶 100 毫升、蜂蜜 1 小匙。

**榨汁** 青江菜洗淨，去根，切小段；白蘿蔔去皮，洗淨，切塊。將青江菜、白蘿蔔和牛奶一同放入榨汁機中攪打成汁後倒入杯中，加蜂蜜調勻即可。

**飲用** 每天 1 ～ 2 次，每次 240 毫升。

**功效**

白蘿蔔含有的辛辣成分，可以將活性酸素從體內去除，代謝上升，抑制脂肪的囤積。搭配富含膳食纖維的青江菜，還能保護呼吸道黏膜健康，改善皮膚狀態。

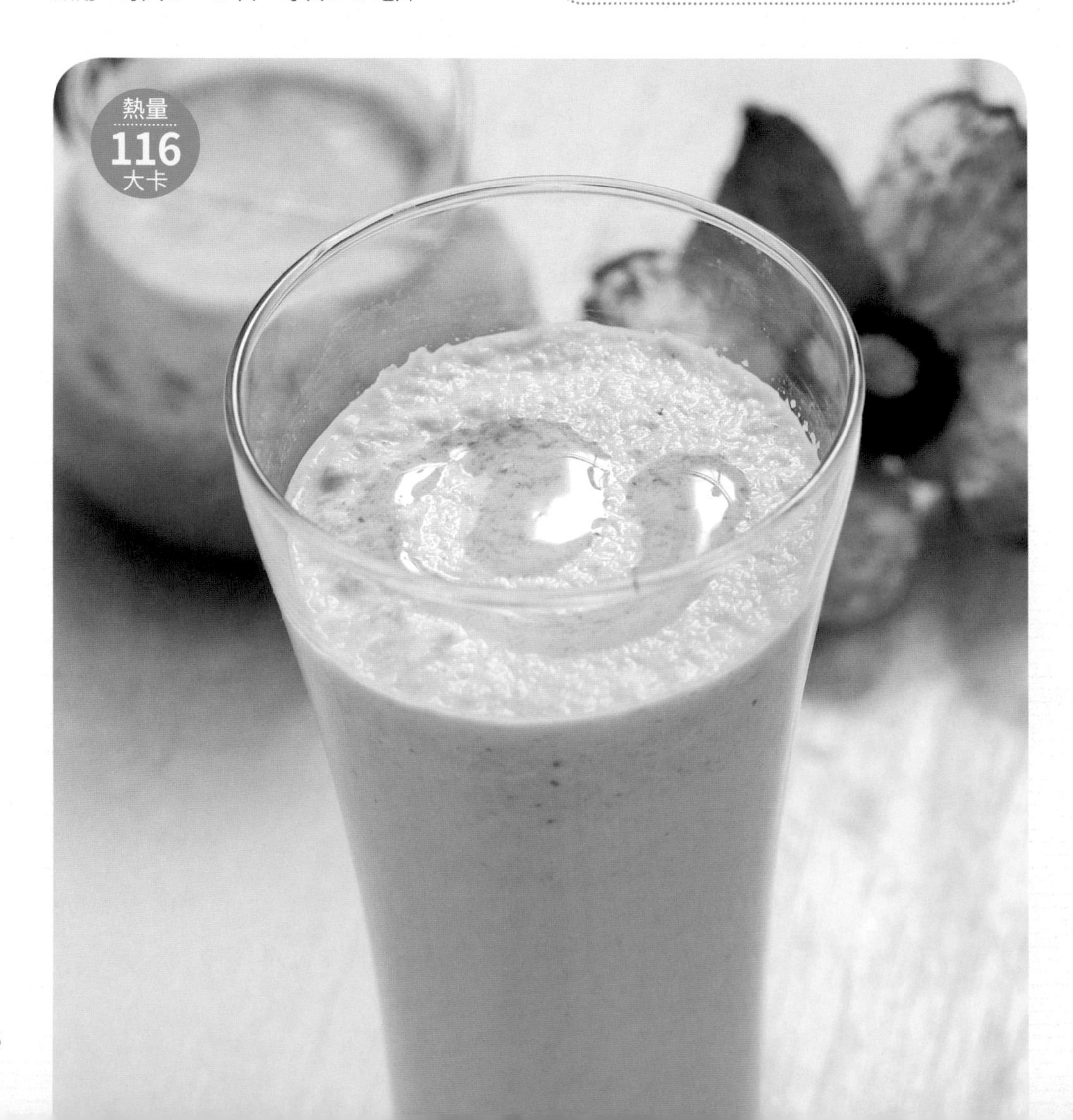

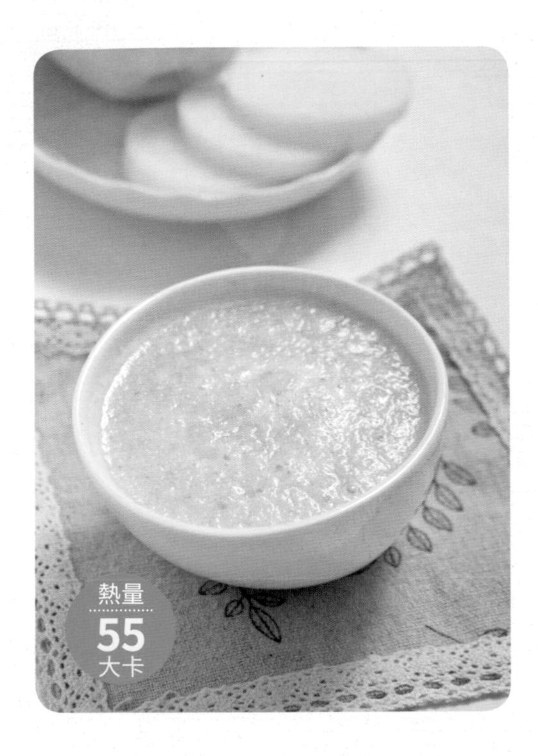


# 白蘿蔔梨汁

## 清熱利尿又瘦身

**材料** 白蘿蔔50公克、梨100公克、水80毫升、蜂蜜1小匙。

**榨汁** 將白蘿蔔洗淨，切成適當大小；梨去皮去核，切成小塊。將材料加水放入榨汁機攪打，再放入蜂蜜攪勻即可。

**飲用** 每天1～2次，每次240毫升。

**功效**

幫助瘦身、止咳、消炎殺菌、利尿，還能清熱潤肺。

# 白蘿蔔柳丁汁

## 幫助消化

**材料** 白蘿蔔50公克、柳丁150公克、水100毫升。

**榨汁** 白蘿蔔洗淨，去皮，切小丁；柳丁去皮，去籽，切丁。將食材放入榨汁機中，加入水攪打即可。

**飲用** 每天1～2次，每次240毫升。

**功效**

消除肥胖，助消化等功效。

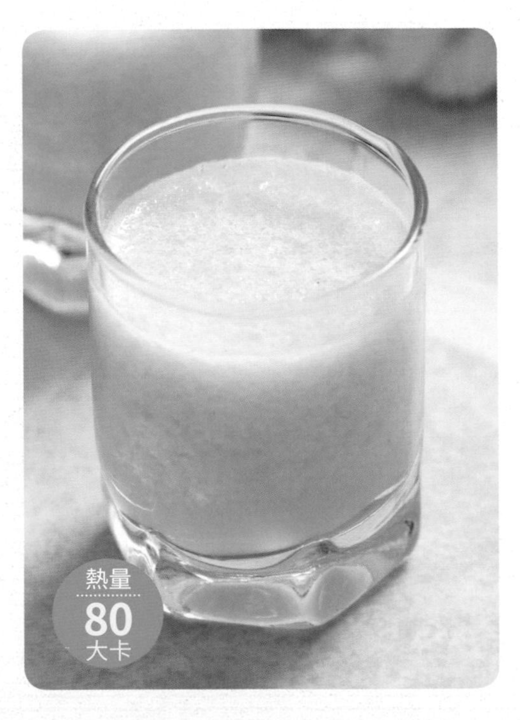

# ✓低卡、高纖維蔬果，排毒瘦身

下列適合輕斷食日選擇的低熱量、膳食纖維豐富的蔬果，本身有較強的飽腹感，能夠充盈胃，延緩饑餓感，對控制飲食有很效果的，也有助於身體排毒。

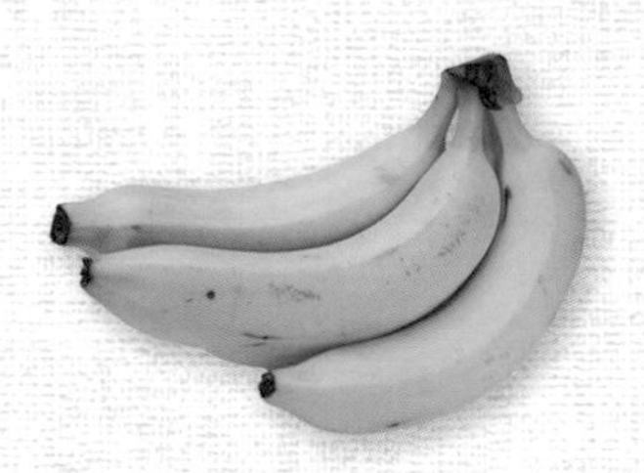

**香蕉**

熱量：91 大卡／ 100 公克
膳食纖維：1.2 公克／ 100 公克

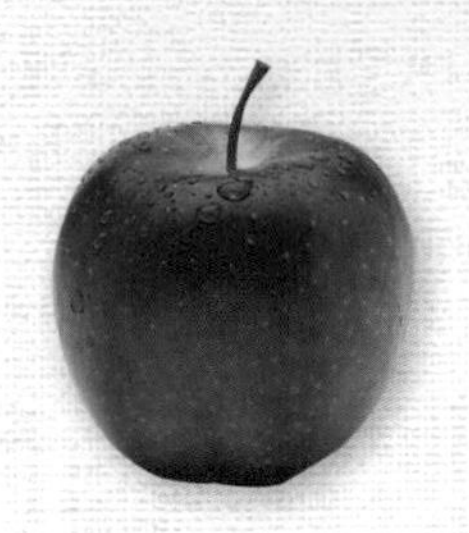

**蘋果**

熱量：52 大卡／ 100 公克
膳食纖維：1.2 公克／ 100 公克

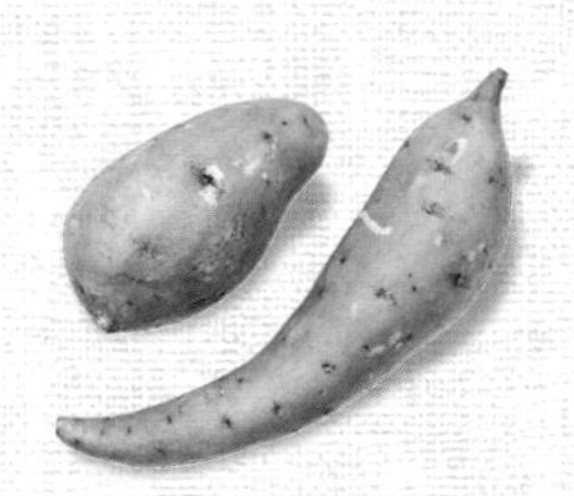

**番薯**

熱量：99 大卡／ 100 公克
膳食纖維：1.6 公克／ 100 公克

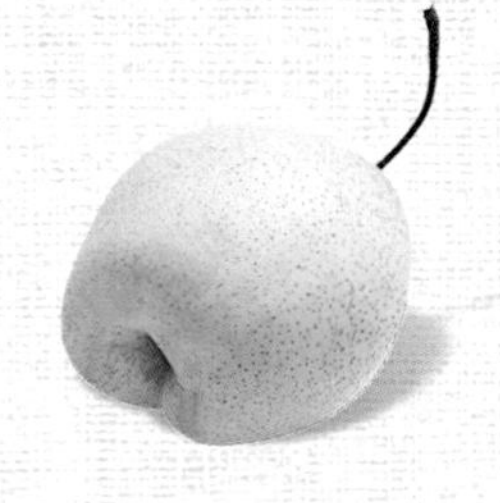

**梨**

熱量：44 大卡／ 100 公克
膳食纖維：3.1 公克／ 100 公克

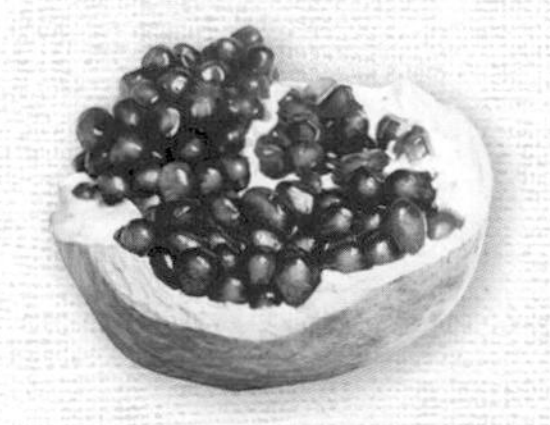

**石榴**

熱量：63 大卡／ 100 公克
膳食纖維：4.8 公克／ 100 公克

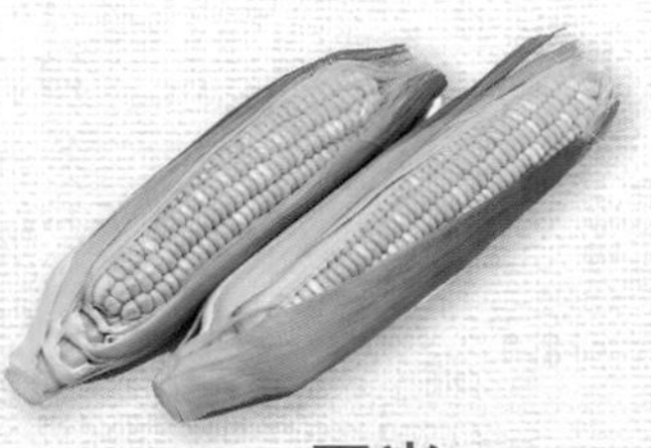

**玉米**

熱量：106 大卡／ 100 公克
膳食纖維：2.9 公克／ 100 公克

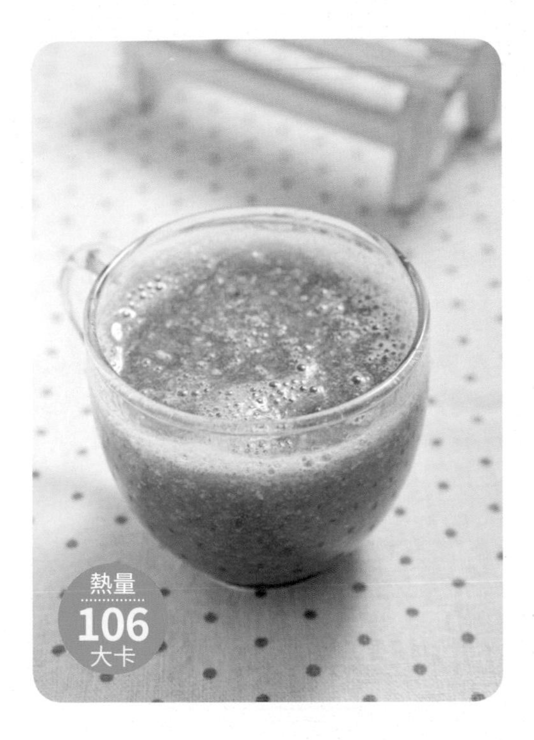


# 西瓜香蕉汁

促進排便，排毒瘦身

**材料** 香蕉 1 根、西瓜肉 100 公克、水 100 毫升。

**榨汁** 將西瓜肉切成小塊，去籽；香蕉去皮，切成小段，然後將西瓜和香蕉放入榨汁機中攪打榨汁即可。

**飲用** 每天 1～2 次，每次 240 毫升。

**功效**

西瓜有消炎降壓，促進新陳代謝，減少膽固醇沉積的功效，搭配香蕉榨汁，具有促進排便、排毒瘦身、防止痘痘生成的效果。

# 香鳳苦瓜汁

消脂減肥

**材料** 紫甘藍 30 公克、蜂蜜 1 小匙、鳳梨 80 公克、苦瓜 30 公克、香蕉 80 公克、水 100 毫升。

**榨汁** 紫甘藍洗淨，切小塊；鳳梨、香蕉去皮，切小塊，鳳梨入鹽水中浸泡 15 分鐘；苦瓜洗淨，去籽，切小塊。將食材倒入榨汁機中，加水攪打均勻，加入蜂蜜攪勻即可。

**飲用** 每天 1～2 次，每次 240 毫升。

**功效**

富含多種維生素和膳食纖維，可消脂減肥、通便去火，有效提高身體代謝，促進體內廢物排出。

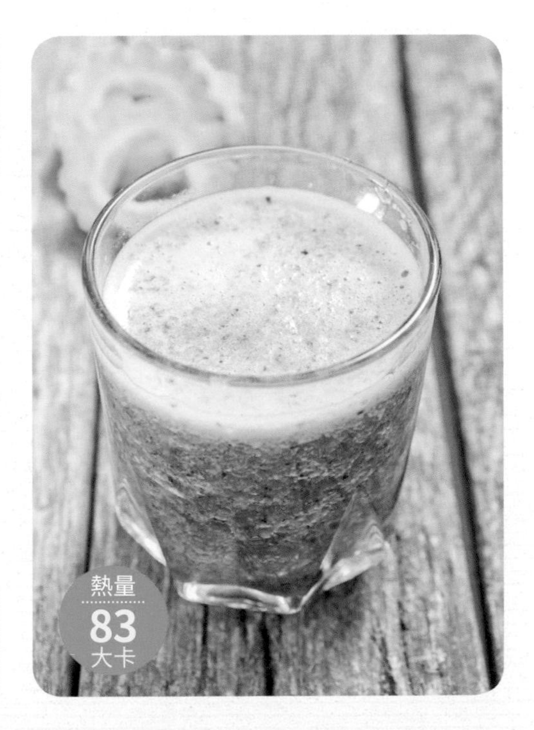

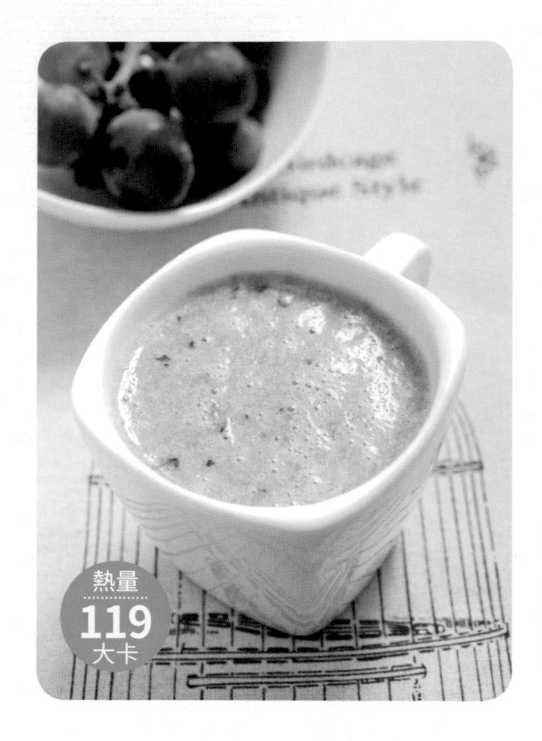


# 果香葡萄汁

## 消除疲勞

**材料**　蘋果 150 公克、香蕉 100 公克、葡萄 50 公克、水 100 毫升。

**榨汁**　蘋果、葡萄分別洗淨，去皮、去核；香蕉去皮。將蘋果、香蕉切成 2 公分的小塊。將上述食材放入榨汁機中，加水榨成汁即可。

**飲用**　每天 1 ～ 2 次，每次 240 毫升。

**功效**

含有豐富的膳食纖維、鈣、鉀等營養素，有助於排毒以及代謝體內多餘的鹽分，還可補益大腦神經，消除疲勞。

# 葡萄蘆筍汁

## 改善皮膚狀態

**材料**　葡萄 50 公克、蘆筍 200 公克、蜂蜜 1 小匙、水 100 毫升。

**榨汁**　葡萄洗淨，去核；蘆筍洗淨，切小段。將食材倒入榨汁機中，加水攪打成汁，加入蜂蜜調味即可。

**飲用**　每天 1 ～ 2 次，每次 240 毫升。

**功效**

蘆筍中含有豐富的抗癌元素——硒，能阻止癌細胞分裂與生長，抑制致癌物的活力並加速解毒；搭配葡萄，能調和口味，改善氣色。

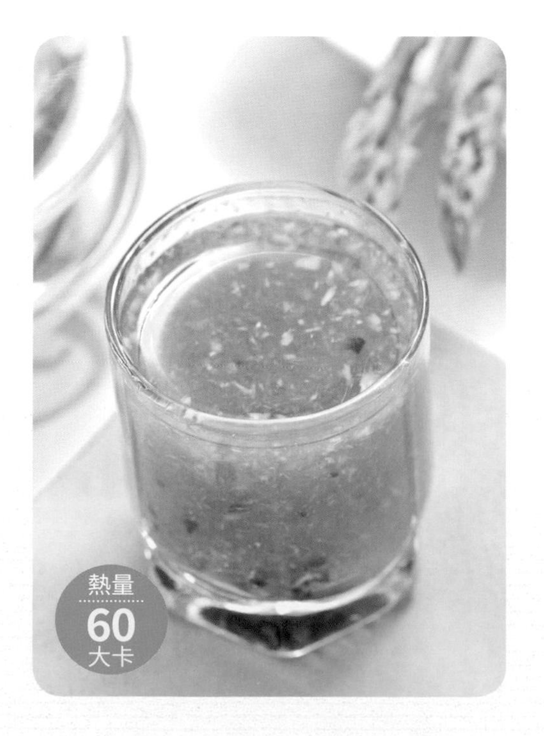

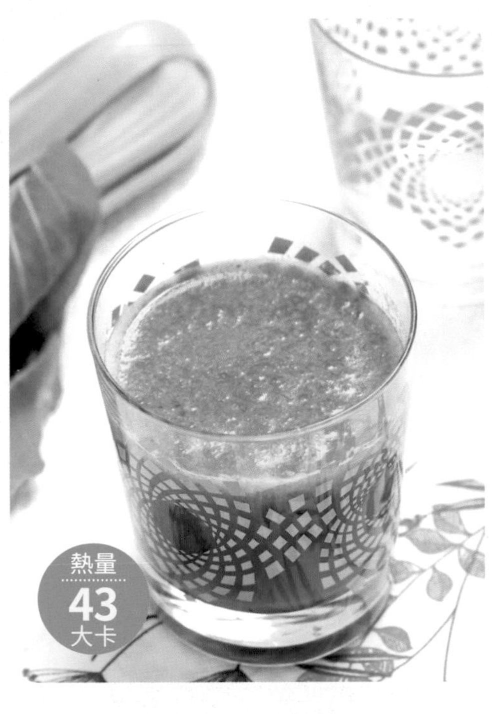


# 青江菜蘆筍汁

## 增強肝臟排毒

**材料** 蘆筍 200 公克、青江菜 100 公克、橘子 50 公克、蜂蜜 1 小匙、水 100 毫升。

**榨汁** 青江菜、蘆筍洗淨，切小段；橘子去皮、去核。將食材倒入全自動豆漿機中，加水，按下「蔬果汁」鍵，攪打均勻後倒入杯中，加入蜂蜜調味即可。

**飲用** 每天 1 ～ 2 次，每次 240 毫升。

**功效**

青江菜含有豐富的抗氧化物質，能增強肝臟的排毒機制；蘆筍富含多種維生素，可緩解輻射引起的不適，還能防癌抗癌。

# 蘆筍山藥飲

## 減肥益胃

**材料** 黃豆 25 公克、蘆筍 50 公克、山藥 25 公克、水 250 毫升。

**榨汁** 黃豆洗淨，用清水浸泡 8 小時，洗淨；蘆筍洗淨，切小段；山藥去皮，洗淨，切小塊。然後將食材一同倒入豆漿機中，加水，煮至豆漿機提示豆漿做好後過濾即可。

**飲用** 每天 1 ～ 2 次，每次 240 毫升。

**功效**

蘆筍富含多種營養物質，可增強食慾，促進腸道毒素排出；山藥能健脾補虛、幫助消化、增加食慾。加上黃豆，還有健脾益胃的效果。

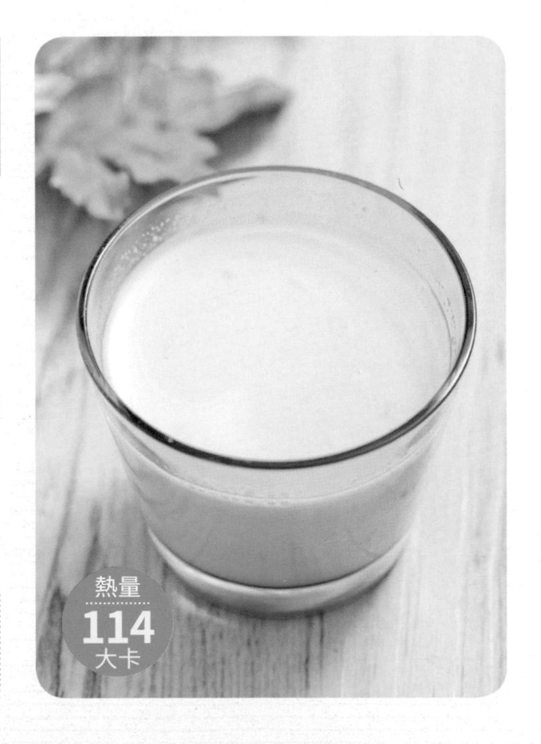

# 雪梨汁

## 保護胃健康

**材料** 雪梨 150 公克、水 100 毫升。

**榨汁** 雪梨洗淨，去籽，切小丁。將雪梨放入榨汁機中，加水攪打成汁後倒入杯中即可。

**飲用** 每天 1 ～ 2 次，每次 240 毫升。

**功效**

雪梨汁含有較豐富的抗癌物質，可以幫助消除或排除體內的致癌物，在一定程度上保護胃腸免受癌症的威脅。

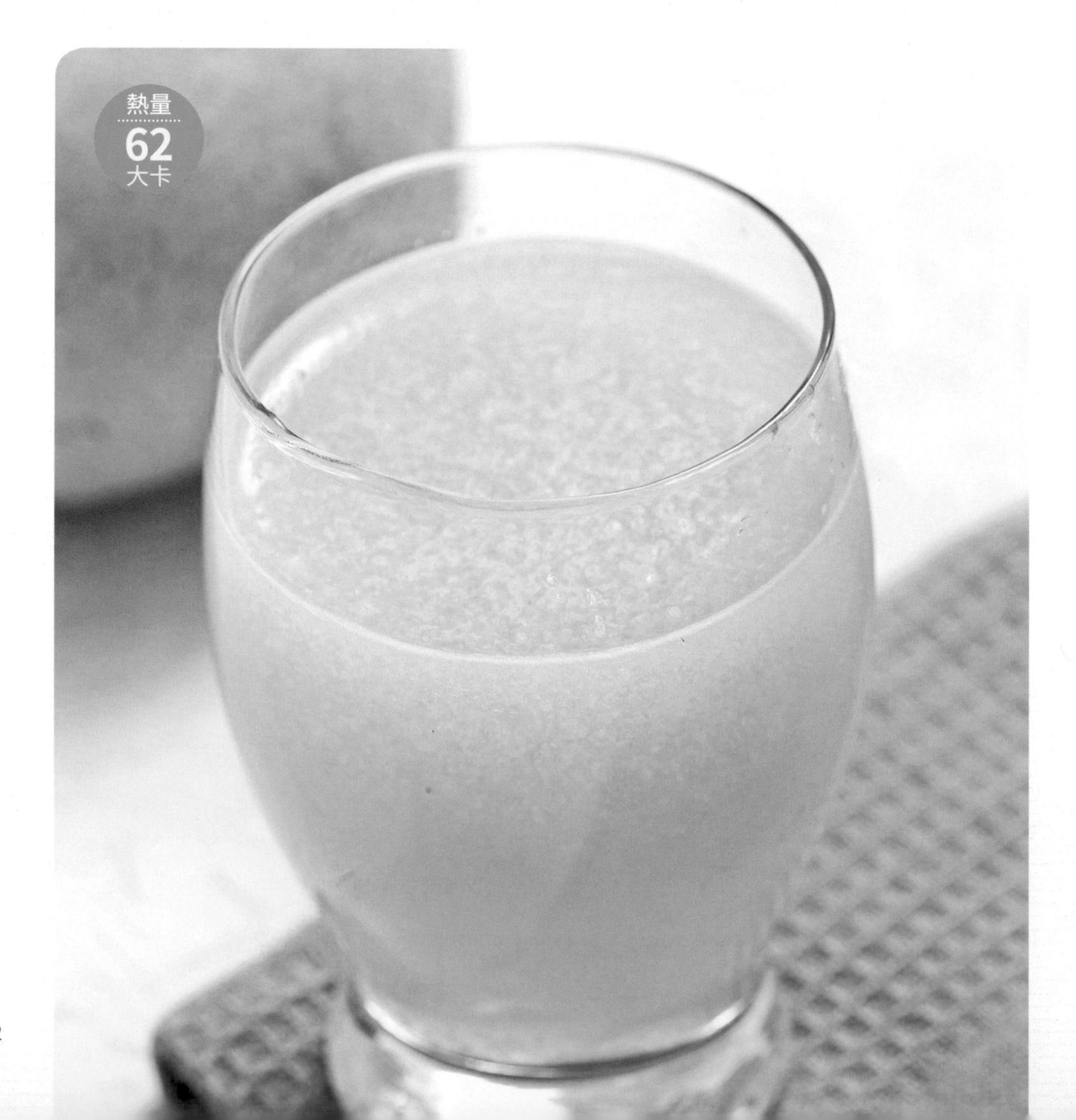

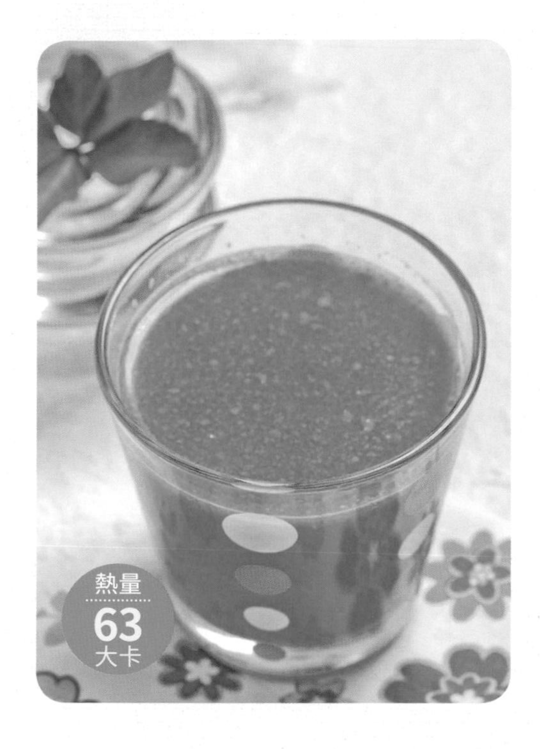


## 胡蘿蔔梨汁

消脂減肥

**材料** 雪梨 100 公克、胡蘿蔔 50 公克、水 100 毫升、蜂蜜 1 小匙。

**榨汁** 胡蘿蔔洗淨，切小段；雪梨洗淨，去皮、去核，切塊。將切好的食材一起倒入榨汁機中，加水攪打成汁，倒入杯中後加入蜂蜜攪勻即可。

**飲用** 每天 1 ～ 2 次，每次 240 毫升。

**功效**

雪梨有排毒潤肺的功效，胡蘿蔔富含胡蘿蔔素，同樣能排毒，兩者搭配還有清熱的功效。

## 萵苣梨汁

緩解神經衰弱

**材料** 雪梨 100 公克、萵苣 100 公克、檸檬 20 公克、蜂蜜 1 小匙、水 80 毫升。

**榨汁** 萵苣洗淨，切小片；雪梨、檸檬洗淨，去皮，去核，切小塊。將食材倒入榨汁機中，加水攪打均勻，倒入杯中，加入蜂蜜攪勻即可。

**飲用** 每天 1 ～ 2 次，每次 240 毫升。

**功效**

萵苣能清熱安神、鎮痛催眠；雪梨涼心降火、養陰清熱，搭配檸檬榨汁，除了能促進毒素排出外，還能緩解神經衰弱引起的失眠。

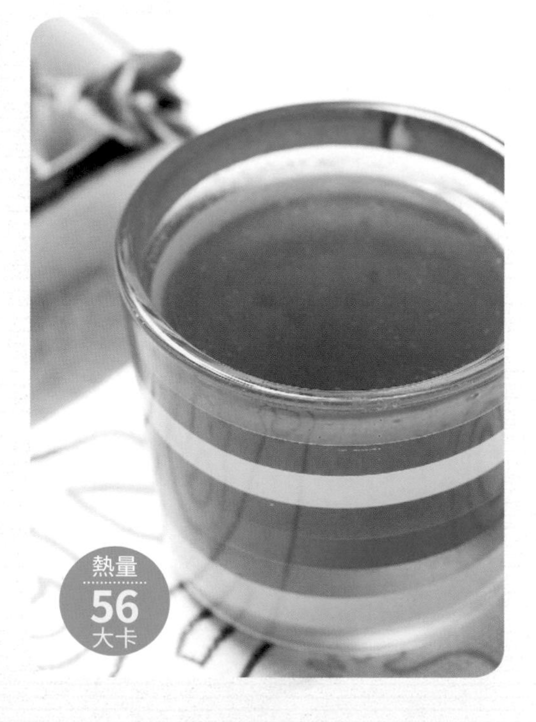

# 玉米汁

## 防止便祕

**材料** 甜玉米1根（約150公克）、冰糖10公克、水100毫升。

**榨汁** 甜玉米去皮，去根、去鬚，洗淨，放入鍋中加適量清水煮熟，放涼後把煮熟的玉米粒取下來，將玉米粒放入榨汁機中，加水攪打。打好後倒出，加入冰糖調勻即可。

**飲用** 每天1～2次，每次240毫升。

**功效**

玉米除了熱量低之外，還含有豐富的膳食纖維，能夠增加排便量，清除宿便，改善便祕。

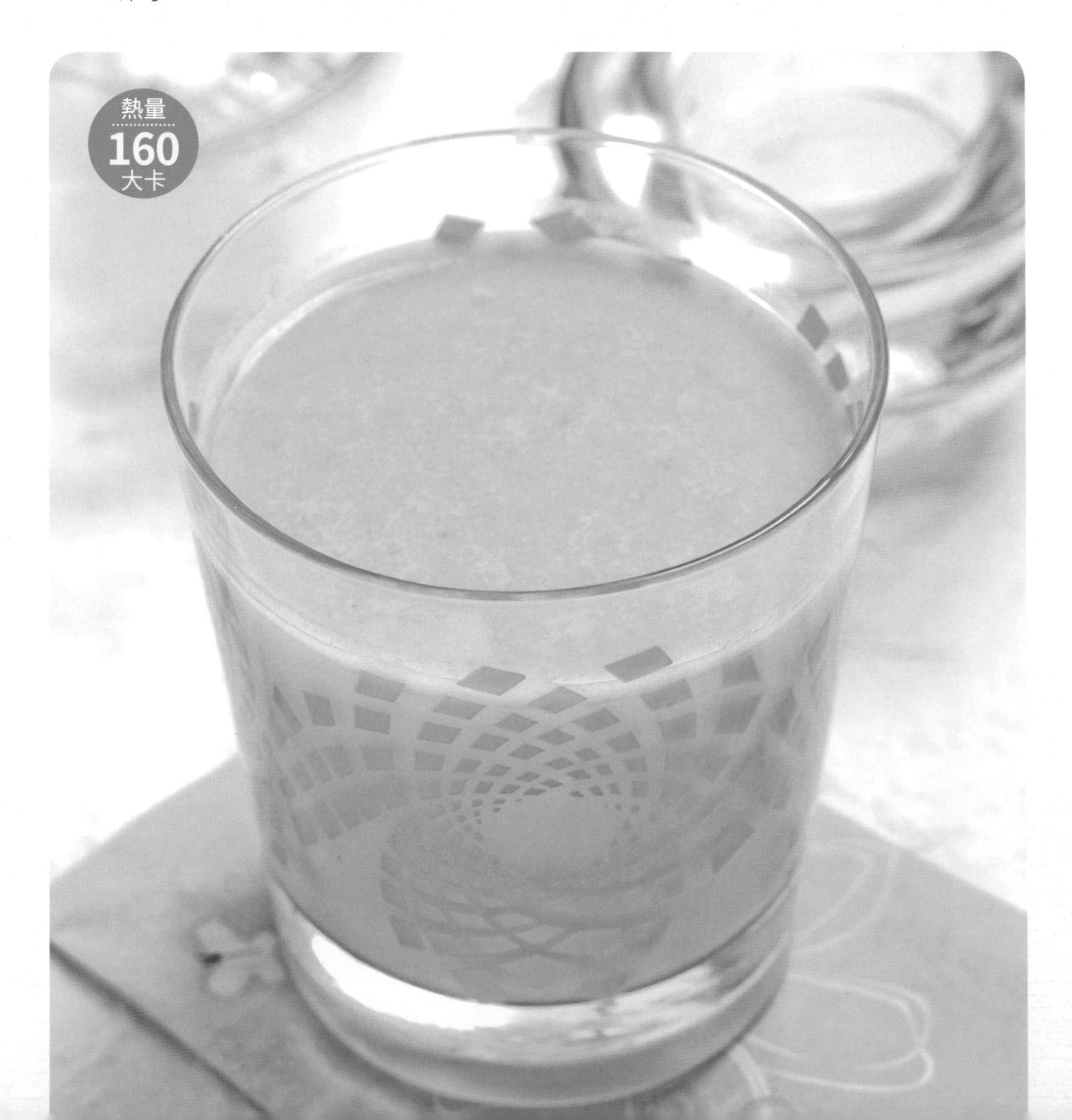

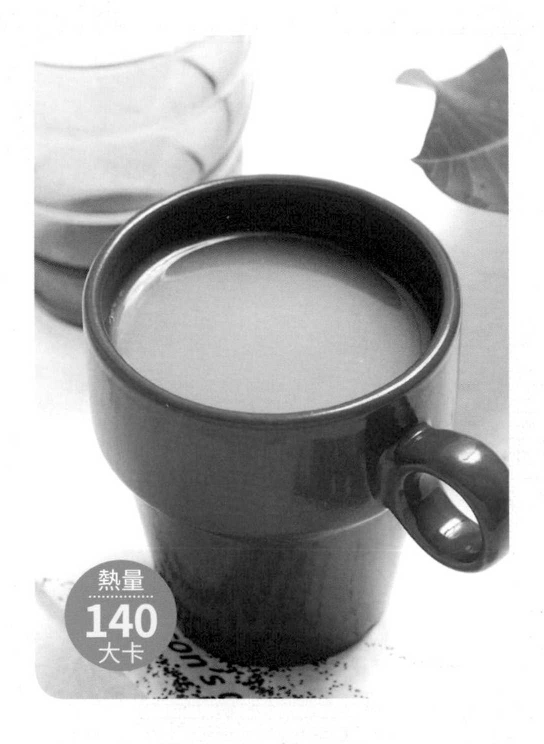


# 玉米葡萄乾汁

## 補益氣血

**材料** 玉米粒 80 公克、葡萄乾 15 公克、水 200 毫升。

**榨汁** 玉米清洗乾淨，用清水浸泡 2 小時；葡萄乾用清水泡軟，切碎。將食材一同倒入榨汁機中，加水攪打均勻即可。

**飲用** 每天 1～2 次，每次 240 毫升。

**功效**

玉米含有豐富的硒、鎂、胡蘿蔔素和纖維素，能保肝護肝、促進膽固醇排泄；葡萄乾富含葡萄糖及多種維生素，有補益氣血、益肝陰的功效。

# 木瓜玉米牛奶

## 幫助脂肪分解

**材料** 玉米粒 60 公克、木瓜 200 公克、牛奶 150 毫升。

**榨汁** 木瓜去皮和籽，切小塊。然後將木瓜、熟玉米粒和牛奶一同放入榨汁機中攪打成汁後倒入杯中即可。

**飲用** 每天 1～2 次，每次 240 毫升。

**功效**

木瓜含木瓜酵素，可分解脂肪，促進其代謝產物的排出，幫助去除贅肉。

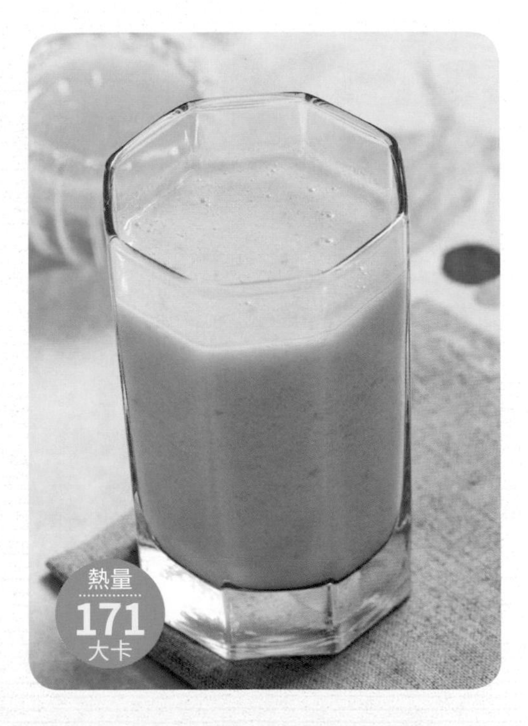

# 番薯牛奶汁

## 防止毒素堆積

**材料** 番薯 100 公克、牛奶 100 毫升。

**榨汁** 番薯洗淨，削去外皮，切小塊，放入鍋中蒸熟，放涼。將蒸熟的番薯與牛奶一同放入榨汁機中攪打成汁後倒入杯中即可。

**飲用** 每天 1 ～ 2 次，每次 240 毫升。

**功效**

番薯含有維生素 A、B、膳食纖維等，能夠刺激腸道蠕動，促進排泄暢通。防止體內毒素堆積。

熱量 171 大卡

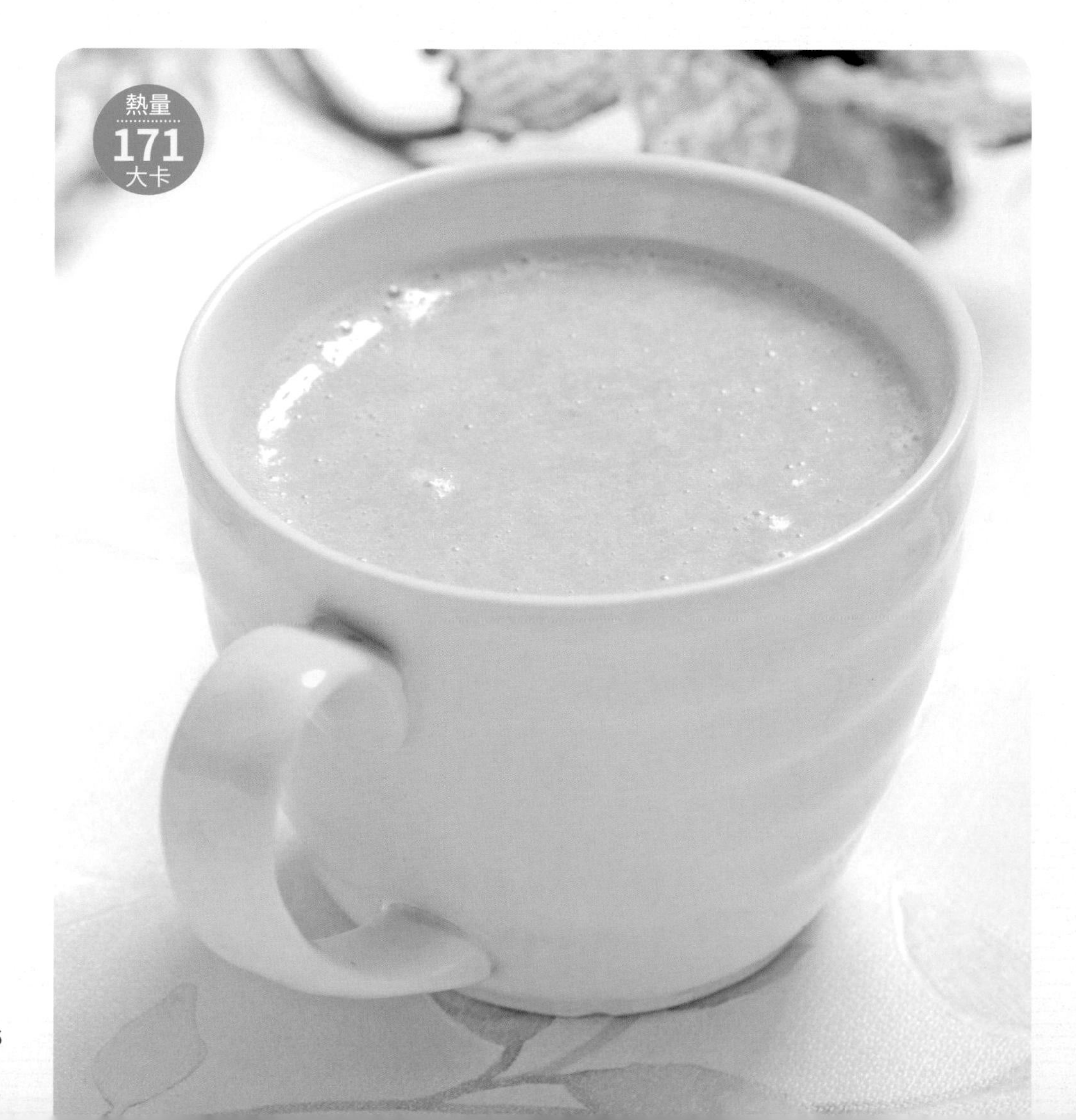

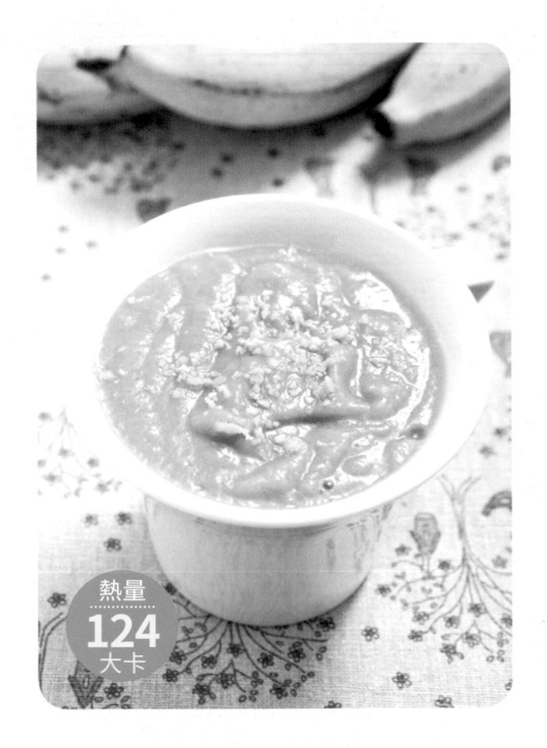


# 香蕉薯杏汁

## 排毒潤腸

**材料** 番薯50公克、香蕉50公克、杏仁5公克、蜂蜜1小匙、水100毫升。

**榨汁** 將番薯洗淨，上鍋蒸熟，切作小塊；香蕉去皮，切為小塊；杏仁研末。將香蕉、番薯倒入榨汁機，加水攪打均勻。在榨好的汁中撒上杏仁末即可。

**飲用** 每天1～2次，每次240毫升。

**功效**

番薯能促進腸道排泄，香蕉同樣有此功效，兩者搭配榨汁飲用，具有排毒、潤腸、補中等多種功效。

# 胡蘿蔔番薯汁

## 有助於排毒

**材料** 番薯200公克、胡蘿蔔100公克、牛奶150毫升、水50毫升。

**榨汁** 番薯洗淨，去皮，切小塊，放入鍋中蒸熟，放涼；胡蘿蔔洗淨，切丁。然後將番薯、胡蘿蔔和牛奶放入果汁機中，加水攪打成汁即可。

**飲用** 每天1～2次，每次240毫升。

**功效**

胡蘿蔔能清熱解毒，潤腸通便，搭配番薯打成汁，既好喝又解渴，也有利排毒。

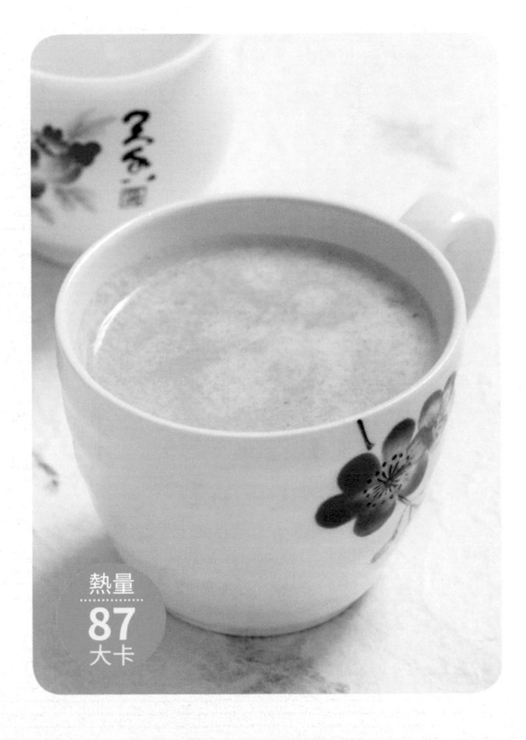

## ✓搭配豆漿、奶類更營養

豆漿中含有豐富的蛋白質、礦物質，優酪乳也含有豐富的蛋白和乳酸菌等，搭配蔬果一起，有助於礦物質的吸收。在斷食日，將豆漿或優酪乳和蔬果搭配榨汁，不僅美味，也能幫助補充豐富的營養成分。

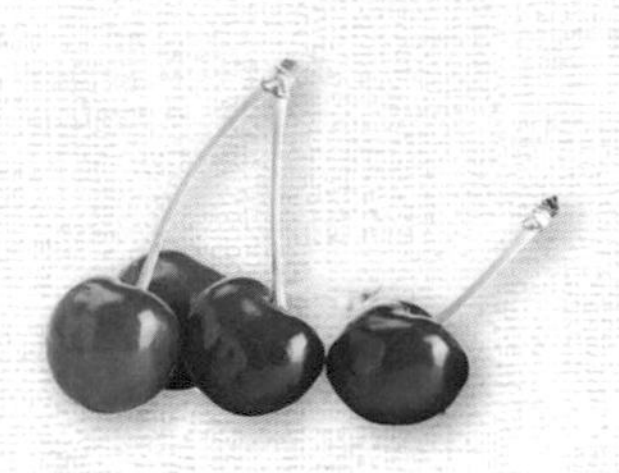

**櫻桃**

熱量：46 大卡／ 100 公克
維生素 A：35 微克／ 100 公克
維生素 C：10 毫克／ 100 公克

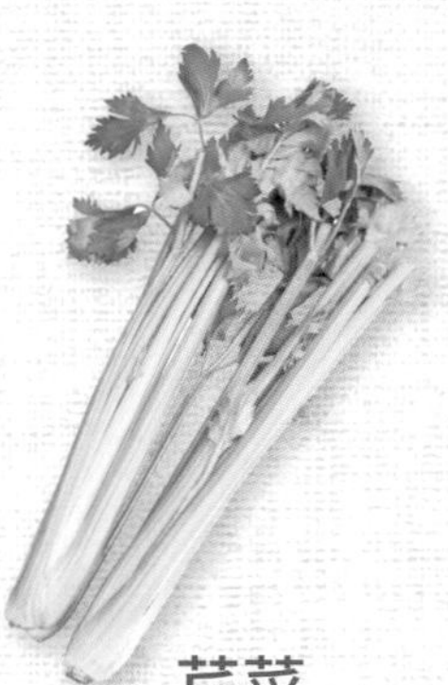

**芹菜**

熱量：14 大卡／ 100 公克
膳食纖維：1.4 公克／ 100 公克

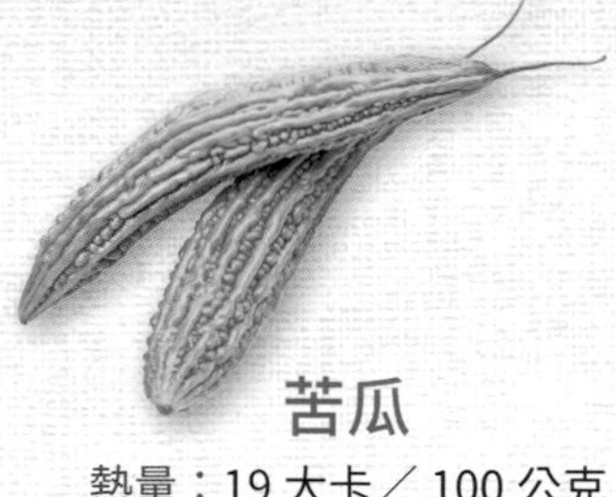

**苦瓜**

熱量：19 大卡／ 100 公克
維生素 A：17 微克／ 100 公克
維生素 C：56 毫克／ 100 公克

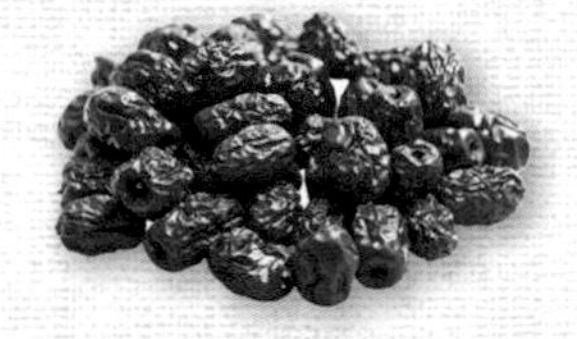

**紅棗**

熱量：264 大卡／ 100 公克
膳食纖維：6.2 公克／ 100 公克

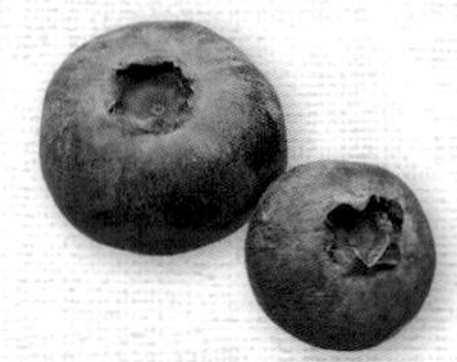

**藍莓**

熱量：57 大卡／ 100 公克
膳食纖維：2.4 公克／ 100 公克

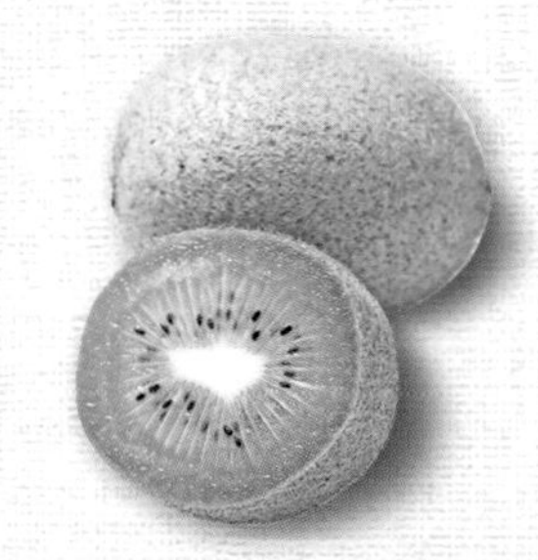

**奇異果**

熱量：56 大卡／ 100 公克
維生素 A：22 微克／ 100 公克
維生素 C：62 毫克／ 100 公克

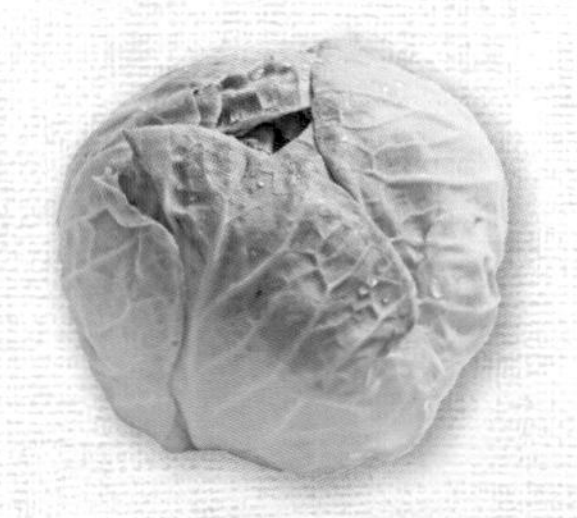

**高麗菜**

熱量：22 大卡／ 100 公克
維生素 A：12 微克／ 100 公克
維生素 C：40 毫克／ 100 公克

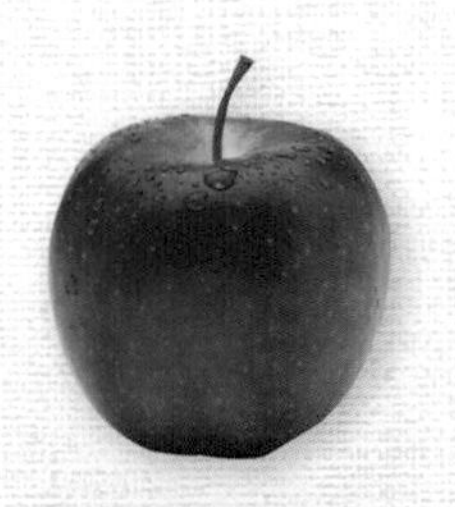

**蘋果**

熱量：52 大卡／ 100 公克
膳食纖維：1.2 公克／ 100 公克

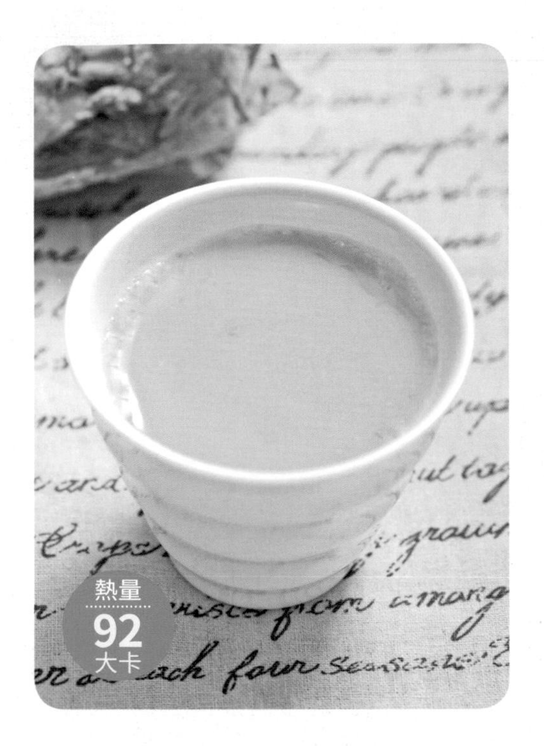


# 紅棗豆漿

## 補血行氣

**材料** 紅棗 6 顆、豆漿 240 毫升。

**榨汁** 紅棗洗淨，去核，切碎。將紅棗和豆漿一同倒入榨汁機中，榨成汁，過濾後依個人口味加適量冰糖調味即可。

**飲用** 每次 1 杯，每天 1～2 次。

**功效**

紅棗是美味果實，同時也是滋補良藥，能強筋壯骨、補血行氣、潤顏。

# 苦瓜豆漿

## 滋肝明目

**材料** 苦瓜 50 公克、豆漿 240 毫升、蜂蜜 1 小匙。

**榨汁** 苦瓜洗淨，去蒂除瓤，切小塊。將苦瓜塊和豆漿一起倒入榨汁機中，打好汁過濾後，加蜂蜜調味即可。

**飲用** 每天 1～2 次，每次 240 毫升。

**功效**

減輕人體胰腺的負擔，有利於胰島細胞功能的恢復，還有清熱消火、滋肝明目的效果。

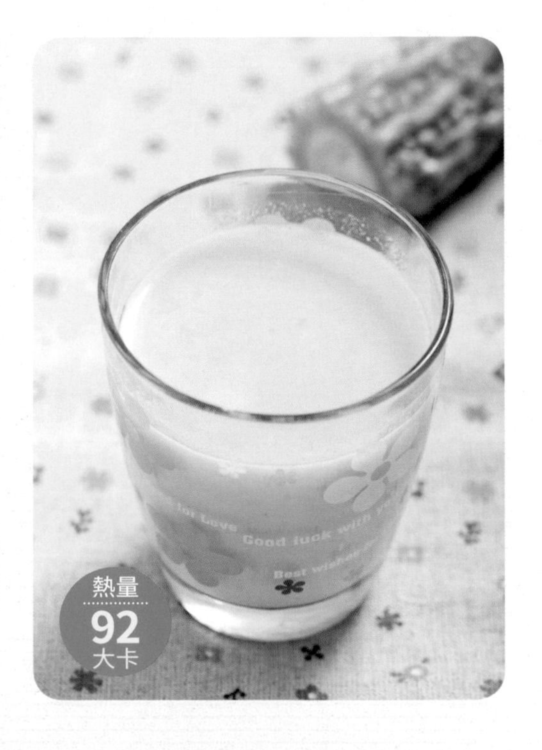

# 蘋果優酪乳

## 促進消化

**材料** 蘋果 300 公克、優酪乳 300 毫升、蜂蜜 1 小匙。

**榨汁** 蘋果洗淨，去皮、去核，切小塊。將蘋果、優酪乳放入果汁機中，打好後調入蜂蜜即可。

**飲用** 每天 1～2 次，每次 240 毫升。

**功效**

富含維生素、膳食纖維等，可促進消化、提高免疫力，緩解更年期的不適症狀。

熱量 103 大卡

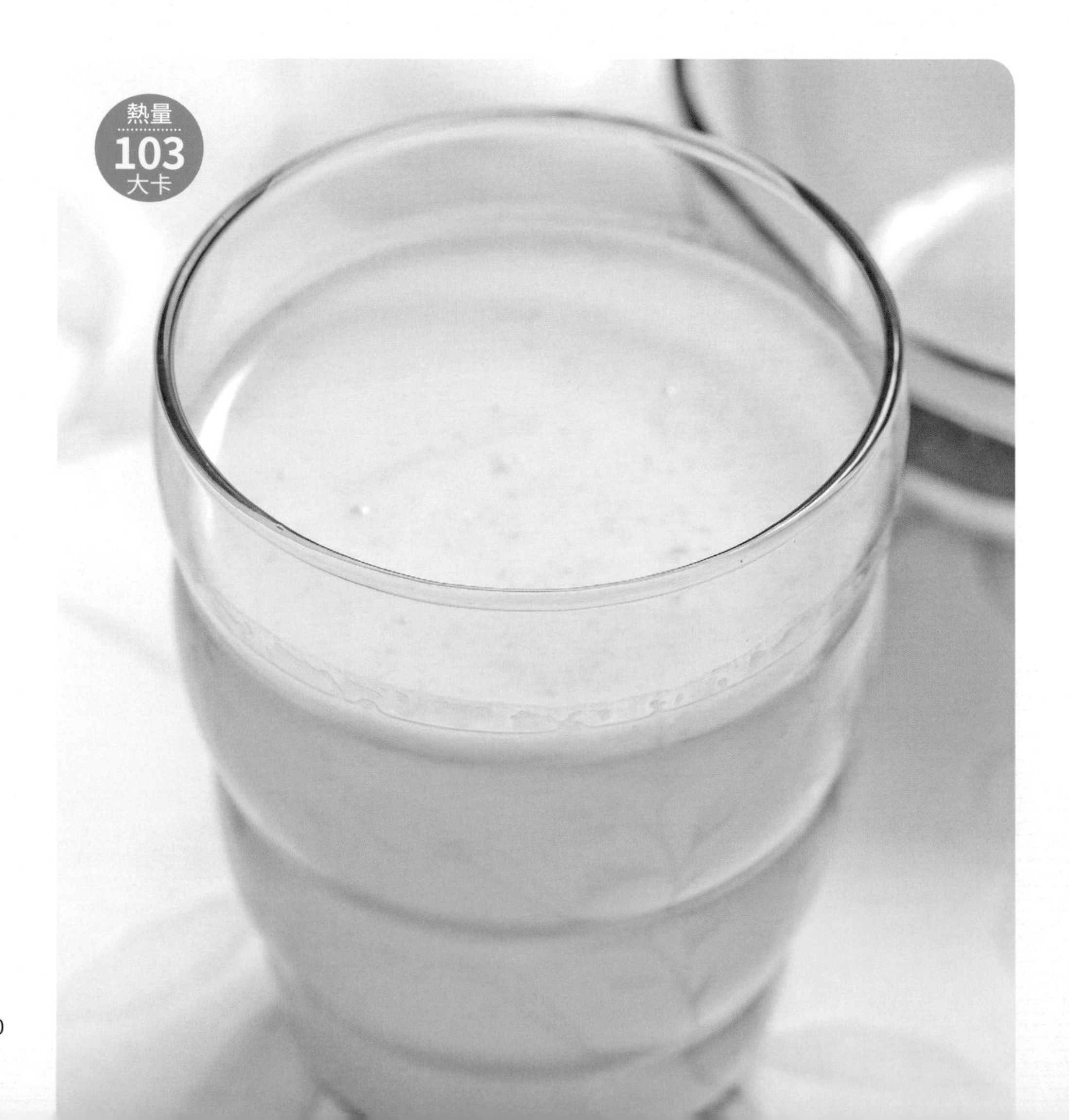

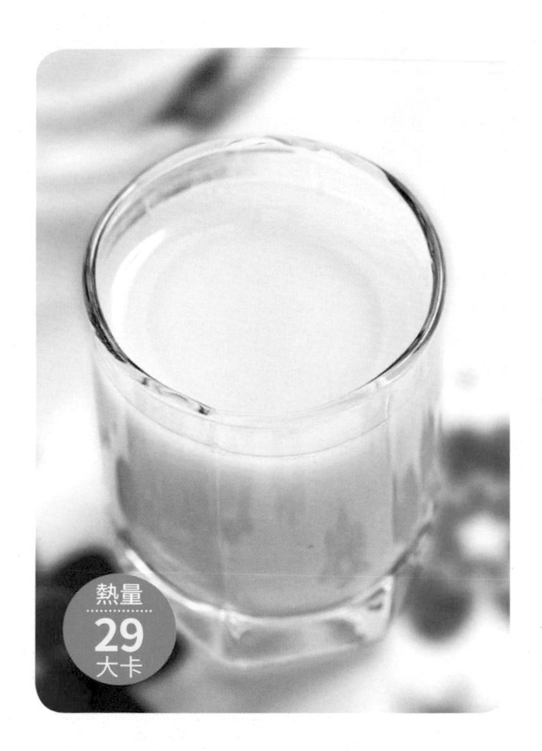


## 蘋果香蕉豆漿

### 軟化血管

**材料** 蘋果半顆、香蕉 1 根、豆漿 240 毫升。

**榨汁** 蘋果洗淨，去皮，除核，切小塊；香蕉去皮，切小塊。將上述食材與豆漿一同倒入榨汁機中，打成汁，過濾即可。

**飲用** 每天 1 ～ 2 次，每次 240 毫升。

**功效**

蘋果和香蕉都含有豐富的鉀，可與人體內過剩的鈉結合並使其排出體外，有軟化血管、促進排便等作用。

## 白菜蘋果豆漿

### 護膚養顏

**材料** 黃豆 30 公克、白菜 50 公克、蘋果 50 公克、水 100 毫升。

**榨汁** 黃豆用清水浸泡 8 ～ 12 小時，洗淨；白菜清洗乾淨，切碎；蘋果洗淨，去皮除核，切丁。將黃豆、蘋果、白菜一同倒入全自動豆漿機中，加水至上、下水位線之間，按下「豆漿」鍵，煮至豆漿機提示豆漿做好，過濾即可。

**飲用** 每天 1 ～ 2 次，每次 240 毫升。

**功效**

蘋果含有果膠和維生素 C，可以使皮膚細膩、潤澤，還有助延緩老年斑的出現。白菜同樣含有豐富的維生素 C，也是護膚養顏的高手。

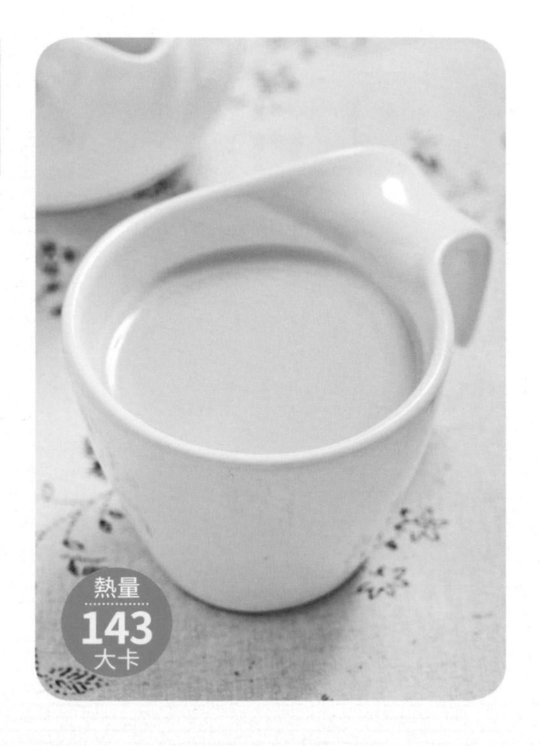

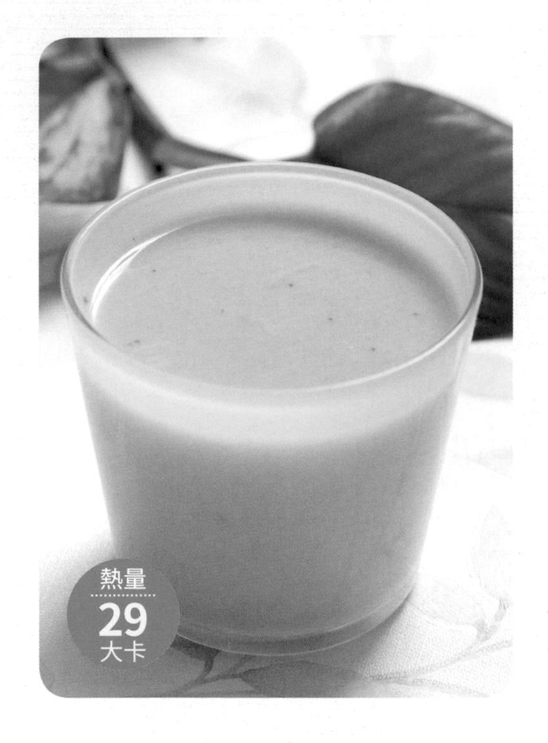


# 草莓橘子優酪乳

## 抑制黑色素形成

**材料** 草莓 50 公克、橘子 100 公克、優酪乳 300 毫升。

**榨汁** 草莓去蒂、洗淨、切丁；橘子去皮、切小塊。將草莓、橘子和優酪乳一同放入果汁機中打勻即可。

**飲用** 每天 1 ～ 2 次，每次 240 毫升。

**功效**

橘子富含維生素 C、檸檬酸，能夠潤澤肌膚、防皺、抗氧化；草莓含有豐富的維生素 C，令皮膚平滑、白皙；搭配優酪乳食用，可以抑制黑色素的形成。

# 鳳梨柳丁優酪乳

## 促進鈣質吸收

**材料** 鳳梨 150 公克、柳丁 100 公克、脫脂優酪乳 100 毫升。

**榨汁** 鳳梨去皮，切成小塊，泡放在淡鹽水中約 15 分鐘，撈出沖洗一下；柳丁去皮，切塊。將食材放入榨汁機中榨汁，榨好以後倒出汁液，調入優酪乳拌勻即可。

**飲用** 每天 1 ～ 2 次，每次 240 毫升。

**功效**

鳳梨和柳丁富含維生素 C 及礦物質，可以促進人體對鈣質的吸收，預防骨質疏鬆。

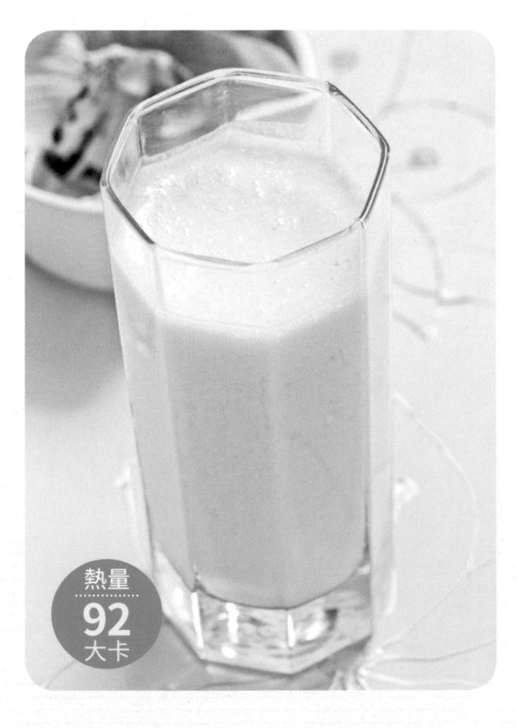

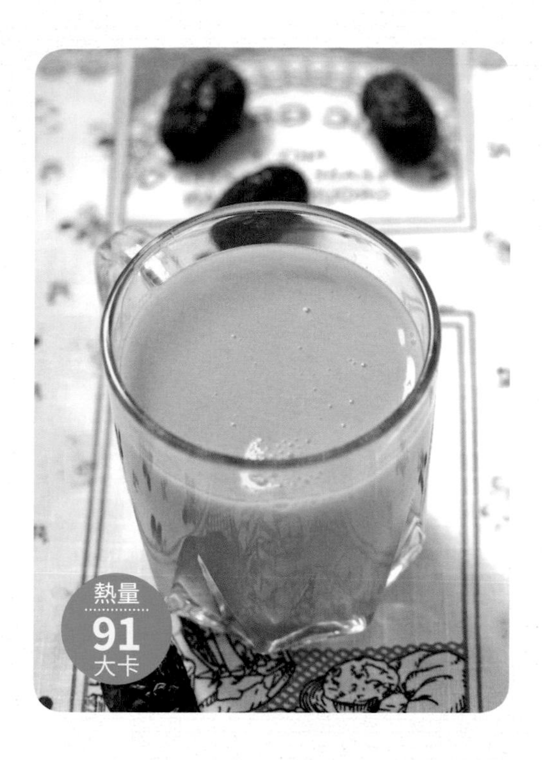


## 芹棗豆漿

### 保護心血管健康

**材料** 芹菜 50 公克、紅棗 5 顆、豆漿 240 毫升、蜂蜜 1 小匙。

**榨汁** 芹菜清洗乾淨，切小段；紅棗洗淨，去核，切碎。將上述食材和豆漿倒入榨汁機中，打成汁後過濾，最後加蜂蜜攪拌均勻即可。

**飲用** 每天 1 ～ 2 次，每次 240 毫升。

**功效**

提供豐富的膳食纖維、維生素 P、芹菜素等成分，能夠減少人體對脂肪的吸收，保護心血管健康。

## 芹菜豆漿

### 潤燥養顏

**材料** 芹菜 50 公克、豆漿 240 毫升、冰糖 10 公克。

**榨汁** 芹菜清洗乾淨，切小段。將芹菜段和豆漿倒入榨汁機中，打成汁，過濾後加冰糖攪拌至化開即可。

**飲用** 每天 1 ～ 2 次，每次 240 毫升。

**功效**

健脾養胃、補虛潤燥、潤膚美容的豆漿，搭配疏肝清熱的芹菜，具有很好的潤燥養顏功效。

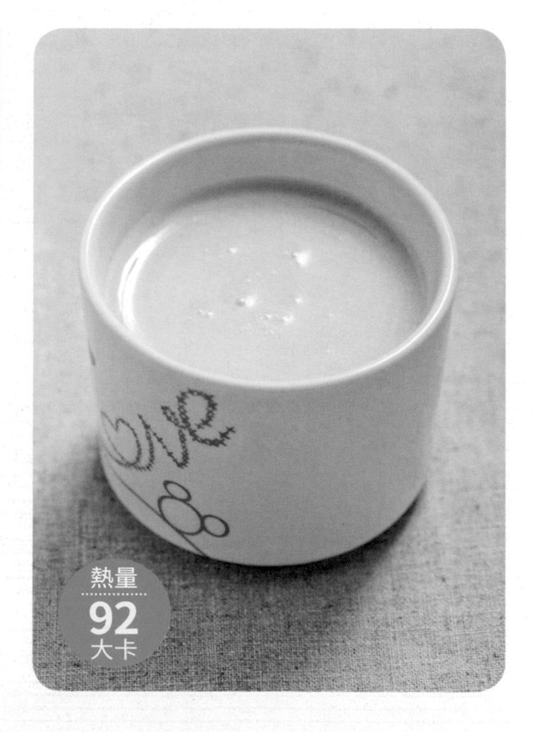

# 櫻桃優酪乳

## 增強抵抗力

**材料**　櫻桃 200 公克、優酪乳 300 毫升、蜂蜜 1 小匙。

**榨汁**　櫻桃洗淨，去梗，切成兩半並去籽。將櫻桃、優酪乳一起放入果汁機中攪打均勻，果汁倒出後加入蜂蜜調勻即可。

**飲用**　每天 1 ～ 2 次，每次 240 毫升。

**功效**

櫻桃含有多種營養，其中維生素 C 和鐵的含量較突出，多吃可預防感冒、貧血。青少年常飲用這道果汁，還能增強身體抵抗力。

熱量 60 大卡

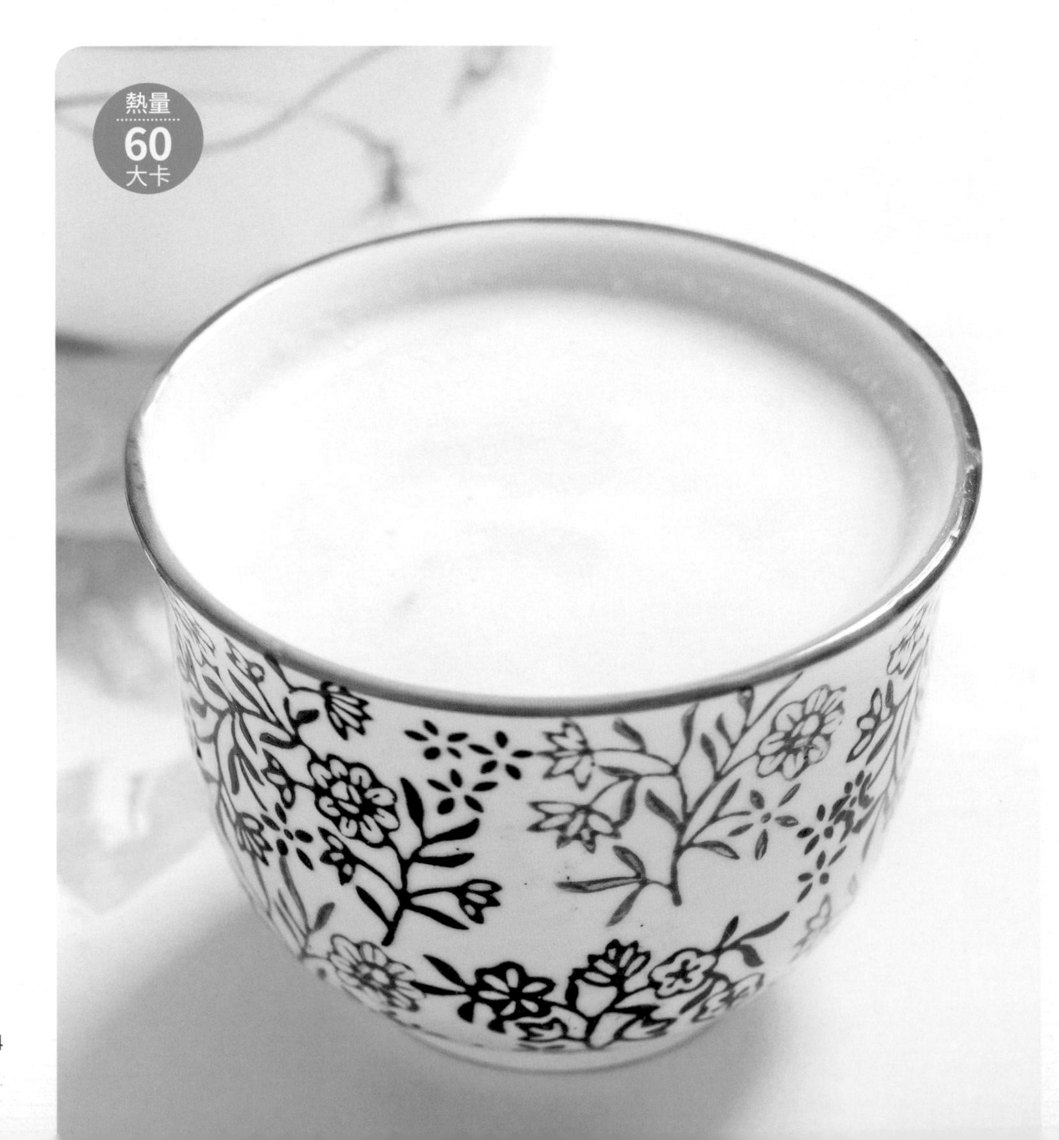

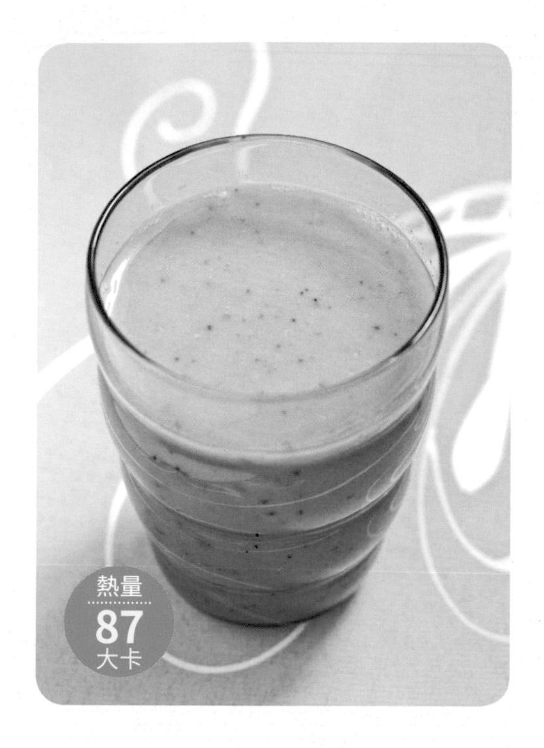


## 藍莓葡萄豆漿

### 增強記憶力

**材料** 藍莓和葡萄各 50 公克、豆漿 240 毫升。
**榨汁** 藍莓洗淨；葡萄洗淨，去蒂；將藍莓、葡萄和豆漿放進榨汁機，打成汁即可。
**飲用** 每天 1 ～ 2 次，每次 240 毫升。

**功效**

藍莓所含有的抗氧化成分可延緩腦神經衰老、增強記憶力、預防失智症，搭配美容養顏的葡萄一起榨汁，很適合愛美女性飲用。

## 藍莓牛奶飲

### 清除自由基

**材料** 藍莓 30 公克、牛奶 100 毫升、豆漿 240 毫升。
**榨汁** 藍莓洗淨，與牛奶一同倒入榨汁機中打成藍莓牛奶汁，同豆漿一起攪拌均勻即可。
**飲用** 每天 1 ～ 2 次，每次 240 毫升。

**功效**

牛奶富含蛋白質、鐵、鈣等營養素，能補充體力，防止骨質疏鬆；藍莓富含的黃酮類化合物，能夠抗氧化，清除自由基。

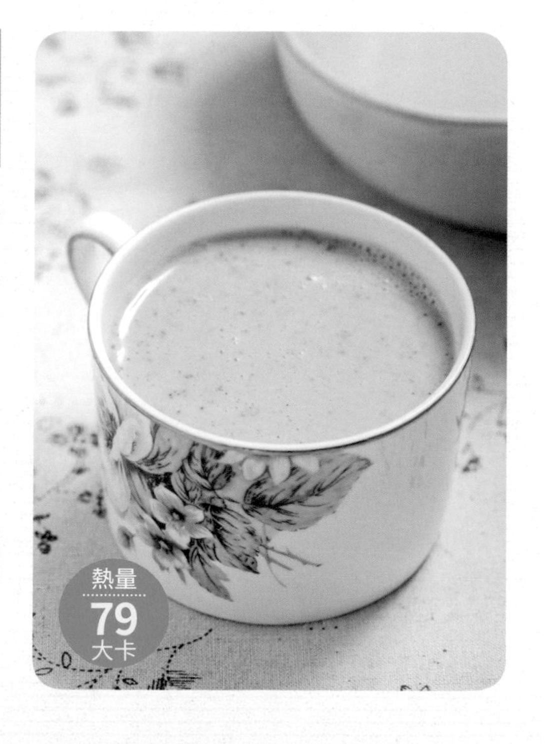

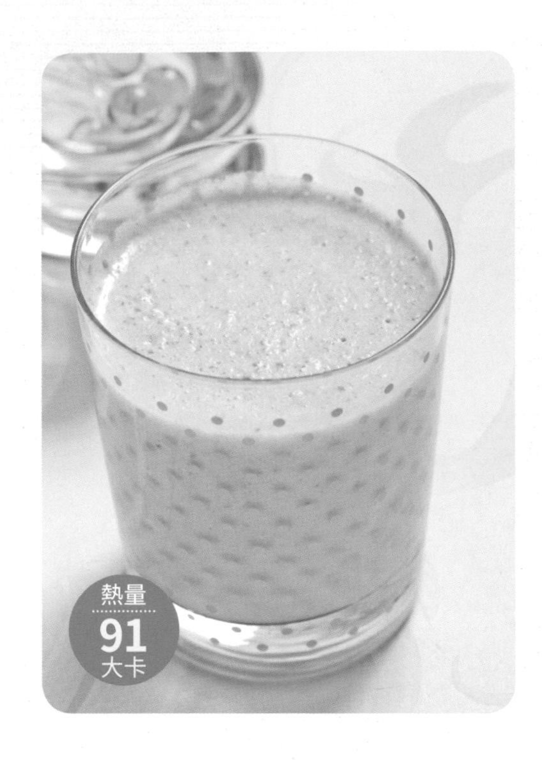


# 高鈣蔬果飲

## 強健骨骼

**材料** 白菜100公克、香蕉100公克、蜂蜜1匙、牛奶200毫升。

**榨汁** 香蕉剝皮，切成小塊；白菜洗淨，切成小片。將香蕉、白菜和牛奶倒入果汁機裡打勻，打好後調入蜂蜜調味即可。

**飲用** 每天1～2次，每次240毫升。

**功效**

香蕉含有鈣、鎂，白菜同樣含有較豐富的鈣、磷，能夠促進骨骼的發育；搭配牛奶，還能增強骨骼和牙齒，緩解骨骼萎縮病，有助於補鈣，強健骨骼。

# 鳳梨柳丁豆漿飲

## 健胃消食

**材料** 鳳梨（去皮）100公克、豆漿300毫升、柳丁100公克。

**榨汁** 柳丁去皮，切小塊；鳳梨切小塊，放淡鹽水中浸泡約15分鐘，撈出沖洗一下。將上述材料和豆漿加入果汁機中攪打均勻即可。

**飲用** 每天1～2次，每次240毫升。

**功效**

含有β-胡蘿蔔素和多種礦物質，能夠調節免疫系統，增強免疫力，健胃消食，促進肌肉生長等。

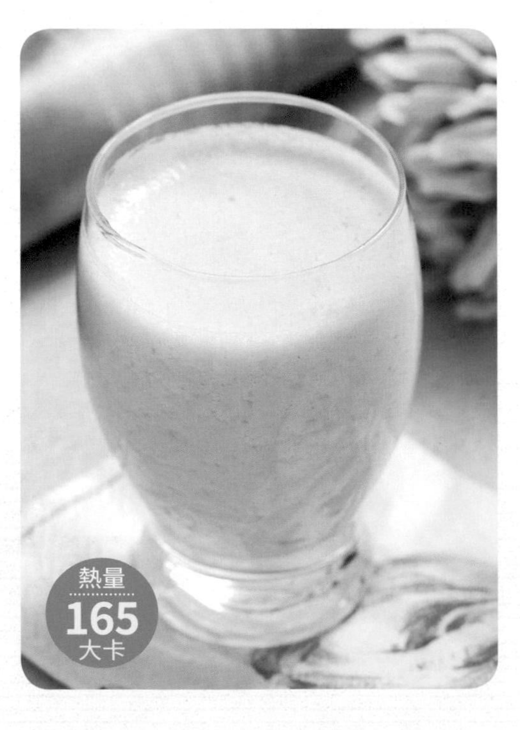

# ✓加些柑橘類，減肥更有效

柑橘類水果（尤其是蜜柑）含有濃度較高的川陳皮素（也叫蜜橘黃素），它能夠防止肥胖以及動脈硬化，改善局部循環和營養供給。另外，柑橘類水果是維生素 C 的豐富來源，很值得推薦給愛美者使用。

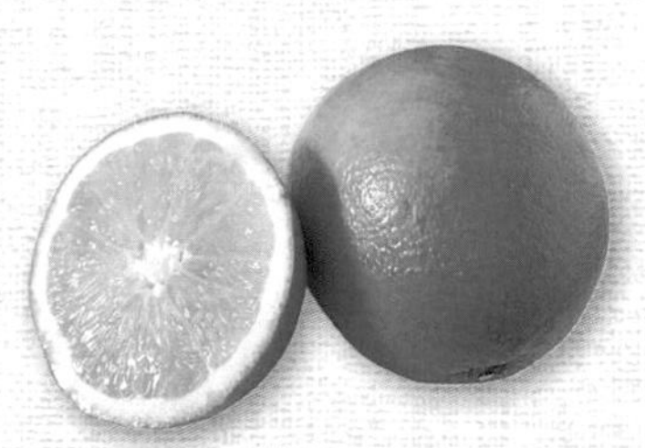

**柳丁**

熱量：47 大卡／ 100 公克
維生素 C：33 毫克／ 100 公克

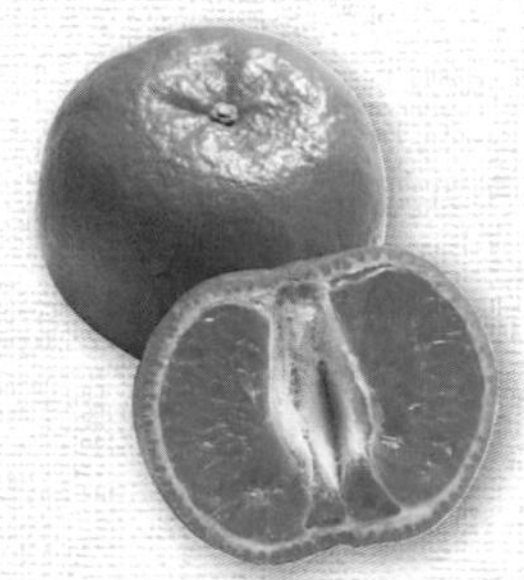

**橘子**

熱量：43 大卡／ 100 公克
維生素 C：35 毫克／ 100 公克
維生素 E：1.22 毫克／ 100 公克

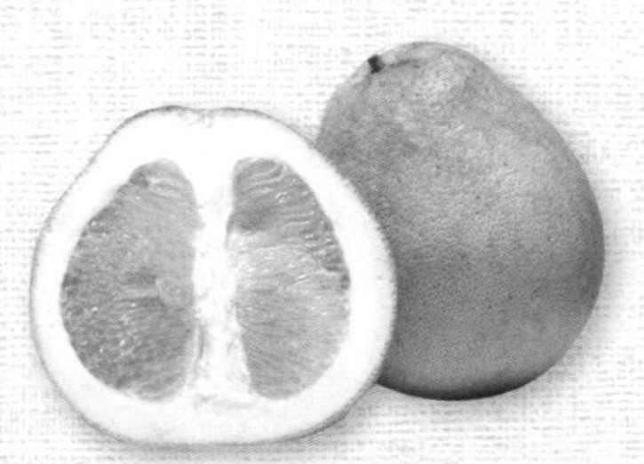

**柚子**

熱量：41 大卡／ 100 公克
維生素 C：23 毫克／ 100 公克

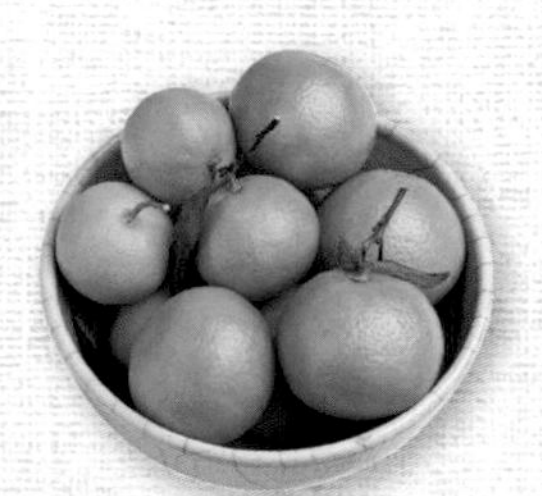

**金桔**

熱量：55 大卡／ 100 公克
維生素 C：35 毫克／ 100 公克

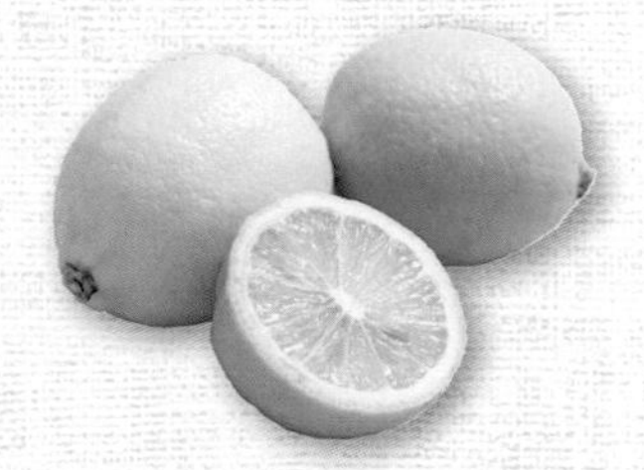

**檸檬**

熱量：35 大卡／ 100 公克
維生素 C：22 毫克／ 100 公克

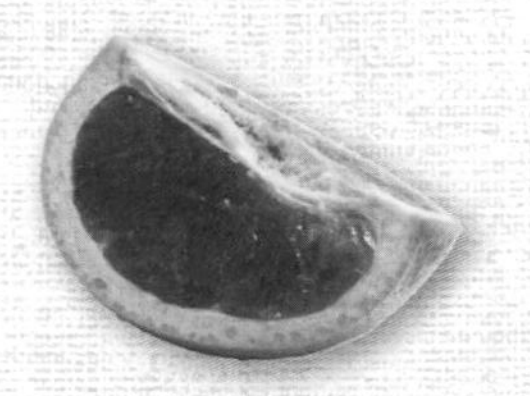

**葡萄柚**

熱量：33 大卡／ 100 公克
維生素 C：38 毫克／ 100 公克

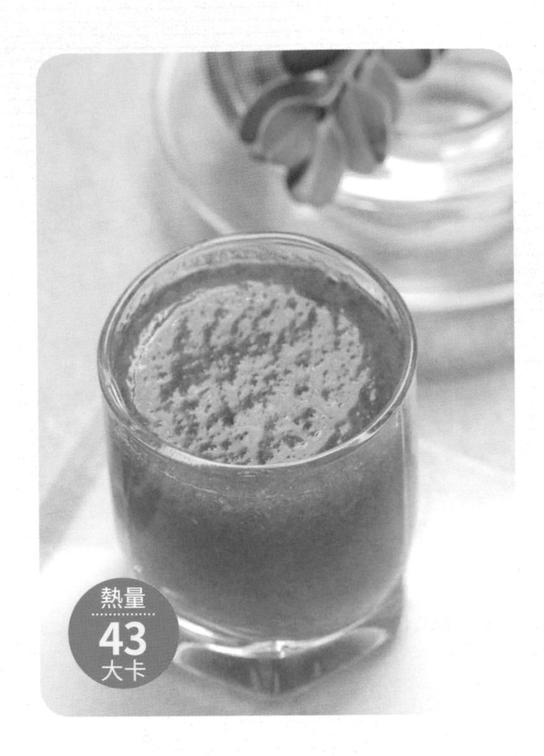


## 番茄柳丁汁

### 防止紫外線傷害

**材料** 番茄 100 公克、柳丁 50 公克、蜂蜜 1 小匙、水 100 毫升。

**榨汁** 番茄洗淨，去皮，切塊；柳丁去皮、去籽，切塊。將備好的食材一起倒入榨汁機中，加入水攪打，攪打以後倒出，調入蜂蜜即可。

**飲用** 每天 1 ～ 2 次，每次 240 毫升。

**功效**

番茄含有茄紅素、維生素等，可以保護皮膚免受紫外線的傷害；柳丁中含有胡蘿蔔素等，具有抗氧化的作用。兩者搭配的這款蔬果汁，很適合減肥的人飲用。

## 奇異果橘子汁

### 排毒美膚

**材料** 奇異果 150 公克、橘子 100 公克、蜂蜜 1 小匙、水 200 毫升。

**榨汁** 奇異果去皮，切小塊；橘子去皮、去籽，切小塊。將所有食材一同放入榨汁機，加入水攪打成汁後倒入杯中，加蜂蜜調勻即可。

**飲用** 每天 1 ～ 2 次，每次 240 毫升。

**功效**

這款蔬果汁含有的蔬果種類比較多，營養更全面，具有排毒養顏、美白肌膚的作用。

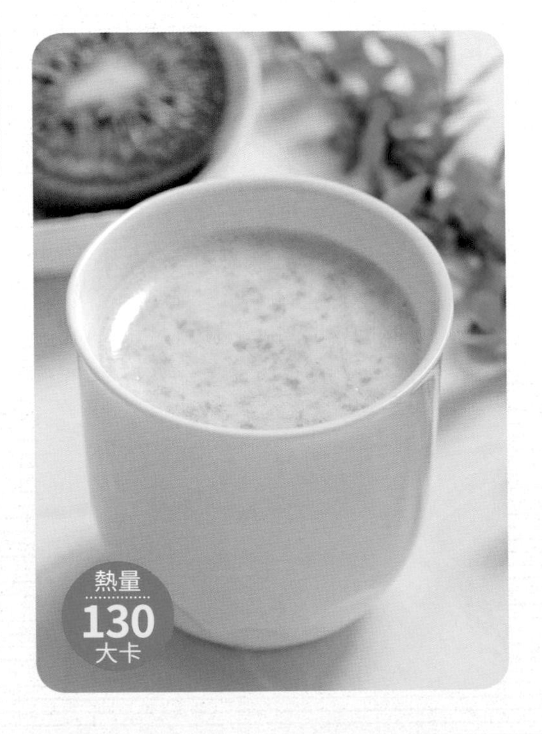

# 維生素 C 柳丁汁

## 促進血液循環、抗衰老

**材料** 柳丁 200 公克、檸檬汁 30 毫升、冰塊適量、水 100 毫升。

**榨汁** 柳丁去皮，切塊。將柳丁、冰塊一同放入榨汁機中，加水攪打成汁後倒入杯中，加檸檬汁攪拌均勻即可。

**飲用** 每天 1～2 次，每次 240 毫升。

**功效**

柳丁含有大量維生素 C，能提高身體免疫力，改善人體亞健康狀況，還能軟化和保護血管、促進血液循環。

熱量 94 大卡

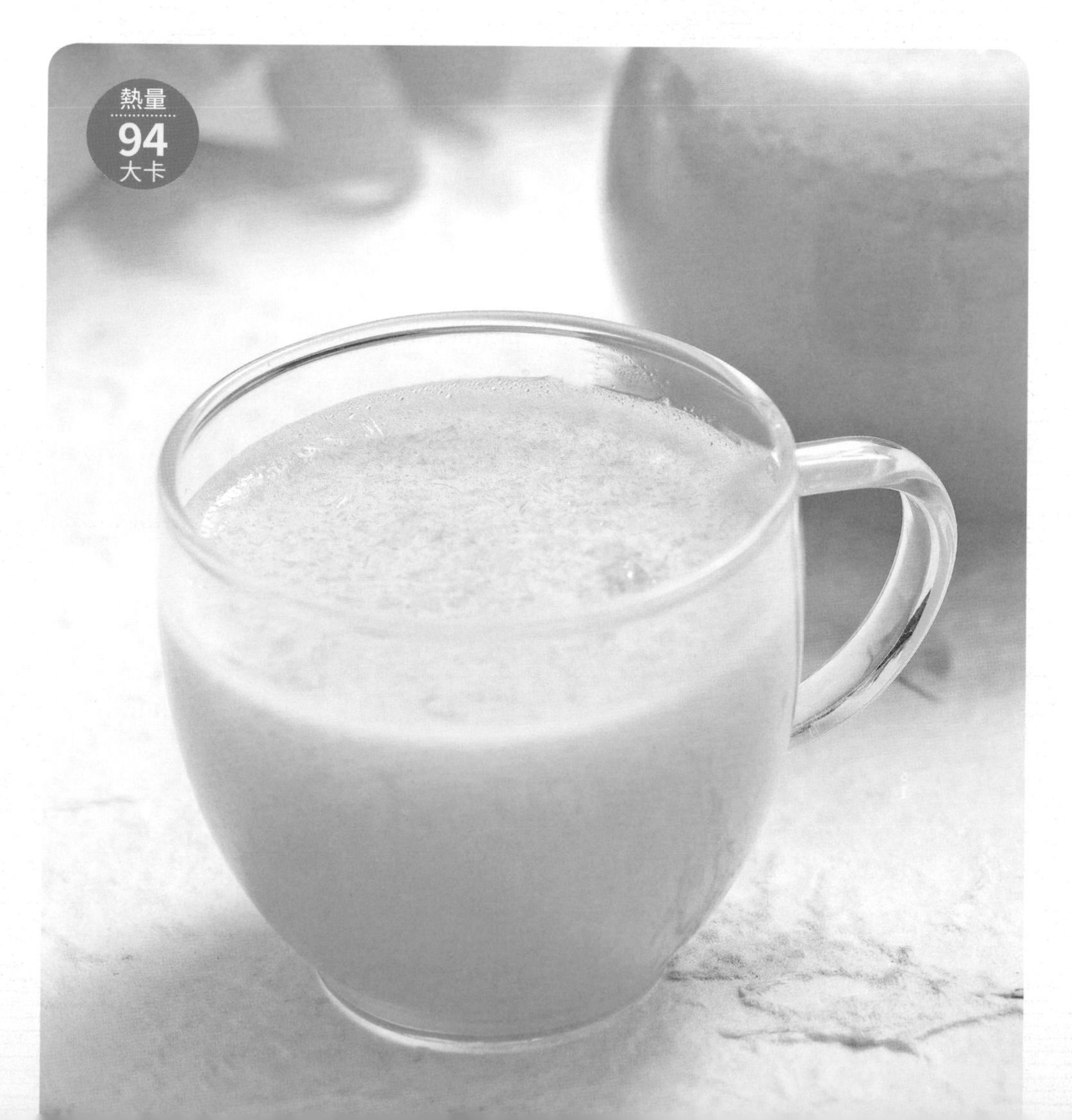

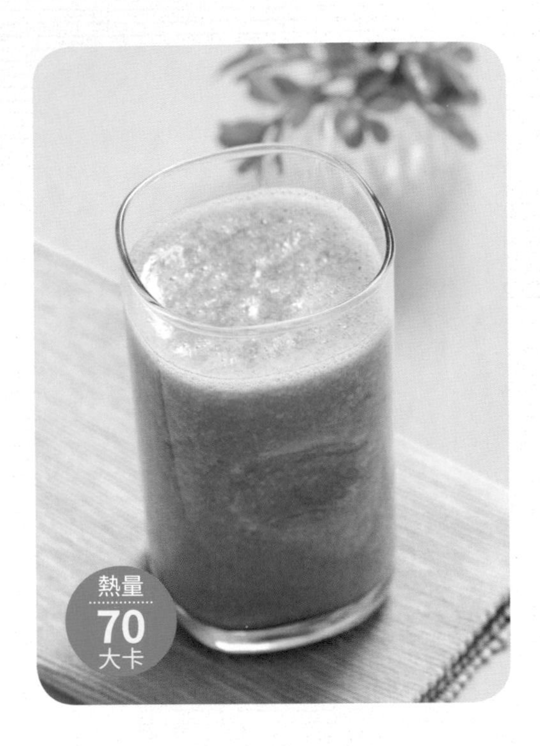


# 草莓柚柳汁

## 穩定血壓

**材料** 草莓 100 公克、葡萄柚 50 公克、柳丁 50 公克、蜂蜜 1 小匙、水 100 毫升。

**榨汁** 草莓去蒂洗淨，切成小丁；葡萄柚、柳丁去皮，切丁。將備好的食材放入榨汁機中，加水攪打，打好後加入蜂蜜調勻即可。

**飲用** 每天 1 ～ 2 次，每次 240 毫升。

**功效**

草莓與葡萄柚富含鉀和維生素 C，除了能改善人體健康狀況外，還能將體內多餘的鈉排出，幫助穩定血壓，保護血管健康。

# 柳丁葡萄檸檬汁

## 增強抗病能力

**材料** 柳丁 100 公克、葡萄 100 公克、檸檬 30 公克、水 100 毫升。

**榨汁** 柳丁去皮，切小塊；葡萄洗淨，切對半，去籽；檸檬去皮、去籽，切小塊。將材料放入榨汁機中，加水攪打成汁即可。

**飲用** 每天 1 ～ 2 次，每次 240 毫升。

**功效**

柳丁和檸檬均富含維生素 C，加上有抗氧化功效的葡萄，可以增強身體的抗病毒能力，提高人體的免疫力。

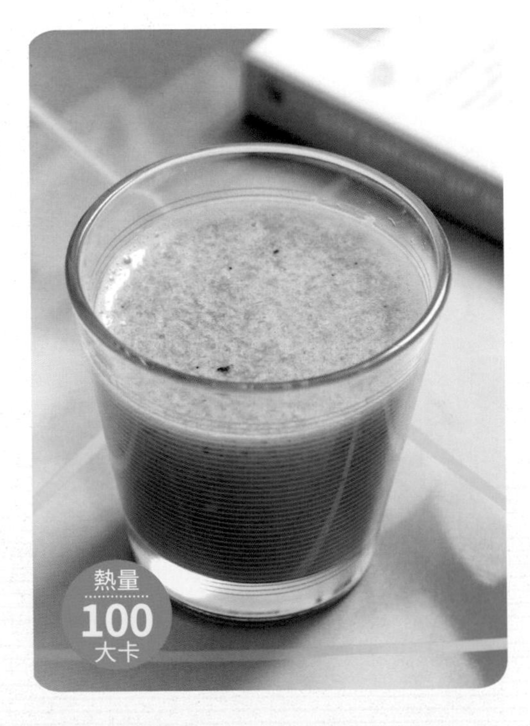

# 番茄橘子汁

## 減少黑色素沉澱

**材料** 番茄 200 公克、橘子 100 公克、水 100 毫升。

**榨汁** 橘子、番茄洗淨，去皮，分瓣，切塊。將橘子、番茄和水分別放入榨汁機中榨汁，然後將榨好的橘子汁和番茄汁倒入杯中，混合均勻即可。

**飲用** 每天 1 ～ 2 次，每次 240 毫升。

**功效**

番茄中的茄紅素具有抗氧化的作用，可以幫助維持皮膚的白嫩；橘子中富含的維生素 C 可以減少黑色素的沉澱，具有美白功效。兩者搭配的這款蔬果汁，適合減肥的人飲用。

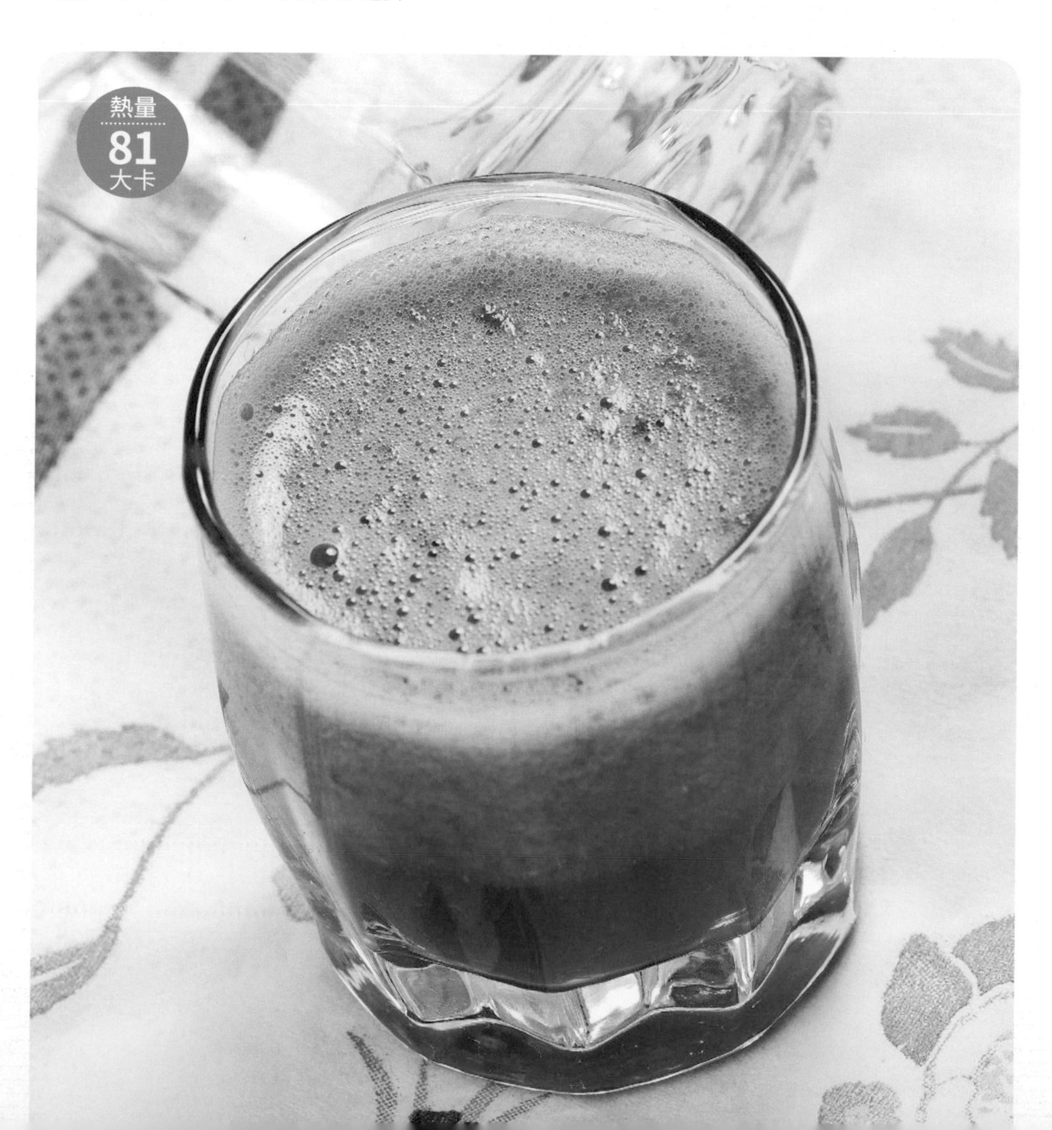

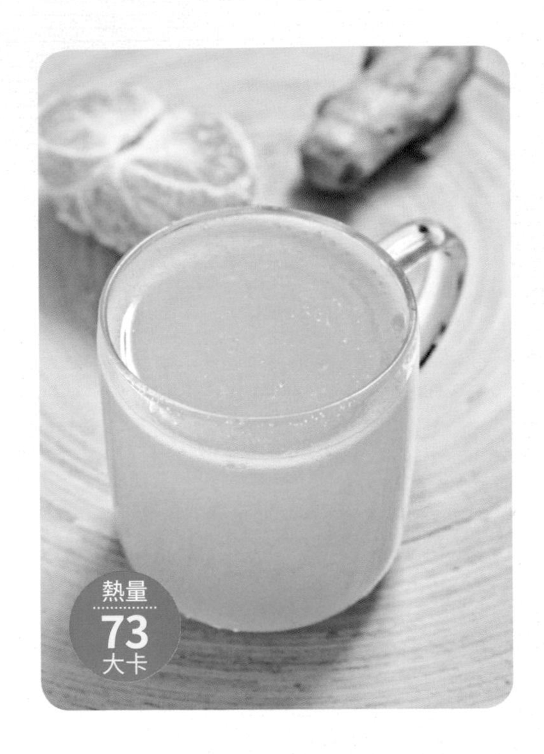


# 薑橘蘋果汁

## 開胃、瘦身、美白

**材料** 生薑 10 公克、橘子 100 公克、蘋果 50 公克、水 200 毫升。

**榨汁** 生薑洗淨，切碎；橘子去皮，切小塊；蘋果洗淨，去核，切塊。將處理好的生薑、橘子和蘋果放入榨汁機中，倒入水，用榨汁機攪打成汁。

**飲用** 每天 1～2 次，每次 240 毫升。

**功效**

經常飲用這款蔬果汁，可以達到驅寒、開胃、瘦身、美白的效果。

# 葡萄柚柳汁

## 降低膽固醇

**材料** 葡萄柚 100 公克、柳丁 100 公克、蜂蜜 1 匙、水 100 毫升。

**榨汁** 葡萄柚、柳橙分別去皮、去核，切塊。將食材倒入全自動豆漿機中，加水，按下「蔬果汁」鍵，攪打均勻，倒入杯中，加入蜂蜜攪勻即可。

**飲用** 每天 1～2 次，每次 240 毫升。

**功效**

葡萄柚中含有豐富的鉀，還有能降低膽固醇的天然果膠，搭配柳丁一起榨汁，是高血壓和心血管疾病患者很好的選擇。

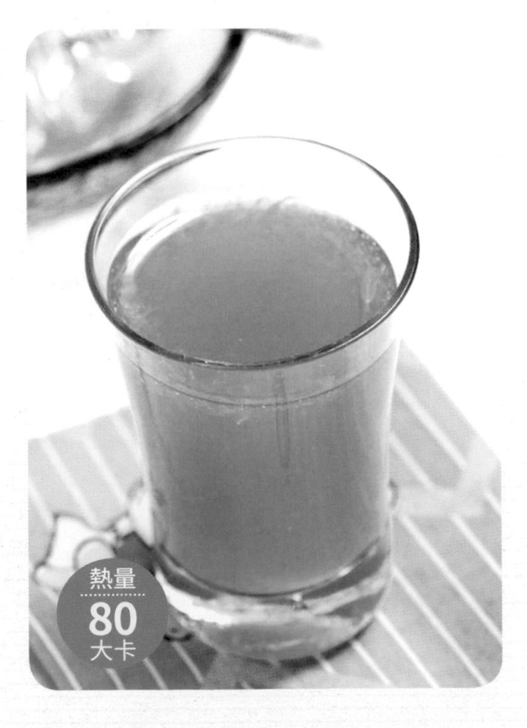

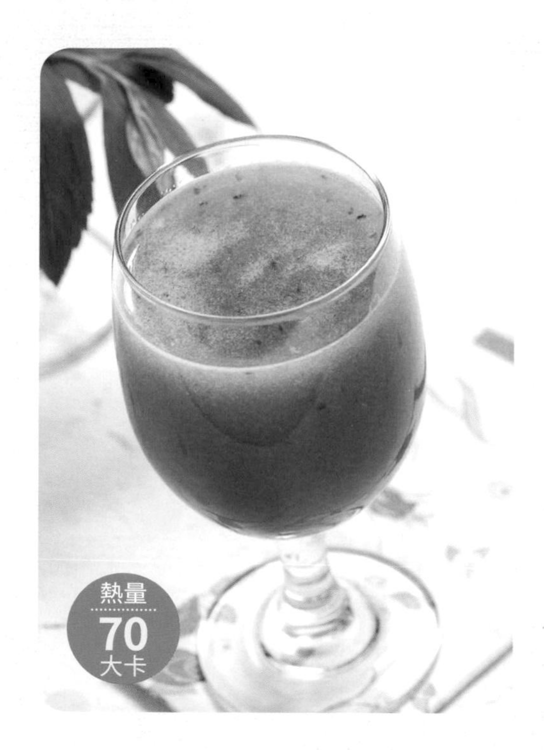


## 雙桃檸檬汁

### 促進肌膚亮澤

**材料** 水蜜桃 50 公克、櫻桃 50 公克、檸檬汁 10 毫升、水 100 毫升。

**榨汁** 水蜜桃、櫻桃洗淨，水蜜桃去核，切成小塊；櫻桃去柄，去核。將備好的食材放入榨汁機中，加檸檬汁和水一起攪打成汁。

**飲用** 每天 1～2 次，每次 240 毫升。

**功效**

水蜜桃、櫻桃水分充足，解渴生津；櫻桃含鐵量高，有利於缺鐵性貧血的改善，促使肌膚亮澤、紅潤，看起來更年輕。

## 橘子奇異果汁

### 延緩衰老

**材料** 奇異果 100 公克、橘子 50 公克、蜂蜜 1 小匙、水 100 毫升。

**榨汁** 奇異果去皮，切小塊；橘子去皮和籽，切小塊。將備好的食材一同放入榨汁機，加入水攪打成汁後倒入杯中，加蜂蜜調勻即可。

**飲用** 每天 1～2 次，每次 240 毫升。

**功效**

奇異果和橘子含有豐富的礦物質、維生素 C 等成分，能幫助肌膚延緩衰老，以及預防慢性病。

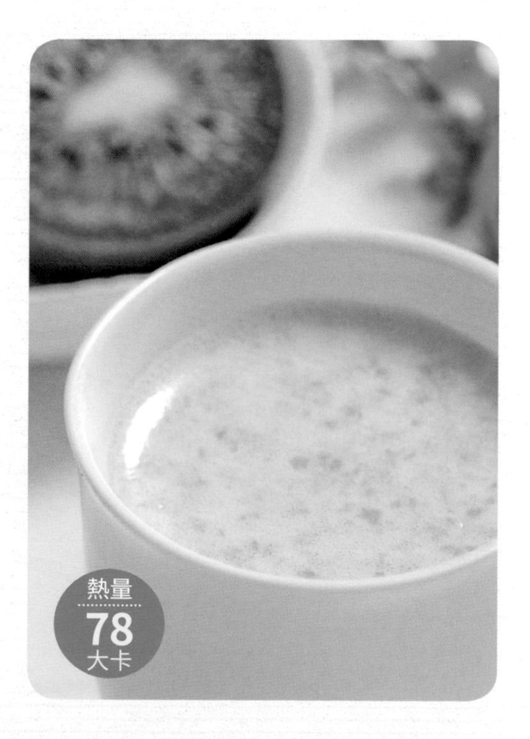

# 番茄柚子汁

## 促進血液循環

**材料** 番茄 100 公克、柚子 50 公克、水 100 毫升。

**榨汁** 番茄洗淨，在表面切個口子，用開水燙一下，將表皮剝去，切作小塊。柚子去皮，去白色薄膜和籽，切小塊。將番茄和柚子塊放到榨汁機中，倒入水榨汁即可。

**飲用** 每天 1 ～ 2 次，每次 240 毫升。

**功效**

番茄富含膳食纖維，可以加速各種毒素的排出；柚子可以促進淋巴和血液循環，消除水腫。兩者搭配，打成汁飲用，瘦身、排毒養顏的功效更好。

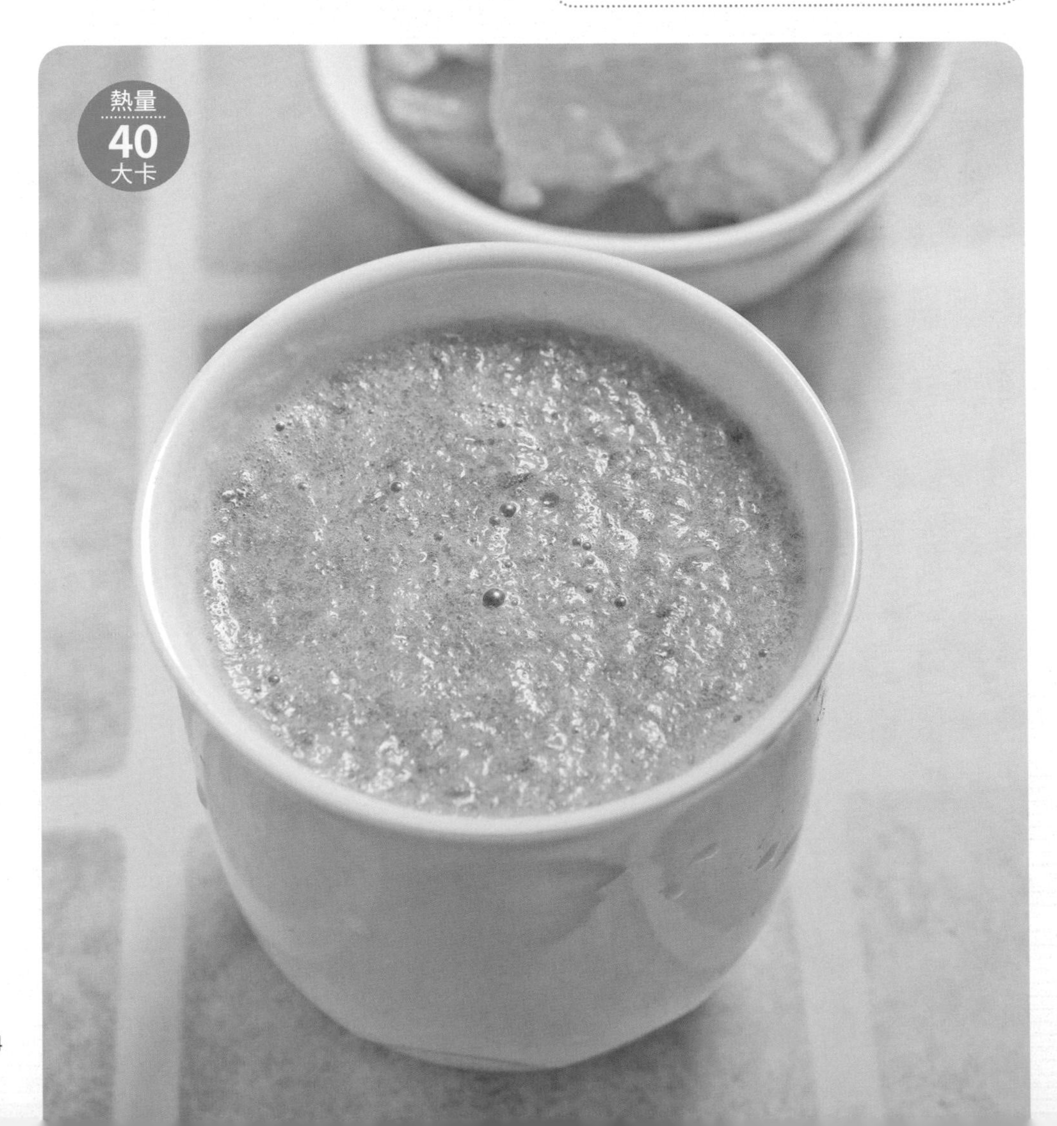

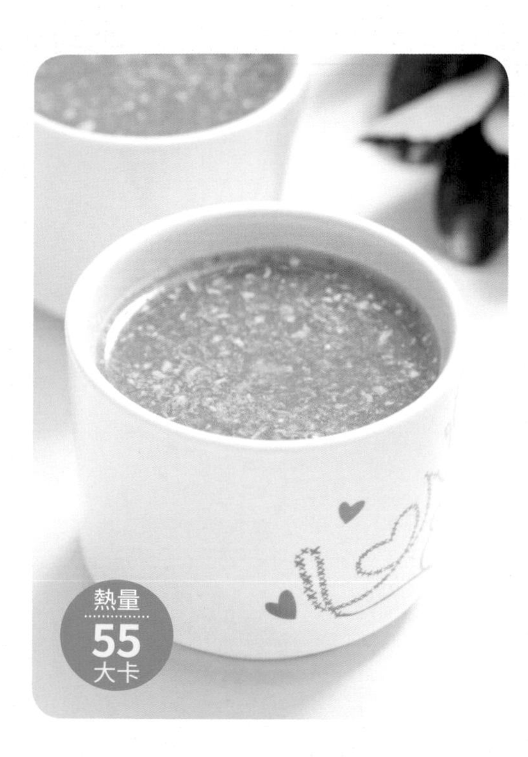


## 柚子白菜汁

### 利尿潤腸

**材料** 黃瓜 100 公克、南瓜 50 公克、柚子 50 公克、白菜 50 公克、水 150 毫升。

**榨汁** 南瓜去籽，洗淨，切小塊，放蒸鍋內蒸熟後去皮，放涼備用；黃瓜洗淨，切小塊；白菜洗淨，切小塊；柚子去皮，肉切小塊。將備好的食材一同放入榨汁機中，加水攪打成汁後倒入杯中即可。

**飲用** 每天 1 ～ 2 次，每次 240 毫升。

**功效**

這款蔬果汁含有多種蔬果，營養更全面，具有利尿、潤腸通便的作用，從而幫助人體排毒養顏。

## 南瓜柚奶汁

### 瘦身助眠

**材料** 南瓜 100 公克、牛奶 100 毫升、柚子 50 公克、蜂蜜 1 小匙。

**榨汁** 南瓜去籽，洗淨，切小塊，放入蒸鍋中蒸熟，去皮，放涼備用；柚子去皮，去白色薄皮和籽，切成小塊。將備好的食材連同牛奶一同放入榨汁機中攪打成汁後倒入杯中，加入蜂蜜調勻即可。

**飲用** 每天 1 ～ 2 次，每次 240 毫升。

**功效**

南瓜富含果膠，果膠具有很好的吸附性，能黏附並有效消除人體內的有害物質，和牛奶、柚子搭配的這款果汁，具有排毒、美容、瘦身、助眠的作用。

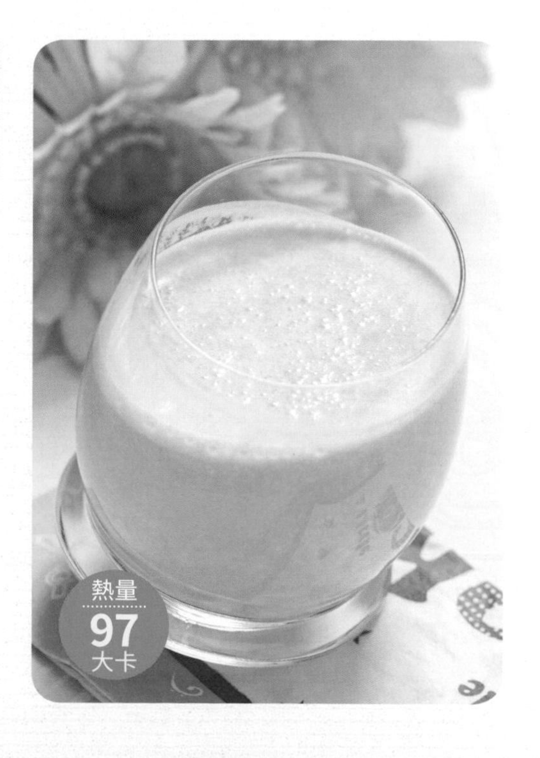

# 海帶檸檬汁

## 消除水腫

**材料** 海帶(已泡水)150 公克、檸檬 150 公克、水 100 毫升。

**榨汁** 海帶洗淨，切成小丁；檸檬去皮、去籽，切丁。將海帶丁、檸檬丁放入果汁機中，加入水攪打即可。

**飲用** 每天 1 ～ 2 次，每次 240 毫升。

**功效**

海帶能促進人體新陳代謝，利尿，排毒，消除水腫。搭配富含果膠、維生素 C 的檸檬，還具有美白的功效。

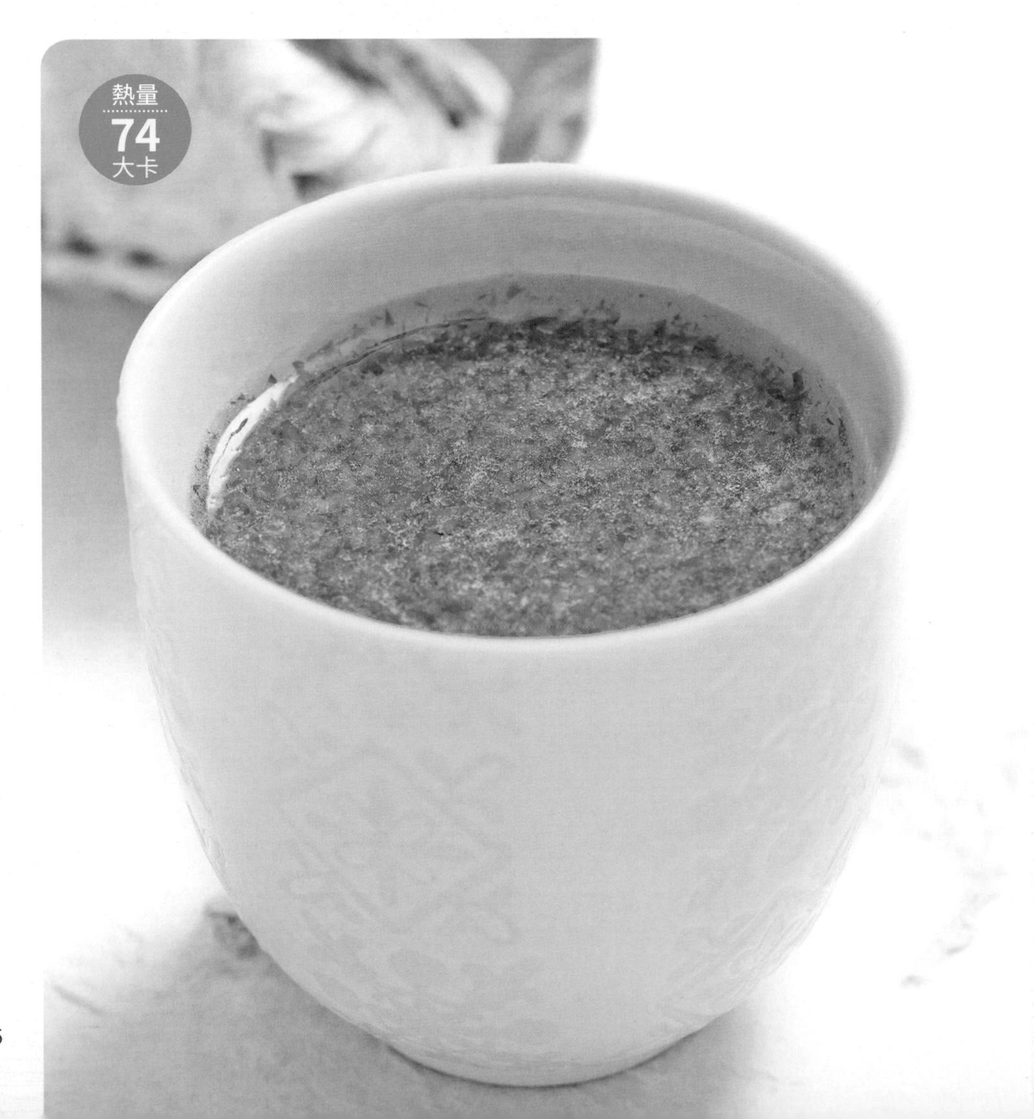

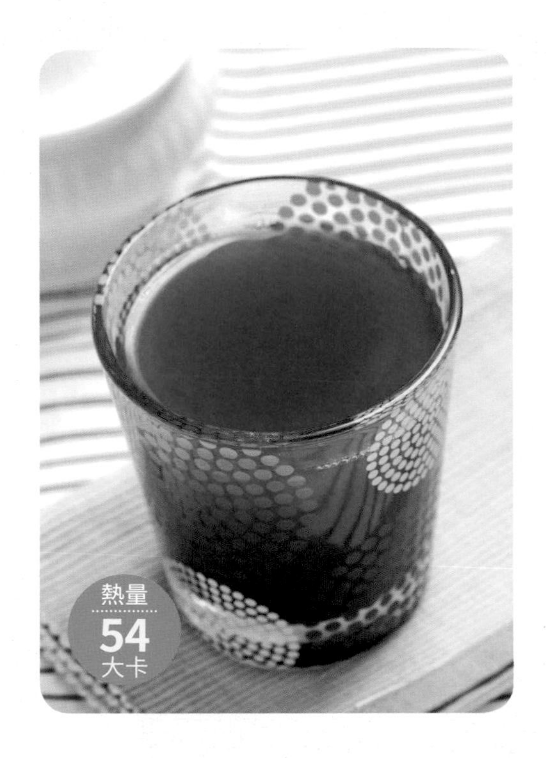


## 葡萄檸檬汁

防止黑色素沉澱

**材料** 葡萄 100 公克、檸檬 30 公克、蜂蜜 1 小匙、水 100 毫升。

**榨汁** 葡萄洗淨，切成兩半後去籽；檸檬去皮、去籽，切塊。將上述食材倒入榨汁機中，倒入水攪打成汁，倒入杯中，加入蜂蜜攪勻即可。

**飲用** 每天 1 ～ 2 次，每次 240 毫升。

**功效**

葡萄是為數不多的紫色食物之一，有很強的抗氧化能力，還具有緩解眼睛疲勞的作用。檸檬的維生素、檸檬酸含量頗為豐富，能有效防止和消除皮膚暗色素的沉澱。

## 柿子檸檬汁

消除便祕

**材料** 柿子 100 公克、檸檬 30 公克、白糖 5 公克、、水 100 毫升。

**榨汁** 柿子洗淨，去蒂、去籽、去皮，切成塊。檸檬洗淨，去皮，切成小塊。將柿子和檸檬塊倒入榨汁機中，加水榨成汁。加入白砂糖調味即可。

**飲用** 每天 1 ～ 2 次，每次 240 毫升。

**功效**

柿子富含果膠，可以保護腸道正常菌群的生長，具有保護腸道，消除便祕、排毒的作用，還可以消除水腫，搭配檸檬打成汁飲用，是美容瘦身的良品。

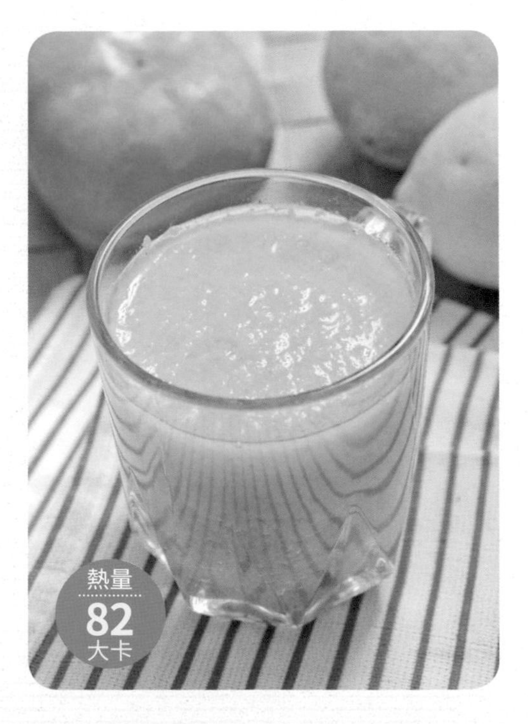

# ✓邁向塑身養顏

誰不希望自己有紅潤而健康的皮膚呢？這樣的肌膚不僅可以讓人賞心悅目，更可以保持健康。下面為你推薦一些富含高植化素的蔬果汁，幫助你排出體內毒素，讓美麗由內而外地完整呈現！

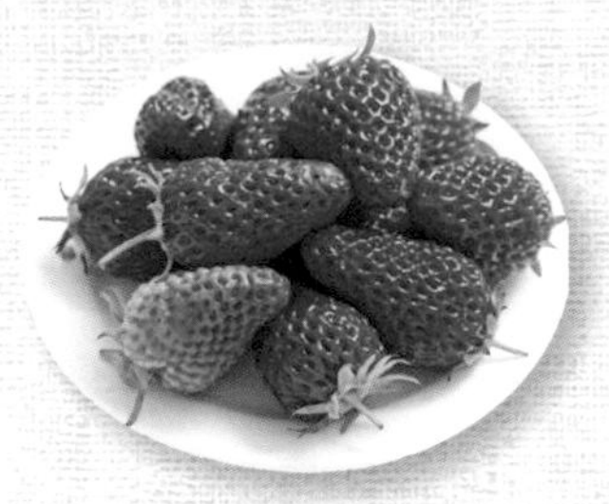

**草莓**

熱量：47 大卡／ 100 公克
檸檬酸：美白，收縮毛孔

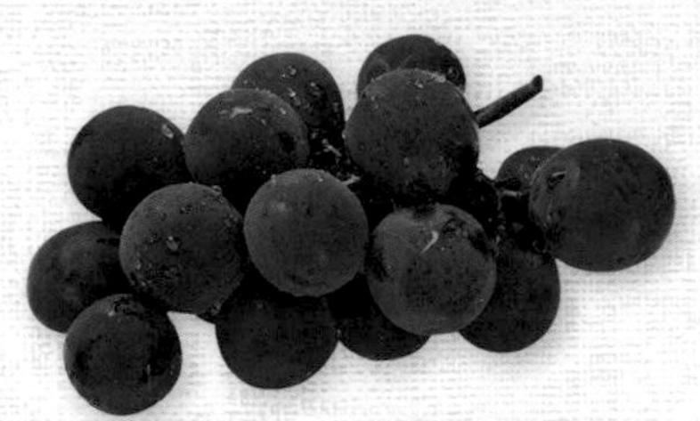

**葡萄**

熱量：43 大卡／ 100 公克
花青素：抗氧化、抗衰老

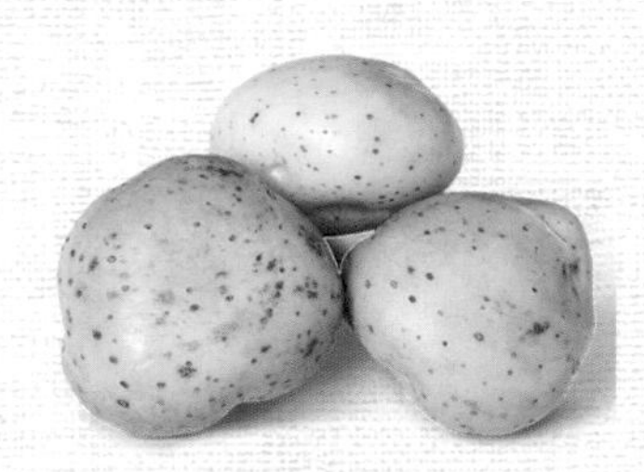

**馬鈴薯**

熱量：76 大卡／ 100 公克
色氨酸：維持皮膚水分

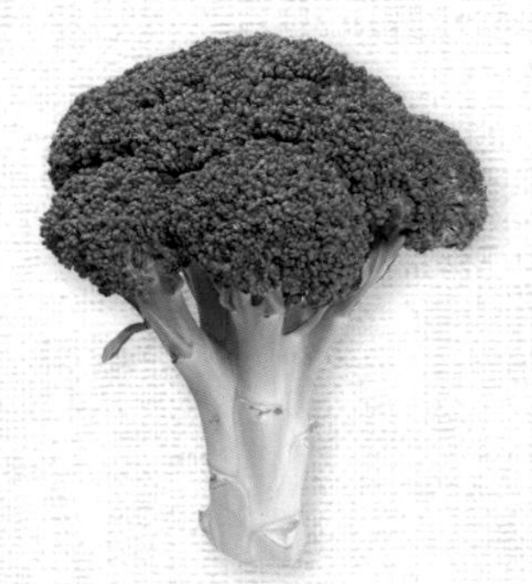

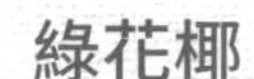

**綠花椰**

熱量：33 大卡／ 100 公克
胡蘿蔔素：7210 微克／ 100 公克

**石榴**

熱量：63 大卡／ 100 公克
石榴多酚：保護皮膚彈性

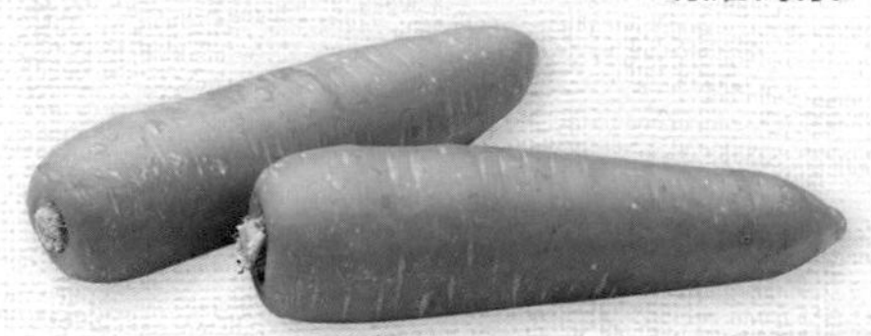

**胡蘿蔔**

熱量：37 大卡／ 100 公克
胡蘿蔔素：4130 微克／ 100 公克

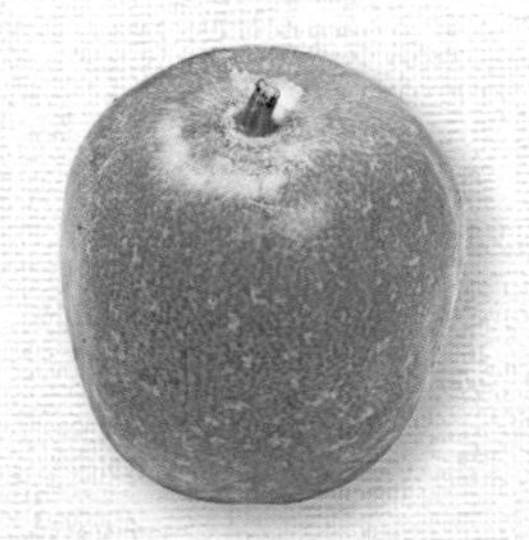

**冬瓜**

熱量：11 大卡／ 100 公克
冬瓜總氨酸：緩解皮膚皺紋

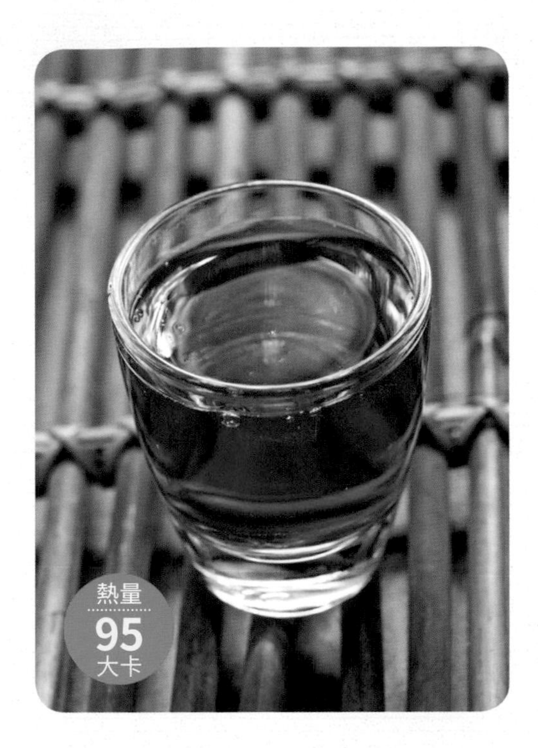


## 石榴汁

### 促進血液循環

**材料** 石榴150公克、蜂蜜1小匙、水100毫升。

**榨汁** 把石榴籽和水一起放入果汁機，攪打2分鐘。用濾網過濾掉石榴籽渣，加入蜂蜜調勻即可。

**飲用** 每天1～2次，每次240毫升。

**功效**

石榴中含有石榴多酚、花青素、維生素C及多種礦物質，具有瘦身、改善膚色的作用。打成汁飲用，可以讓營養素更容易被人體吸收。

## 石榴蘋果汁

### 美容的優質選擇

**材料** 石榴100公克、蘋果100公克、蜂蜜1小匙、水100毫升。

**榨汁** 石榴洗淨，取出果粒；蘋果洗淨，去皮切成小丁。把石榴果粒和蘋果倒入果汁機內，加入水和蜂蜜，攪打成汁即可。

**飲用** 每天1～2次，每次240毫升。

**功效**

蘋果富含維生素、果酸、有機酸及果膠，營養豐富，搭配石榴一起打成汁飲用，是愛美人士的聰明選擇。

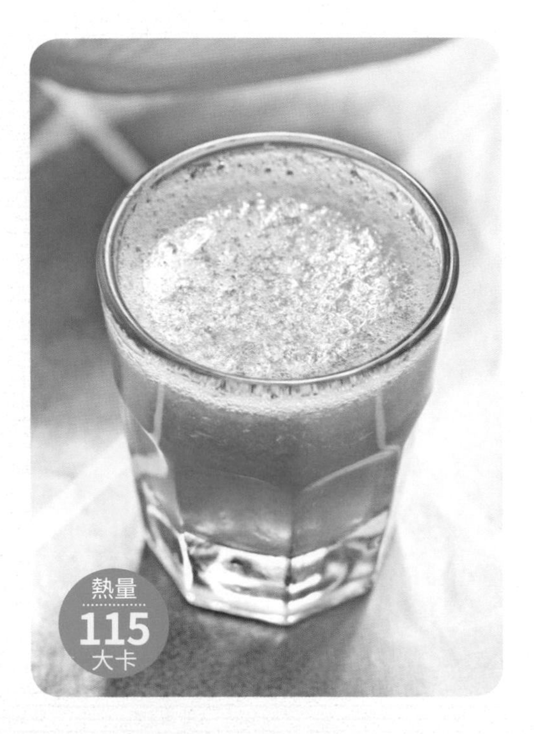

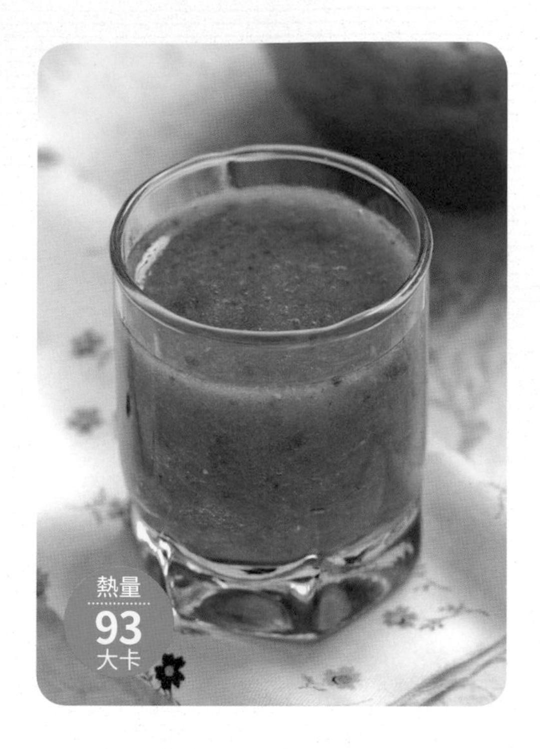


# 草莓石榴汁

## 改善氣色

**材料** 草莓 100 公克、石榴 100 公克、水 200 毫升。

**榨汁** 將草莓洗淨去蒂，石榴去皮去籽。將草莓和石榴放在榨汁機內，加入水後開始榨汁，榨好後倒入杯子中即可飲用。

**飲用** 每天 1 ～ 2 次，每次 240 毫升。

**功效**

石榴營養豐富，能為肌膚補充水分，保持肌膚的彈性，同時，石榴的抗氧化作用比較強，對預防心血管疾病也有一定的幫助。搭配草莓一起打成汁飲用，還具有改善氣色的作用。

# 草莓汁

## 促進身體排毒

**材料** 草莓 200 公克、蜂蜜 1 小匙、水 100 毫升。

**榨汁** 草莓去蒂，洗淨，切小塊。將草莓塊放入榨汁機中，加入水攪打成汁，打好後倒出，調入蜂蜜即可。

**飲用** 每天 1 ～ 2 次，每次 240 毫升。

**功效**

草莓中富含鉀元素，攝取充足的鉀能促進體內的代謝功能，幫助身體儘快排出毒素，更有助於瘦身。

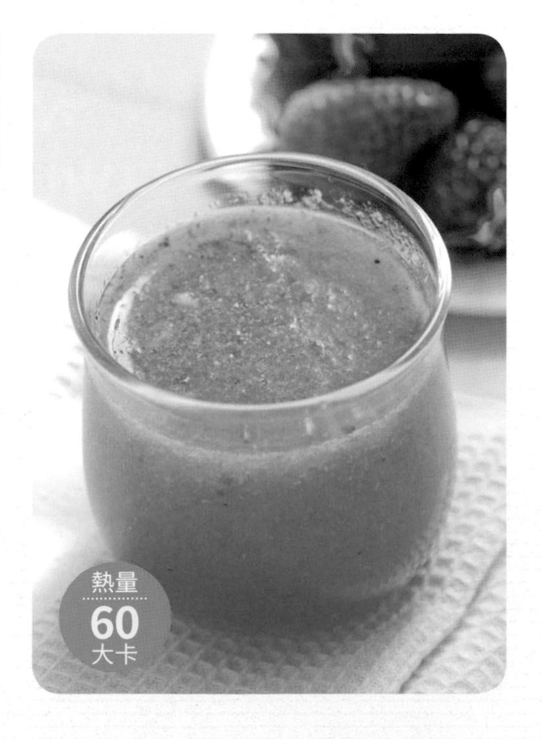

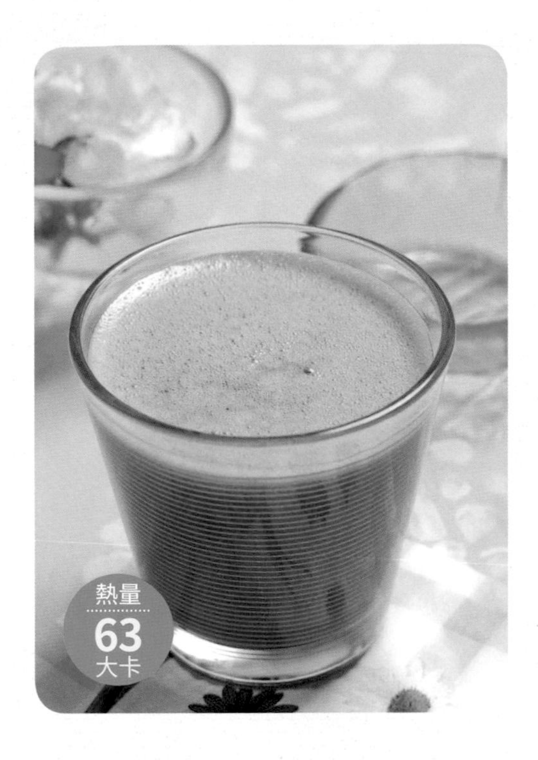


## 草莓果汁

### 改善氣色

**材料** 草莓 100 公克、火龍果 100 公克、蜂蜜 1 小匙、水 100 毫升。

**榨汁** 將火龍果剝皮，切小塊；草莓去蒂，洗淨，切小塊。將火龍果塊、草莓塊放入果汁機中，加入水攪打，打好後加入蜂蜜調味即可。

**飲用** 每天 1 ～ 2 次，每次 240 毫升。

**功效**

草莓和火龍果搭配的這款蔬果汁含有豐富的維生素 C、E 及鐵，能夠美白肌膚、改善氣色，看起來更健康。

## 草莓柚奶汁

### 低卡低糖，有效瘦身

**材料** 草莓 100 公克、葡萄柚 50 公克、蜂蜜適量、牛奶 150 毫升、水 50 毫升。

**榨汁** 草莓去蒂，洗淨，切塊；葡萄柚去皮，切小塊。將備好的食材和優酪乳一同放入榨汁機中，加入水攪打成汁後倒入杯中，加蜂蜜調勻即可。

**飲用** 每天 1 ～ 2 次，每次 240 毫升。

**功效**

葡萄柚是柚子中纖維含量比較高的品種，又因為它含糖量少、水分高、熱量低，是瘦身的佳品，搭配草莓、牛奶打成的蔬果汁，更能為人體補充多種營養，預防節食而造成的營養不良。

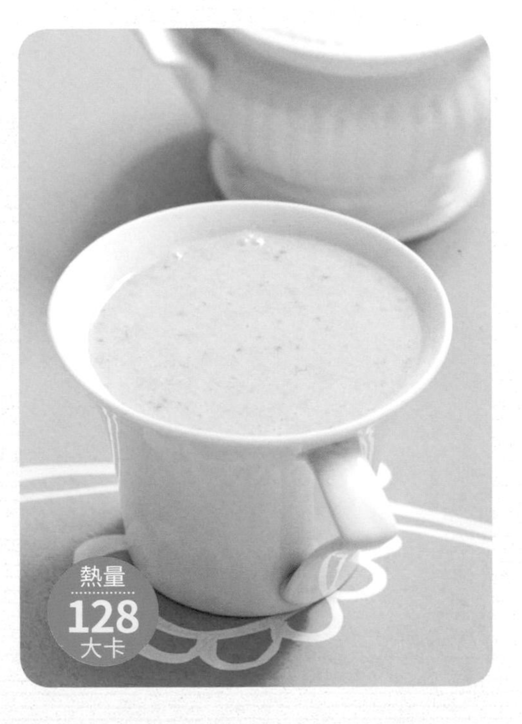

# 葡萄汁

## 緩解腹瀉

**材料** 葡萄 250 公克、水 100 毫升。

**榨汁** 葡萄粒洗淨，切成兩半後去籽。將葡萄粒倒入榨汁機中，加入水，攪打成汁後倒入杯中即可。

**飲用** 每天 1 ～ 2 次，每次 240 毫升。

**功效**

葡萄中富含花青素，花青素可以營養皮膚，幫助皮膚阻擋紫外線的傷害。同時，這款果汁還具有澀腸的作用，可以緩解腹瀉。

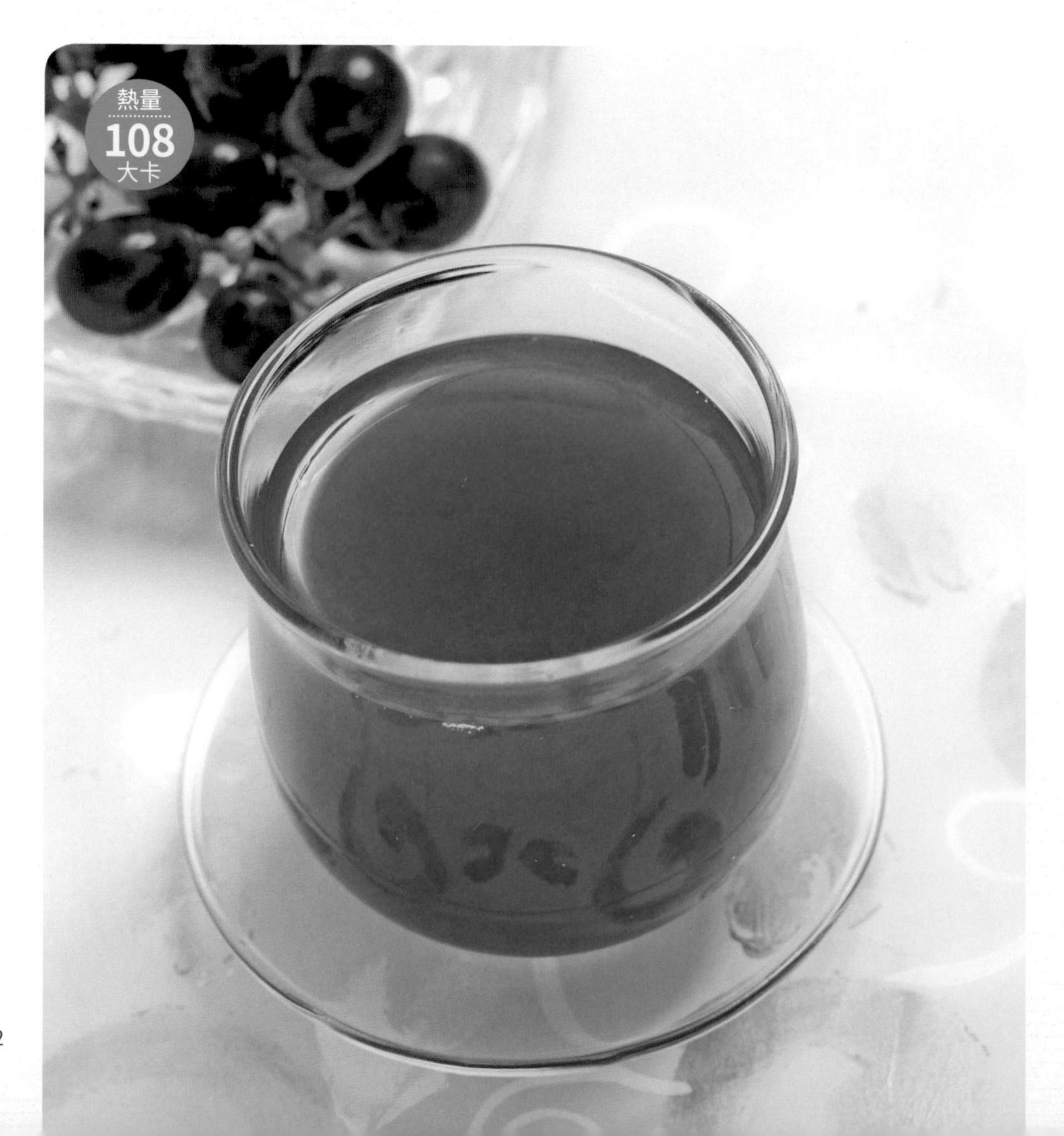

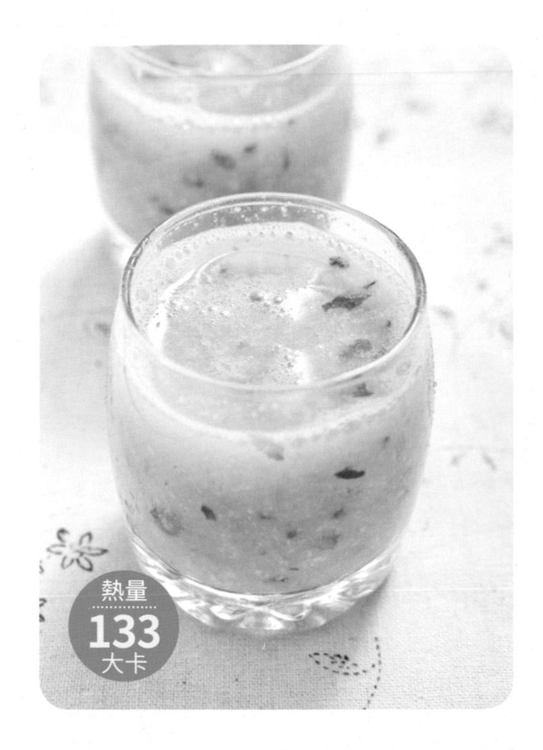


# 玉米葡萄汁

## 刺激胃腸蠕動

**材料** 葡萄 100 公克、玉米 30 公克、水 150 毫升。

**榨汁** 將玉米清洗乾淨，用清水浸泡 2 小時；將葡萄籽去掉。將上述食材一同倒入榨汁機中，加水攪打成汁即可。

**飲用** 每天 1 ～ 2 次，每次 240 毫升。

**功效**

玉米含有大量的膳食纖維，能刺激腸道蠕動，加速身體內糞便的排泄，達到減肥瘦身的作用，搭配葡萄一起飲用，既改善了口感，還有美容的功效，可說是一舉兩得。

# 桑葚葡萄汁

## 防衰抗老

**材料** 桑葚 50 公克、葡萄 100 公克、烏梅 20 公克、蜂蜜 1 小匙、水 100 毫升。

**榨汁** 桑葚洗淨；葡萄洗淨，去籽，切碎；烏梅洗淨，去核，切碎。將上述食材一同放入榨汁機中，加入水攪打成汁後倒入杯中，加入蜂蜜調勻即可。

**飲用** 每天 1 ～ 2 次，每次 240 毫升。

**功效**

桑葚和葡萄同為紫色食物，紫色食物中含有的花青素含量高，抗氧化能力強，具有抗衰老、預防癌症的作用，兩者搭配打成汁飲用，不僅人體的吸收效果更好，還可以強化抗氧化的作用，豐富這杯果汁的營養。

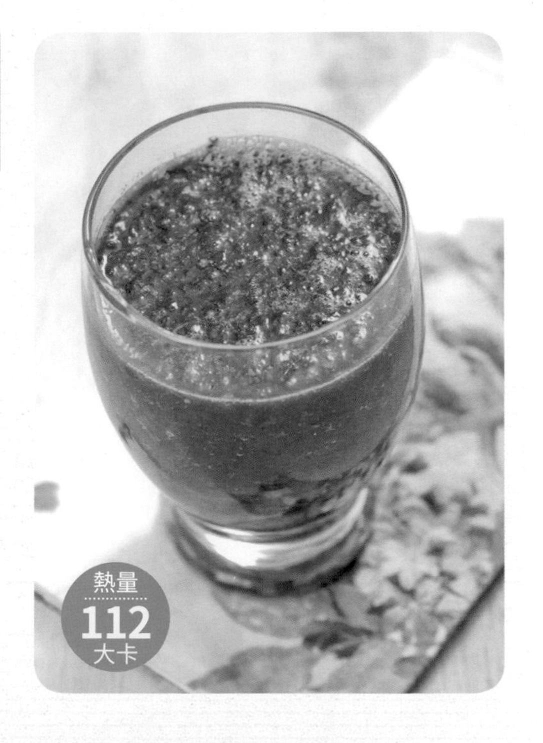

# 胡蘿蔔汁

## 加快脂肪燃燒

**材料** 胡蘿蔔 200 公克、蜂蜜 1 小匙、水 150 毫升。

**榨汁** 胡蘿蔔洗淨，切丁。將胡蘿蔔放入榨汁機中，加入水攪打成汁後倒入杯中，加入蜂蜜調勻即可。

**飲用** 每天 1～2 次，每次 240 毫升。

**功效**

富含的維生素和胡蘿蔔素能有效地刺激皮膚新陳代謝，增進血液循環，加快脂肪燃燒，從而達到塑形美容的目的。

熱量 74 大卡

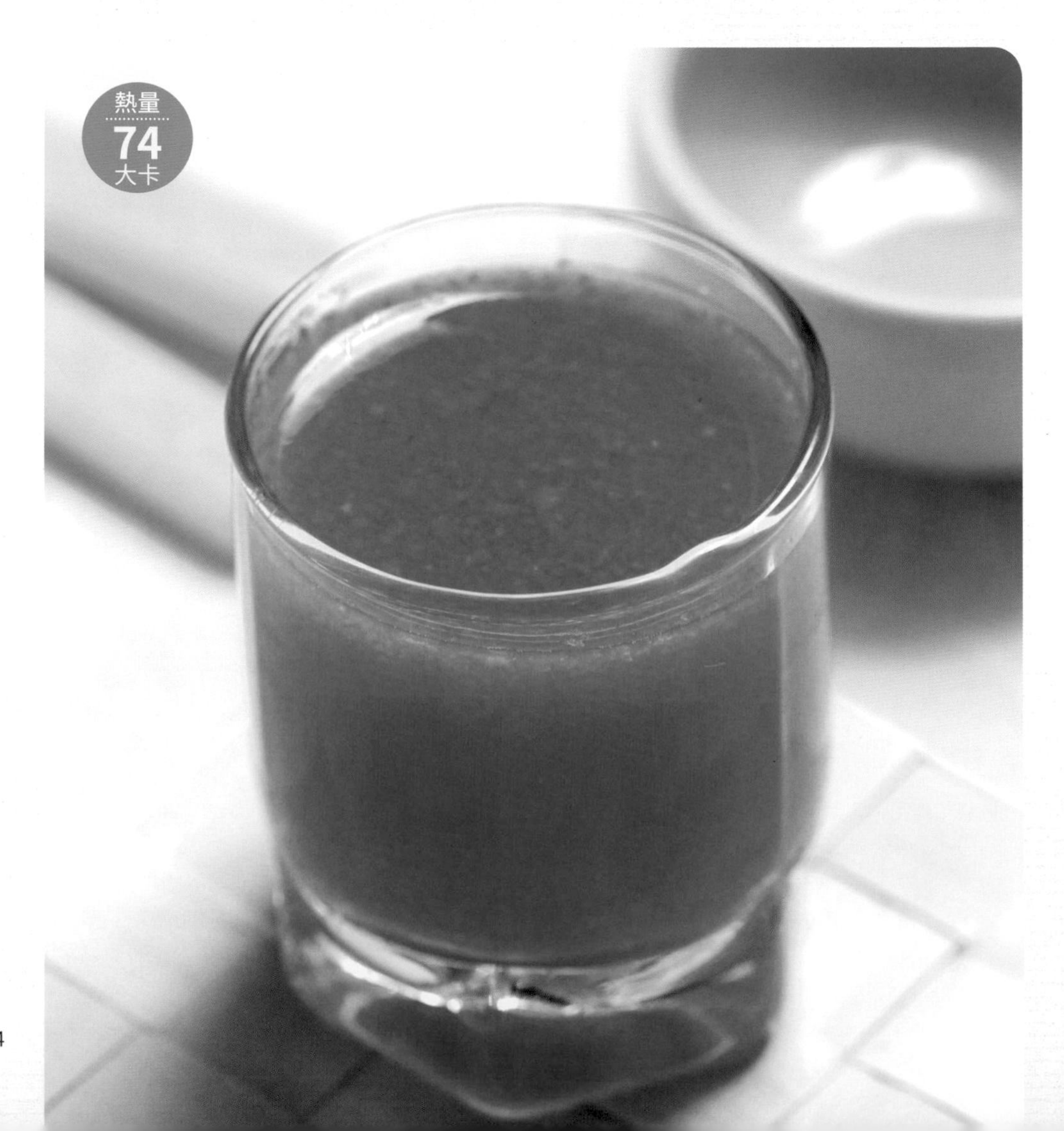

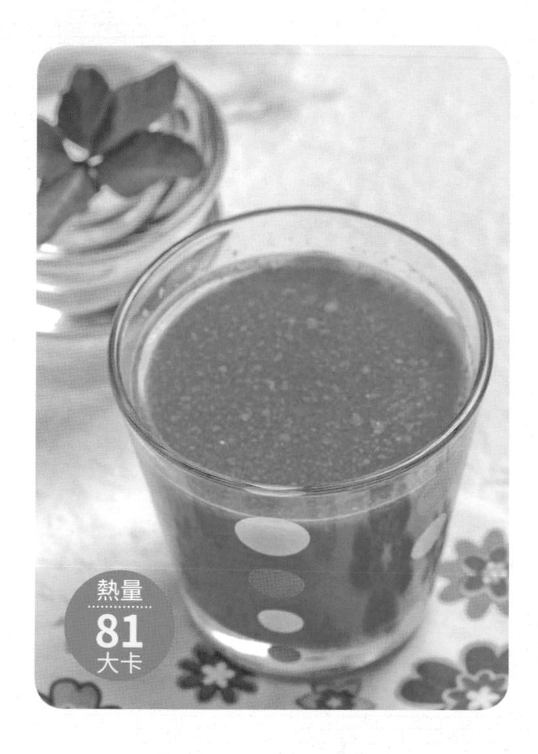


# 胡蘿蔔梨汁

## 幫助塑形

**材料** 胡蘿蔔 60 公克、雪梨 100 公克、蜂蜜適量、水 200 毫升。

**榨汁** 胡蘿蔔洗淨，切小段；雪梨洗淨，去皮、去核，切塊，將切好的食材一起倒入榨汁機中，加入水攪打成汁，倒入杯中後加入蜂蜜攪勻即可。

**飲用** 每天 1 ～ 2 次，每次 240 毫升。

**功效**

經常喝這款蔬果汁，可以達到美容、明目、塑身、祛痰的效果。

# 胡蘿蔔茴香花椰汁

## 保護皮膚健康

**材料** 胡蘿蔔 100 公克、綠花椰 50 公克、茴香 50 公克、蜂蜜 1 小匙、水 150 毫升。

**榨汁** 綠花椰掰成小朵、茴香切碎，胡蘿卜切成 2 公分大小，一起放進榨汁機中，加水榨汁，加入蜂蜜調味即可。

**飲用** 每天 1 ～ 2 次，每次 240 毫升。

**功效**

抗氧化作用強，還可以幫助燃燒脂肪，保護皮膚，同時有抗癌的作用。

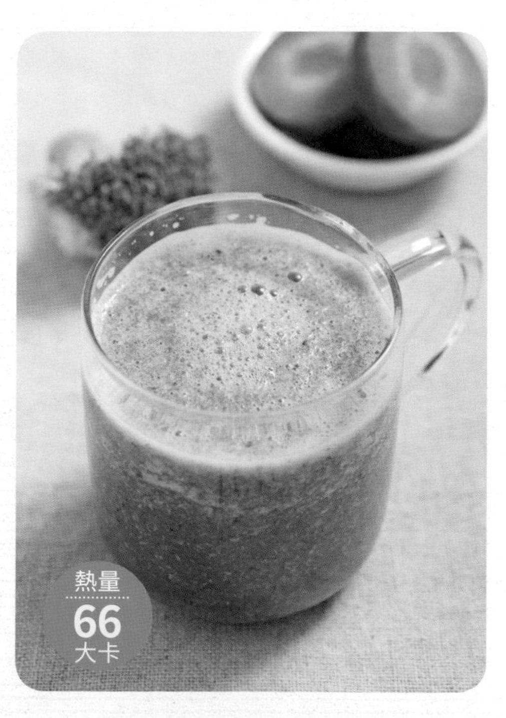

# 綠花椰汁

## 抗癌、增強免疫力

**材料** 綠花椰 50 公克、芹菜葉 5 片、蘋果 100 公克、蜂蜜 1 小匙、水 150 毫升。

**榨汁** 綠花椰洗淨，掰成小朵，過水後放涼；芹菜葉洗淨，切碎；蘋果洗淨，去皮、去核，切丁。將上述食材一同放入榨汁機中，加入水攪打成汁後倒入杯中，加蜂蜜調勻即可。

**飲用** 每天 1 ～ 2 次，每次 240 毫升。

**功效**

此含有較高的維生素 C、膳食纖維、胡蘿蔔素等，有抗癌、增強免疫力的作用。

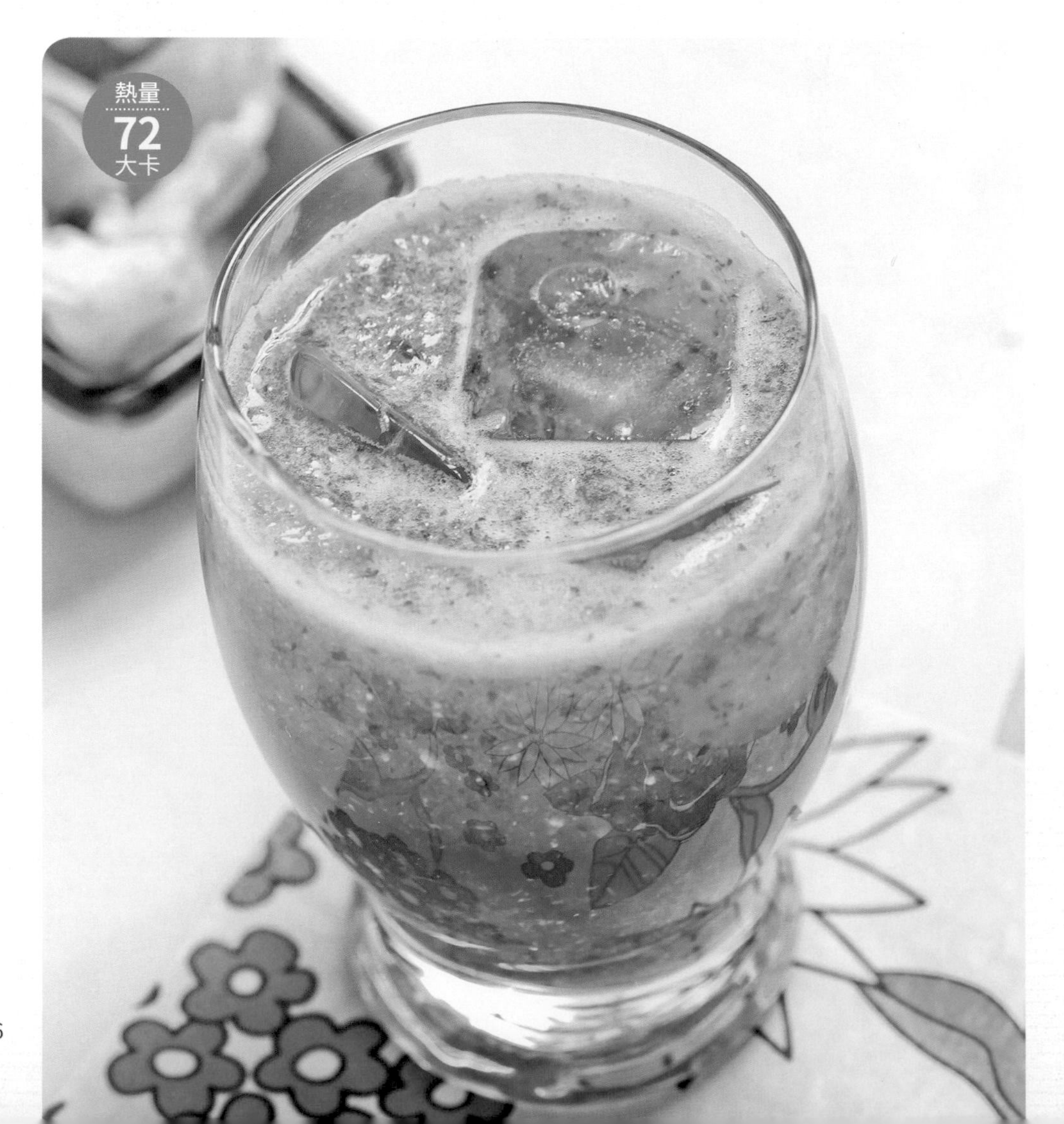

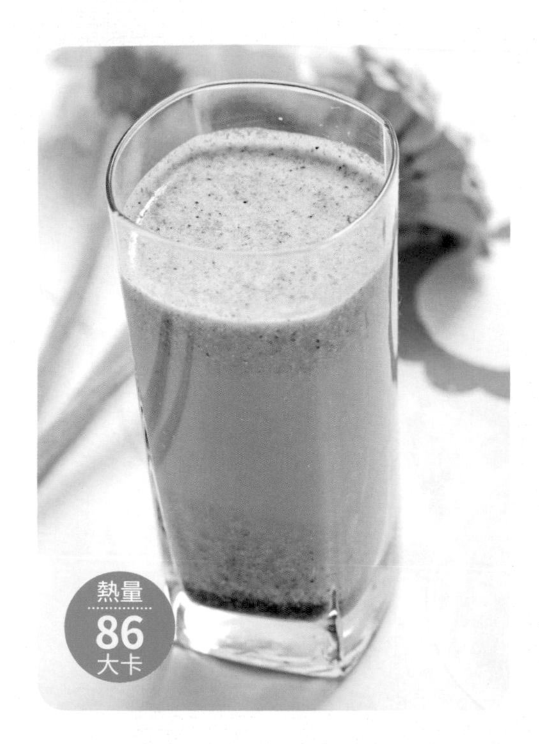


# 綠花椰芝麻汁

## 烏黑護髮

**材料** 熟黑芝麻 10 公克、綠花椰 100 公克、蜂蜜 1 小匙、水 100 毫升。

**榨汁** 綠花椰洗淨，掰成小朵，過水冰鎮。將綠花椰、黑芝麻一同放入榨汁機中，加入水攪打成汁後倒入杯中，加蜂蜜調勻即可。

**飲用** 每天 1 ～ 2 次，每次 240 毫升。

**功效**

綠花椰中含有的維生素和硒能夠幫助人體排毒，讓人從內而外美麗，搭配芝麻一起打成汁飲用，可以保證營養素被更好地吸收，還具有烏髮護髮的功效。

# 綠花椰豆漿汁

## 清腸消脂

**材料** 黃豆 20 公克、綠花椰 100 公克、水 400 毫升。

**榨汁** 黃豆清水浸泡 8 小時，洗淨；綠花椰清洗乾淨，切成小朵入沸水中煮熟。將黃豆倒入全自動豆漿機中，加水煮成豆漿，過濾，與煮熟的綠花椰一同倒入榨汁機中攪打均勻即可。

**飲用** 每天 1 ～ 2 次，每次 240 毫升。

**功效**

這款蔬果汁中的膳食纖維含量較豐富，可以幫助人體清腸減脂、排出毒素，讓人體更輕鬆、美麗、健康。

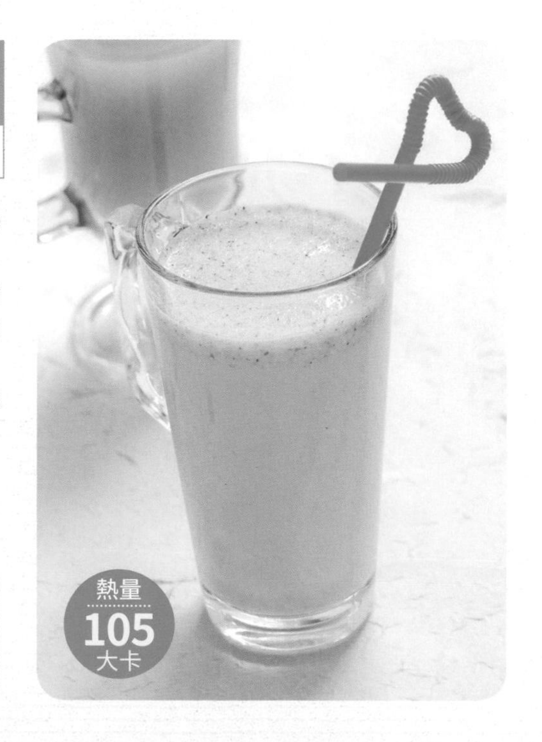

# ✓做個抗病超人

富含維生素 C 的蔬果可以幫助我們提高免疫力，抵抗疾病。但蔬果有很多種，如何選擇高維生素 C 的蔬果呢？下面幾種就是其中的代表。

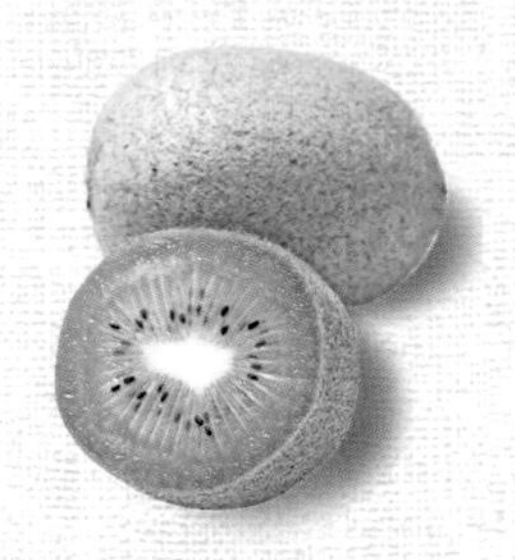

奇異果

熱量：56 大卡／ 100 公克
維生素 C：62 毫克／ 100 公克

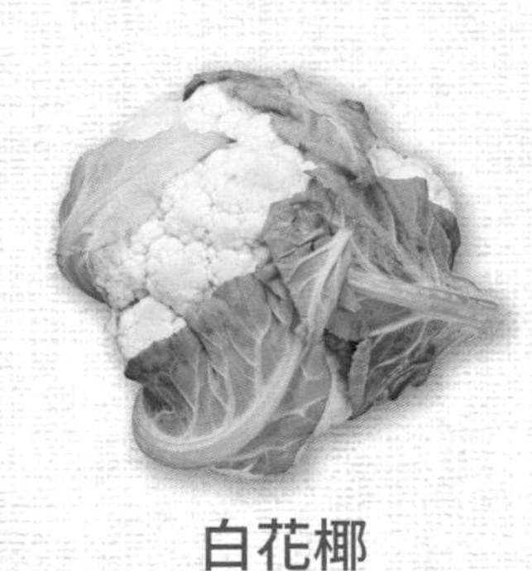

白花椰

熱量：24 大卡／ 100 公克
維生素 C：61 毫克／ 100 公克

枸杞

熱量：258 大卡／ 100 公克
維生素 C：48 毫克／ 100 公克

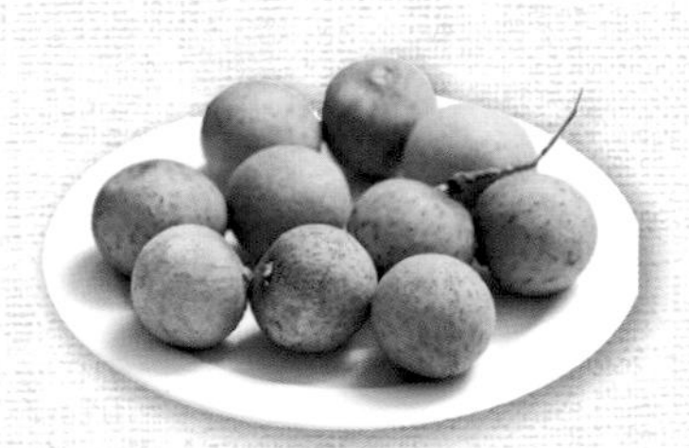

桂圓

熱量：71 大卡／ 100 公克
維生素 C：43 毫克／ 100 公克

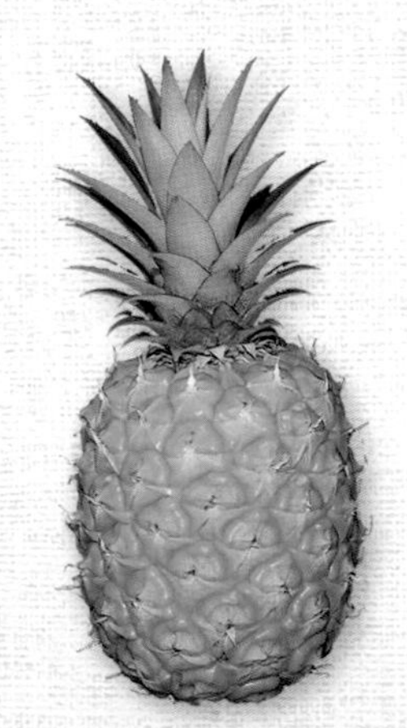

鳳梨

熱量：41 大卡／ 100 公克
維生素 C：18 毫克／ 100 公克

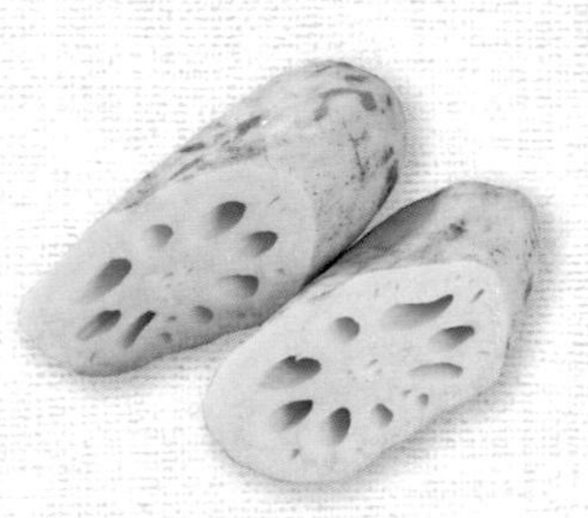

蓮藕

熱量：70 大卡／ 100 公克
維生素 C：44 毫克／ 100 公克

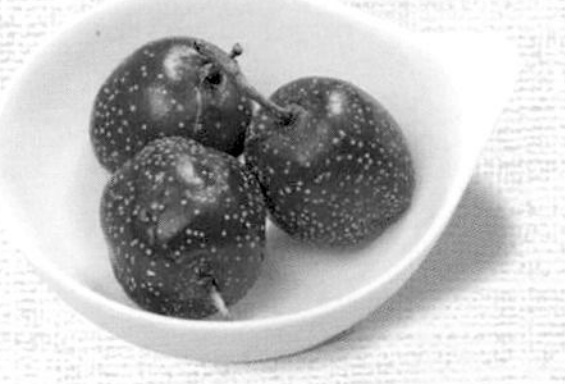

山楂

熱量：95 大卡／ 100 公克
維生素 C：53 毫克／ 100 公克

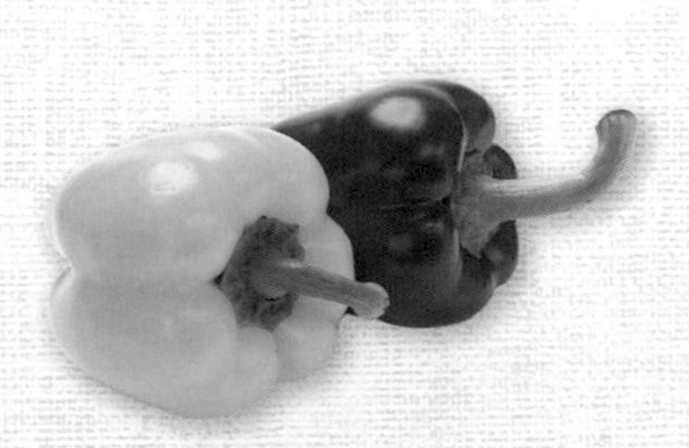

甜椒

熱量：19 大卡／ 100 公克
維生素 C：72 毫克／ 100 公克

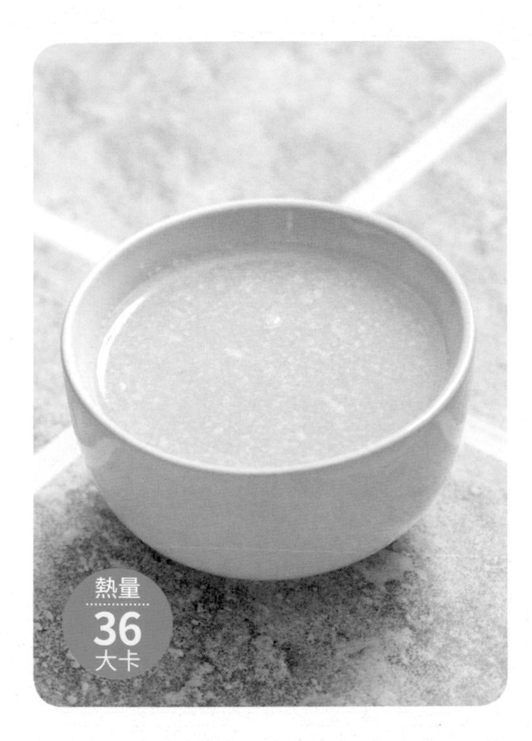


# 白花椰汁

## 增強體質

**材料** 白花椰 150 公克、蜂蜜 1 小匙、水 150 毫升。

**榨汁** 白花椰洗淨，放入鍋中在熱水中燙一下，再用涼開水冰鎮，撈出後切小塊。將白花椰倒入榨汁機中，加入水攪打成汁後倒入杯中，加入蜂蜜攪勻即可。

**飲用** 每天 1 ～ 2 次，每次 240 毫升。

**功效**

這款蔬果汁中的維生素 C 含量很高，具有增強體質，提高人體免疫力的作用，尤其可以預防胃癌、乳腺癌。

# 白花椰白菜汁

## 預防感染

**材料** 白菜 50 公克、白花椰 100 公克、高麗菜 50 公克、檸檬 30 公克、蜂蜜 1 小匙、水 150 毫升。

**榨汁** 白菜洗淨，去老皮，切小片；高麗菜洗淨，切小片；白花椰洗淨，切成小朵，入沸水中燙一下，然後撈出，放涼備用。將備好的食材放入榨汁機中，加入水攪打，打好後加入檸檬汁和蜂蜜調味即可。

**飲用** 每天 1 ～ 2 次，每次 240 毫升。

**功效**

這款蔬果汁富含的維生素 C，是製造膠原蛋白的必需物，具有抗氧化、美容養顏的功效，並且類黃酮可以防止感染，預防疾病。

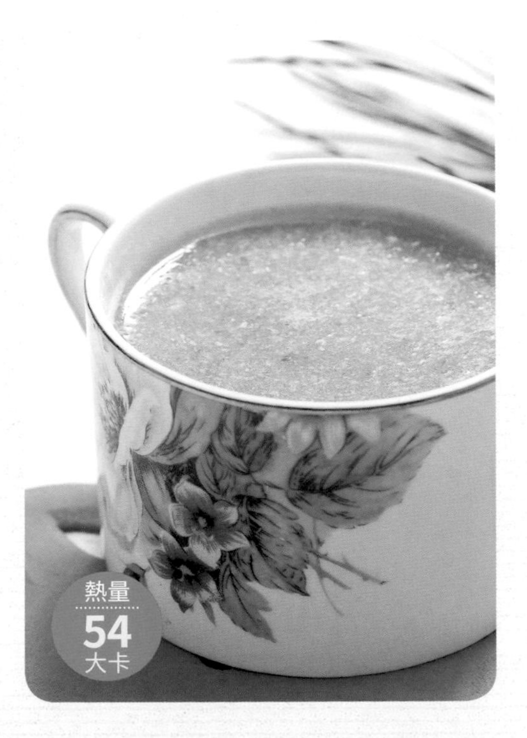

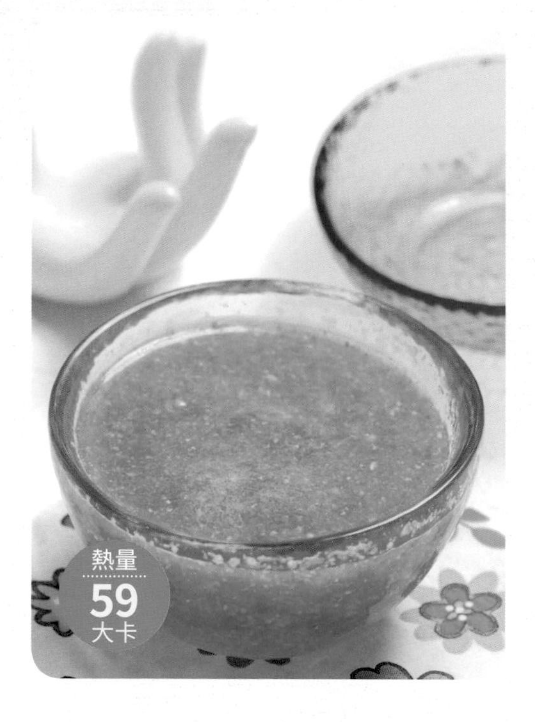


# 白花椰胡蘿蔔汁

## 增強肝臟解毒能力

**材料** 胡蘿蔔 100 公克、白花椰 50 公克、檸檬 30 公克、蜂蜜 1 小匙、水 150 毫升。

**榨汁** 白花椰洗淨，放入鍋中過一下熱水後，再用涼水冰鎮，撈出後切小塊；胡蘿蔔洗淨，切小塊；檸檬洗淨，去皮、去核。將備好的食材倒入榨汁機中，加入水攪打成汁後倒入杯中，加入蜂蜜攪勻即可。

**飲用** 每天 1 ～ 2 次，每次 240 毫升。

**功效**

豐富的維生素 C、胡蘿蔔素含量，使這款蔬果汁具有增強肝臟解毒力、身體免疫力，以及防止感冒、保護皮膚。

# 胡蘿蔔菜心汁

## 提高免疫力、明目

**材料** 胡蘿蔔和白菜心各 100 公克、薺菜 30 公克、水 150 毫升。

**榨汁** 將胡蘿蔔、薺菜、白菜心洗淨。胡蘿蔔去皮，切小丁；白菜心、薺菜切小段。將備好的食材放到榨汁機中，加水攪打成汁即可。

**飲用** 每天 1 ～ 2 次，每次 240 毫升。

**功效**

白菜中的大部分纖維素，不但有潤腸、排毒的作用，還能促進人體對動物蛋白質的吸收。動物蛋白屬於優質蛋白質，蛋白質攝取量不足，會降低人體的免疫力。搭配胡蘿蔔、薺菜一起打成汁飲用，提高免疫力，瘦身的功效更強大，還具有明目的功用。

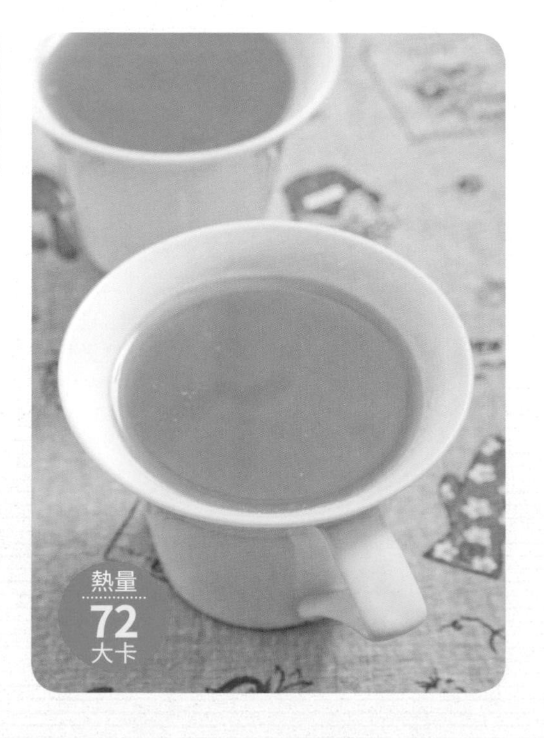

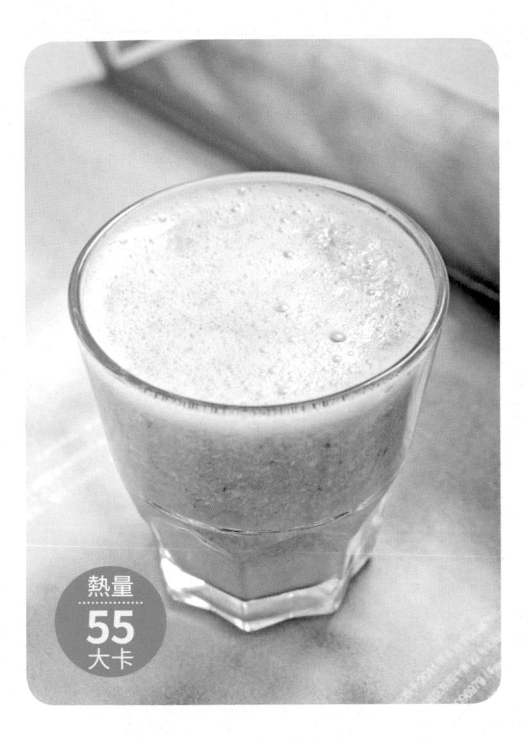


# 雙瓜柚菜汁

## 消除水腫

**材料** 黃瓜 100 公克、南瓜 50 公克、柚子 50 公克、白菜 50 公克、水 200 毫升。

**榨汁** 南瓜去籽，洗淨，切小塊，放蒸鍋內蒸熟後去皮，放涼備用；黃瓜洗淨，切小塊；白菜洗淨，切小塊；柚子去皮，肉切小塊。將備好的食材一同放入榨汁機中，加水攪打成汁後倒入杯中即可。

**飲用** 每天 1 ～ 2 次，每次 240 毫升。

**功效**

黃瓜中的黃瓜酸具有利尿排毒的作用，南瓜可以預防慢性疾病，如心血管疾病等，搭配柚子、白菜食用，還可以消除水腫、潤腸排毒。

# 蘋果菜心檸檬汁

## 潤腸排毒

**材料** 蘋果 100 公克、白菜心 50 公克、檸檬 30 公克、蜂蜜 1 小匙、水 150 毫升。

**榨汁** 蘋果洗淨，去皮和核，切小塊；白菜心洗淨，切碎；檸檬洗淨，去皮和籽，切小塊。將備好的食材和水一起放入榨汁機中攪打，打好後加入蜂蜜調勻即可。

**飲用** 每天 1 ～ 2 次，每次 240 毫升。

**功效**

白菜具有美白、排毒的功效，蘋果營養豐富。這款蔬果汁加入檸檬、蜂蜜可以防止蘋果氧化，保持色澤美麗，改善口感，並且檸檬是天然美白聖品。

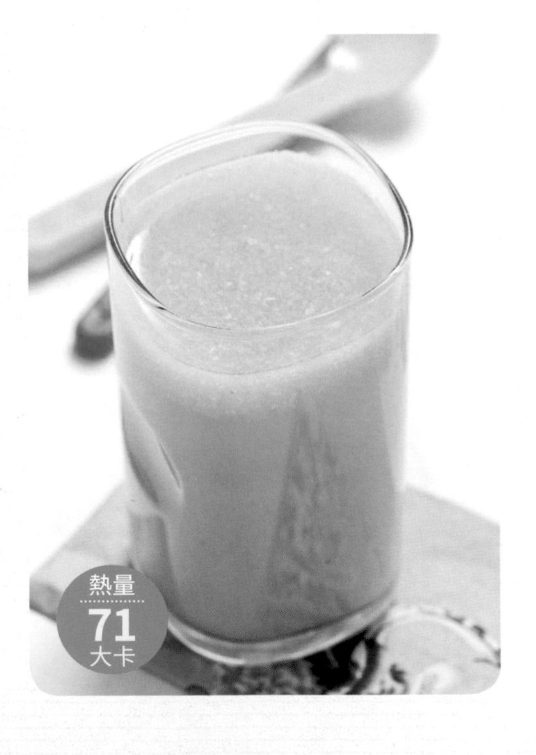

# 胡蘿蔔枸杞汁

## 保護皮膚健康

**材料** 胡蘿蔔 100 公克、枸杞 15 公克、蜂蜜 1 小匙、水 100 毫升。

**榨汁** 胡蘿蔔洗淨，切丁；枸杞洗淨，泡 5 分鐘。將備好的食材一同放入榨汁機中，加入水攪打成汁後倒入杯中，加蜂蜜調勻即可。

**飲用** 每天 1～2 次，每次 240 毫升。

**功效**

這款蔬果汁可以幫助你明目、保護皮膚、提高人體免疫力，同時瘦身塑形。

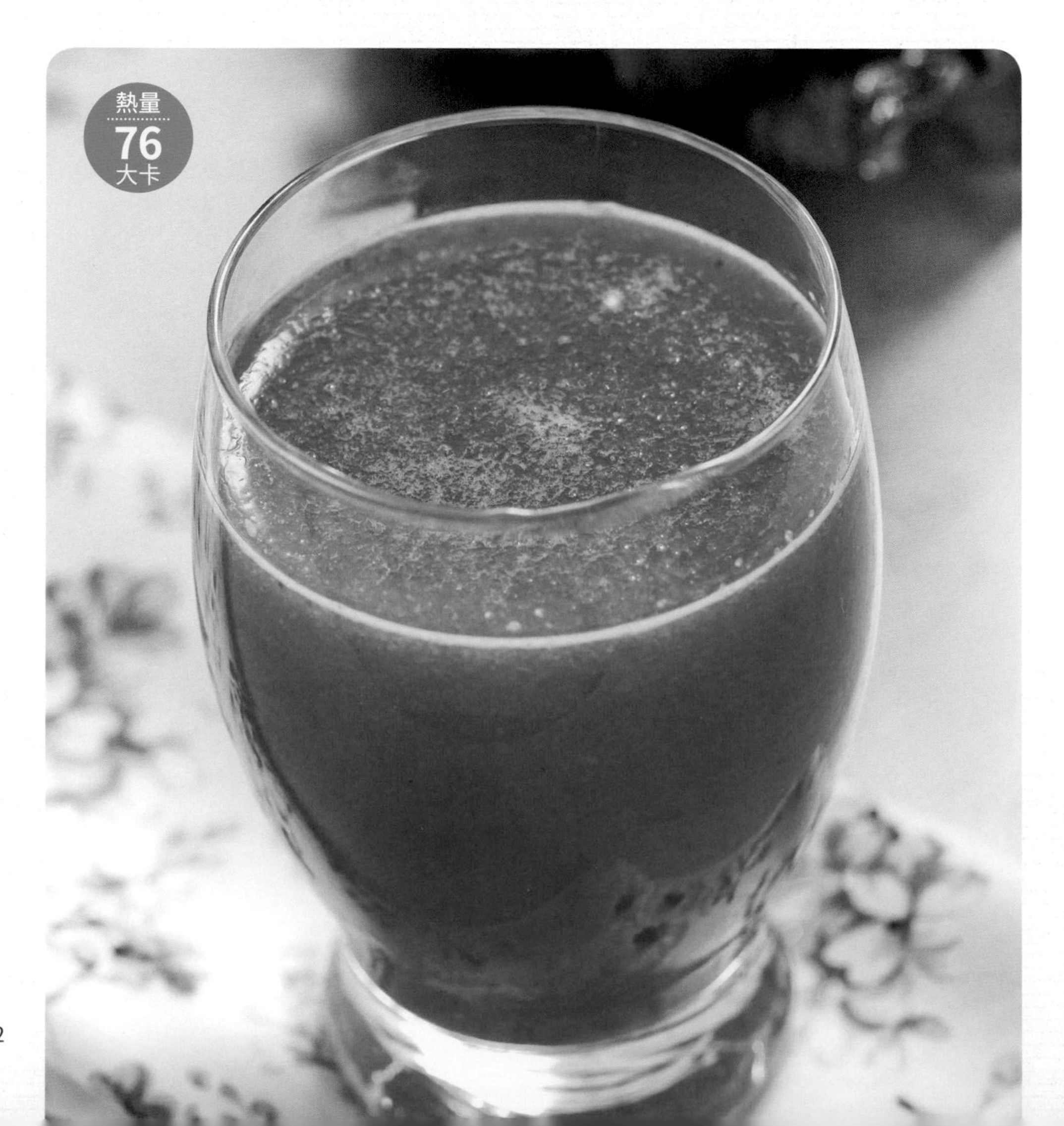

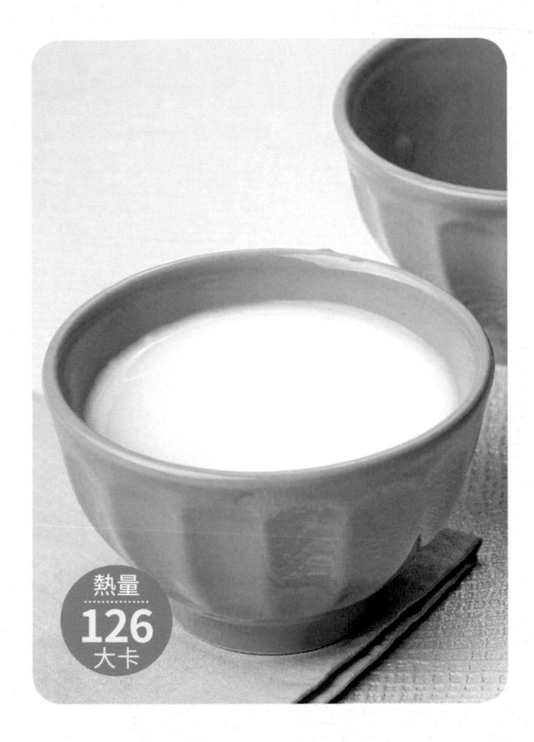


## 銀耳杞米汁

緩解眼睛疲勞

**材料** 銀耳5公克、枸杞10公克、玉米30公克、冰糖5公克、水100毫升。

**榨汁** 銀耳用清水泡發，清洗乾淨，撕成小朵；枸杞洗淨，泡軟，切碎；玉米清洗乾淨。將備好的食材倒入榨汁機中，加水攪打，攪打均勻後，加冰糖攪拌至化開即可。

**飲用** 每天1～2次，每次240毫升。

**功效**

銀耳中的銀耳多醣可以促進人體有益菌群的生長，提高淋巴細胞活性，並且能夠緩解皮膚衰老。銀耳搭配枸杞、玉米、冰糖打成汁飲用，不僅口感佳，也能夠緩解眼睛疲勞。

## 枸杞蘿蔔豆漿

改善氣色

**材料** 黃豆20公克、胡蘿蔔100公克、枸杞10公克、冰糖10公克、水400毫升。

**榨汁** 黃豆用清水浸泡8小時，洗淨；胡蘿蔔清洗乾淨，切塊；枸杞洗淨。將食材倒入全自動豆漿機中，加水煮成豆漿，過濾後加冰糖攪拌至化開即可。

**飲用** 每天1～2次，每次240毫升。

**功效**

富含維生素C、胡蘿蔔素和蛋白質，可以改善氣色，提高抗病能力。

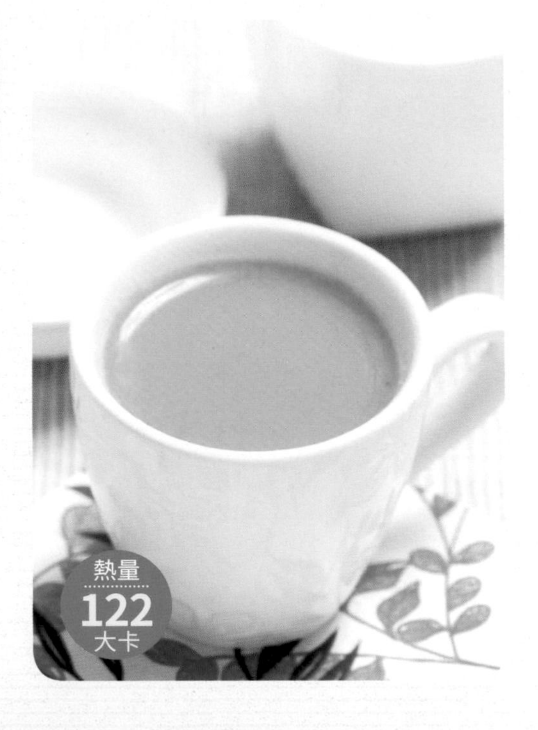

# 桂圓蘆薈汁

殺菌、美容

**材料** 桂圓 50 公克、蘆薈 100 公克、冰糖 5 公克、水 100 毫升。

**榨汁** 桂圓去皮，去核；蘆薈洗淨，去皮。將桂圓、蘆薈放入榨汁機，加水榨汁，放入冰糖即可。

**飲用** 每天 1 ～ 2 次，每次 240 毫升。

**功效**

桂圓具有增強體質、保持精力旺盛、美白的作用，搭配蘆薈一起打成汁飲用，可以保存食材中更多的營養物質，還可以殺菌、美容。

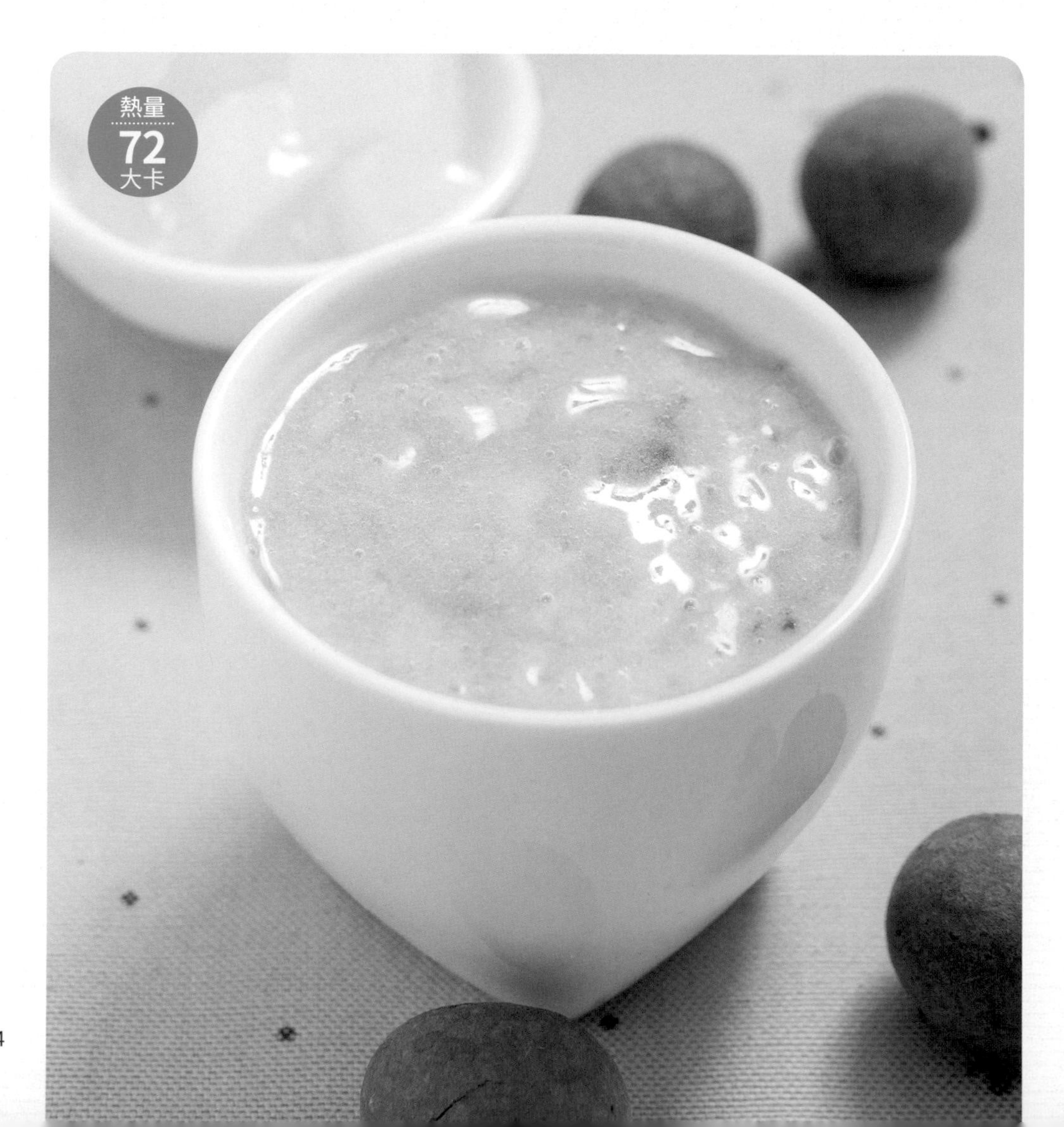

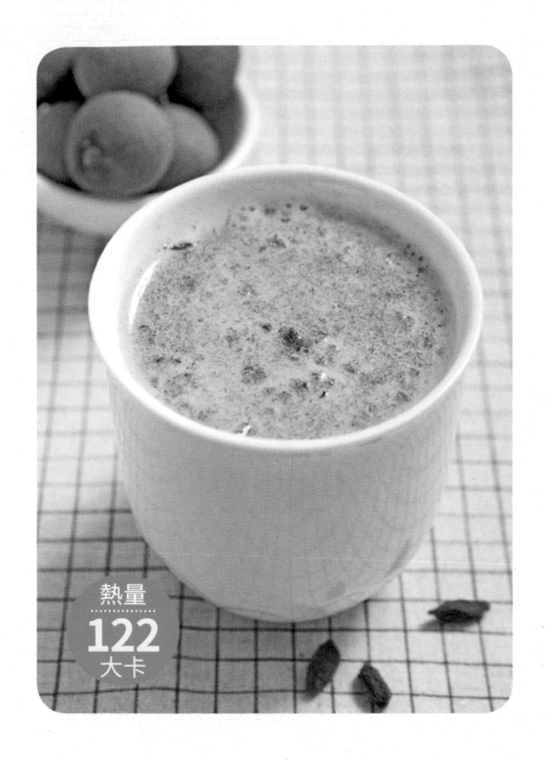


# 桂圓杞棗汁

## 補氣養血

**材料** 桂圓 50 公克、枸杞 10 公克、蜜棗 20 公克、白砂糖 5 公克、水 200 毫升。

**榨汁** 將桂圓和枸杞洗乾淨，去核備用。將所有食材倒入鍋中，加水煮到水減少一半的時候關火，待冷卻後倒入榨汁機中榨汁即可。

**飲用** 每天 1～2 次，每次 240 毫升。

**功效**

這款飲品的滋補效果很強，可以補虛安神，補氣養血，改善失眠症狀，還能增強體質，改善氣色。

# 胡蘿蔔芝麻汁

## 改善皮膚健康

**材料** 胡蘿蔔 100 公克、熟黑芝麻 10 公克、桂圓 30 公克、蜂蜜 1 小匙、水 150 毫升。

**榨汁** 桂圓去皮和核，切碎；胡蘿蔔洗淨切丁。將備好的食材連同黑芝麻一同放入榨汁機中，加入水攪打成汁後倒入杯中，加蜂蜜調勻即可。

**飲用** 每天 1～2 次，每次 240 毫升。

**功效**

桂圓、芝麻具有滋補作用，可以健腦、改善氣色、提高人體免疫力，搭配胡蘿蔔，還能改善皮膚粗糙、眼睛乾澀的症狀。

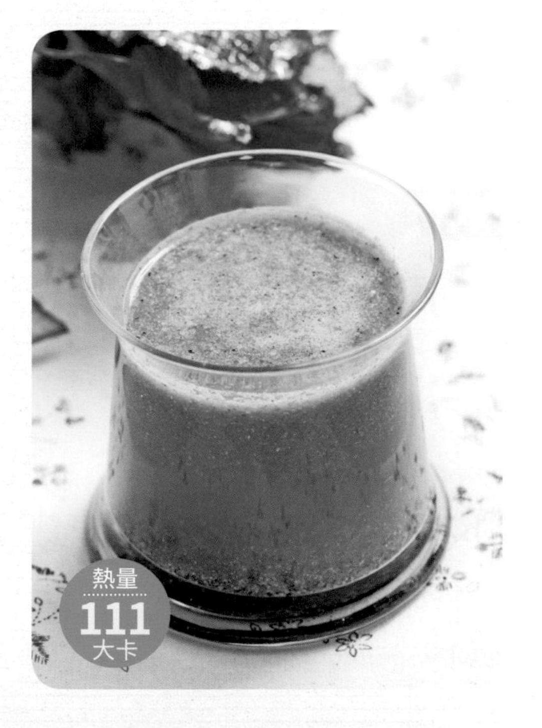

# 山楂紅棗汁

## 活血化瘀

**材料** 紅棗 30 公克、山楂 100 公克、水 200 毫升。

**榨汁** 山楂洗淨，去核，切碎；紅棗洗淨，去核，切碎。將山楂、紅棗一同放入榨汁機中，加水攪打成汁後倒入杯中，再加冰糖調勻即可。

**飲用** 每天 1 ～ 2 次，每次 240 毫升。

**功效**

山楂具有開胃消食、活血化瘀、預防血管病的作用，搭配紅棗打成汁飲用，不但改善口感，還具有補氣養血、增強抗病能力。

熱量 76 大卡

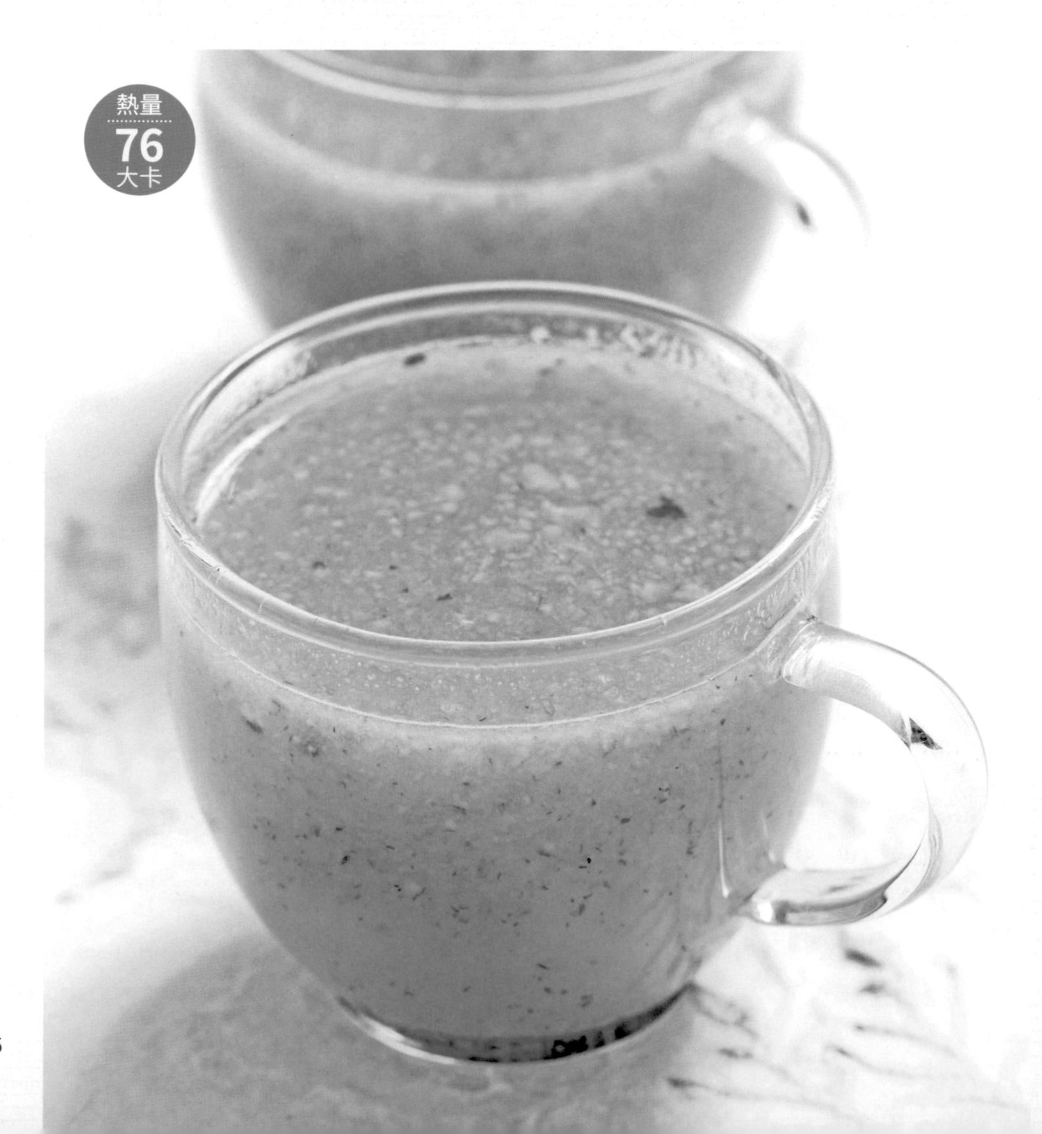

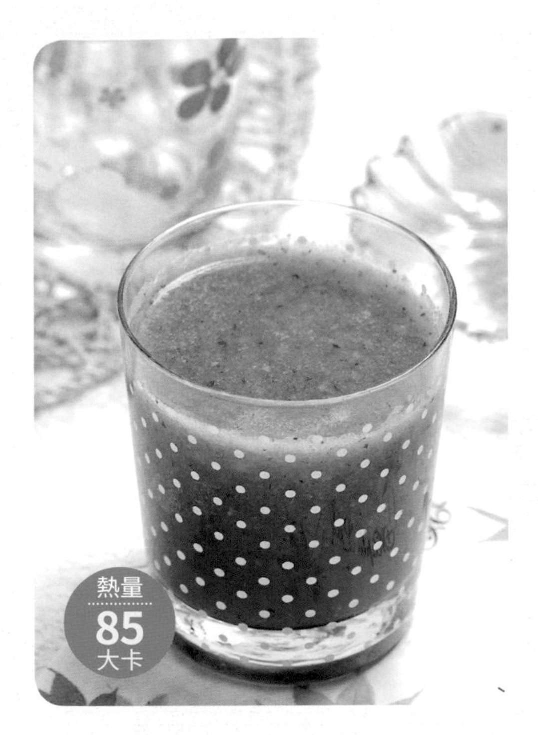


## 黃瓜梨楂飲

### 促進腸道蠕動

**材料** 黃瓜 100 公克、山楂糕 50 公克、雪梨 50 公克、水 200 毫升。

**榨汁** 雪梨洗淨，去皮、去核，切小塊；黃瓜洗淨，切小塊；山楂糕切小塊。將備好的食材一同放入榨汁機中，加入水攪打成汁後倒入杯中，加蜂蜜調勻即可。

**飲用** 每天 1～2 次，每次 240 毫升。

**功效**

黃瓜含膳食纖維，對促進腸蠕動、加速排泄脂肪有良效，山楂含有山楂酸、檸檬酸、酒石酸和黃酮類化合物，能降低血中多餘的脂肪。兩者和雪梨搭配，還具有祛痰的作用。

## 山楂檸檬果汁

### 美白皮膚

**材料** 山楂 50 公克、蘋果 100 公克、檸檬 30 公克、水 200 毫升。

**榨汁** 將山楂洗淨，裝入紗布袋中，入鍋，加水，用大火煮開，再轉小火煮 30 分鐘，放涼。把蘋果、檸檬、水放入榨汁機內打 2 分鐘成汁，倒入山楂液中。往汁水中加入冰糖調味。

**飲用** 每天 1～2 次，每次 240 毫升。

**功效**

常吃山楂、蘋果，能夠排出身體毒素，增強免疫力，幫助減肥。搭配檸檬一起打成汁飲用，不但可以抗氧化，還能保持皮膚白皙。

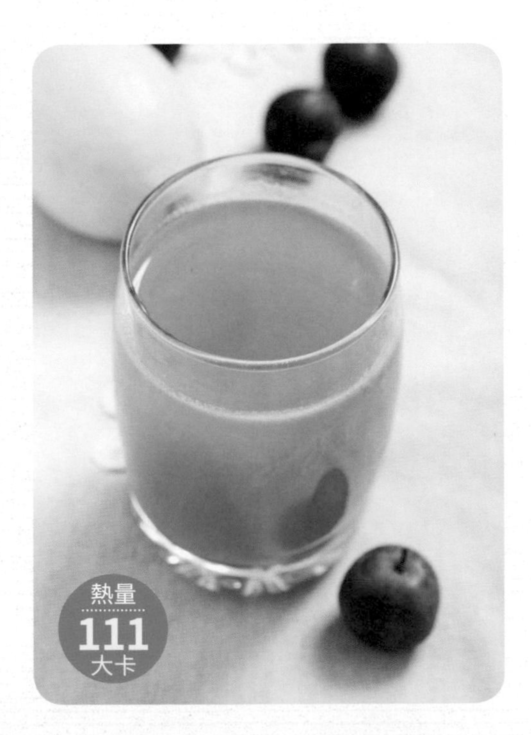

# ✓喝出好氣色

下面為你推薦的幾種蔬果，含有較豐富的鐵元素，且熱量很低，做成蔬果汁後，能夠幫助你改善氣色。

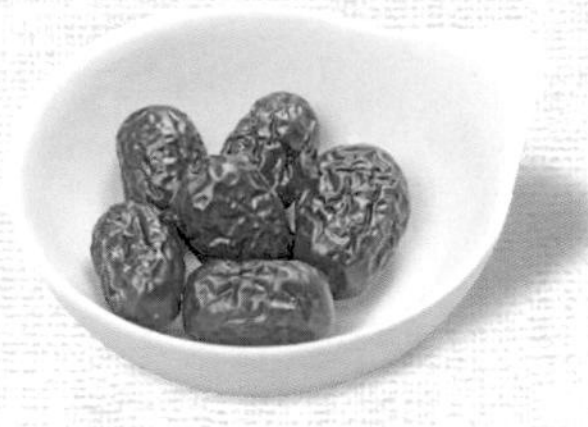

紅棗乾

熱量：264 大卡／ 100 公克
鐵：2.3 毫克／ 100 公克

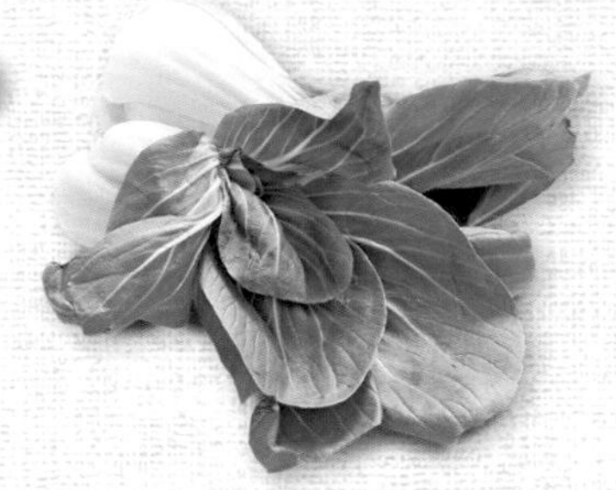

青江菜

熱量：23 大卡／ 100 公克
鐵：1.2 毫克／ 100 公克

櫻桃

熱量：46 大卡／ 100 公克
鐵：0.4 毫克／ 100 公克

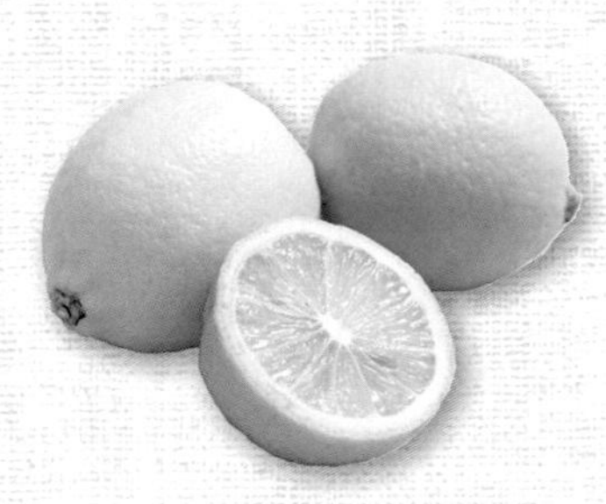

檸檬

熱量：35 大卡／ 100 公克
鐵：0. 毫克／ 100 公克

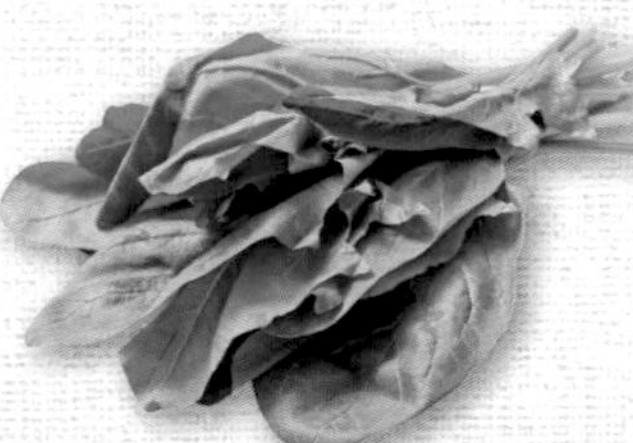

菠菜

熱量：24 大卡／ 100 公克
鐵：2.9 毫克／ 100 公克

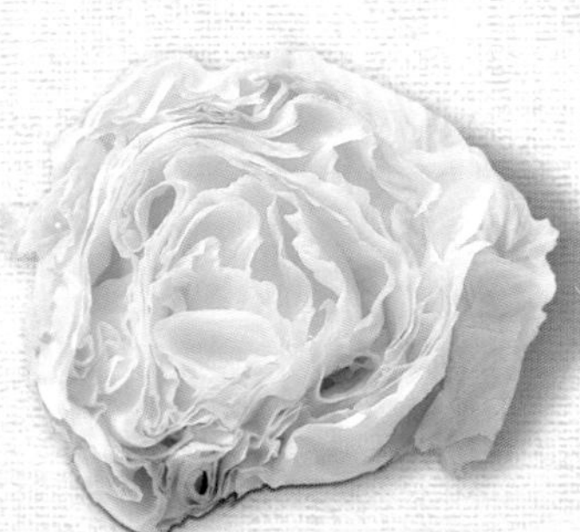

萵苣

熱量：15 大卡／ 100 公克
鐵：1.2 毫克／ 100 公克

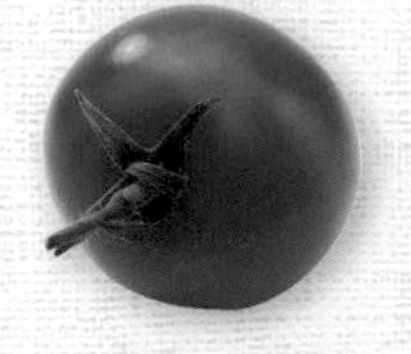

番茄

熱量：19 大卡／ 100 公克
鐵：0.4 毫克／ 100 公克

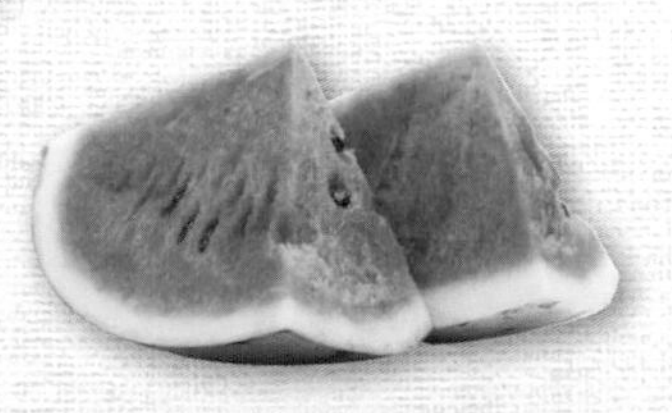

西瓜

熱量：25 大卡／ 100 公克
鐵：0.3 毫克／ 100 公克

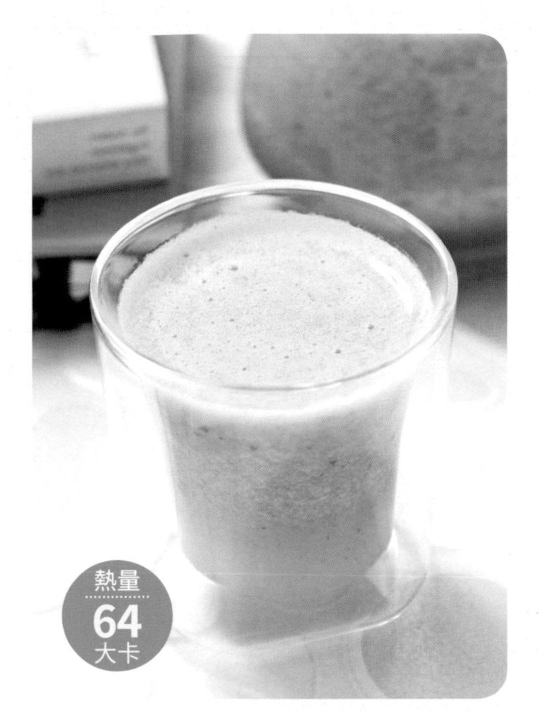


## 鳳梨青江菜汁

### 幫助分解脂肪

**材料** 青江菜和鳳梨各 100 公克、水 200 毫升。

**榨汁** 青江菜洗淨，入沸水中燙一下，然後撈出，放涼，切小段；鳳梨去皮，切小丁，放淡鹽水中浸泡約 15 分鐘，撈出沖洗一下。將準備好的食材放入榨汁機中，加入水攪打成汁即可。

**飲用** 每天 1 ～ 2 次，每次 240 毫升。

**功效**

青江菜中的鐵含量豐富，鐵是紅血球的重要成分，食用青江菜可以改善氣色；鳳梨中果汁豐富，可以分解脂肪，幫助減肥。兩者一起打成汁飲用，不但口感不錯，而且功效互補。

## 蘋果青江菜汁

### 防止皮膚粗糙

**材料** 蘋果 100 公克、青江菜 50 公克、檸檬 30 公克、蜂蜜 1 小匙、水 150 毫升。

**榨汁** 蘋果洗淨，去皮、去核，切塊；青江菜洗淨，去根，切小段；檸檬去皮、去籽，切塊。將備好的食材一同放入榨汁機中，加入水攪打成汁後倒入杯中，加蜂蜜調勻即可。

**飲用** 每天 1 ～ 2 次，每次 240 毫升。

**功效**

蘋果、青江菜中的膳食纖維含量都很豐富，搭配食用，排毒養顏的功效加倍。兩者搭配還可以防止皮膚粗糙，改善氣色，使皮膚亮潔。

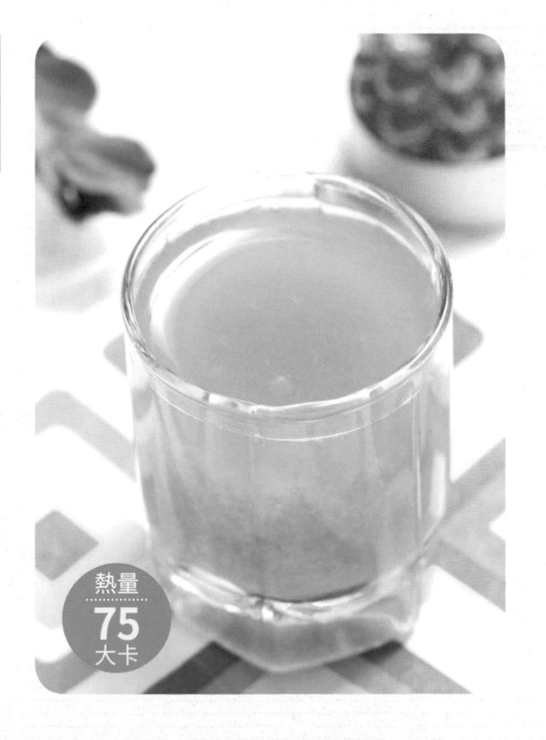

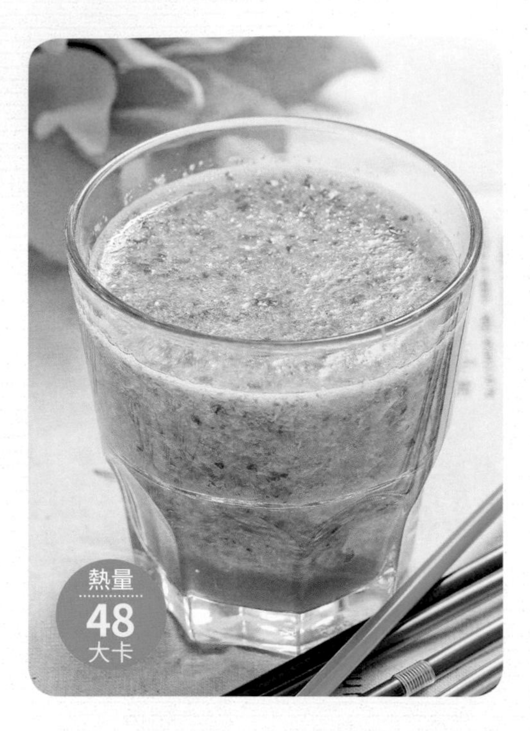


# 橘子青江菜汁

## 促進潤腸排便

**材料** 橘子 50 公克、青江菜 50 公克、胡蘿蔔 50 公克、檸檬 30 公克、水 150 毫升。

**榨汁** 胡蘿蔔洗淨，切小塊；青江菜洗淨，在沸水中燙一下，然後撈出放涼，切小段；橘子、檸檬各去皮和籽，切小塊。將備好的食材一同放入榨汁機中，加入水攪打均勻即可。

**飲用** 每天 1 ～ 2 次，每次 240 毫升。

**功效**

橘子富含維生素 C，可以保護心腦血管，提高人體免疫力，還可以讓肌膚更加亮白，搭配青江菜一起使用，可以增強潤腸排便的作用，還有助於改善氣色。

# 橘柚萵苣汁

## 滋補生血

**材料** 橘子 50 公克、葡萄柚 100 公克、萵苣 50 公克、蜂蜜 1 小匙、水 200 毫升。

**榨汁** 葡萄柚去皮、去籽，切小塊；橘子去皮、去籽，切小塊；萵苣洗淨，切小塊。將備好的食材放入榨汁機中，加入水攪打，打好後調入蜂蜜即可。

**飲用** 每天 1 ～ 2 次，每次 240 毫升。

**功效**

橘子可以生津開胃、美容、消除疲勞；葡萄柚含有柚苷，能抑制食慾，飯量減少卻充滿飽腹感，而且能緩和空腹感帶來的壓力，有利於減肥；搭配萵苣、蜂蜜一起飲用，還具有滋補、生血的功效。

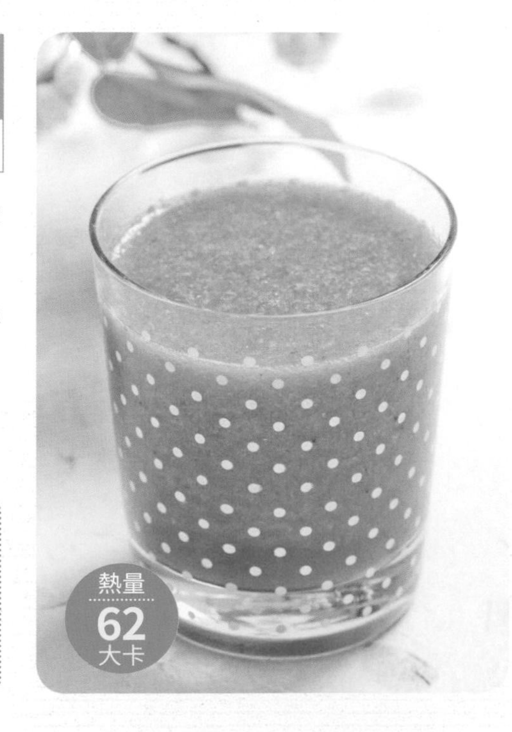

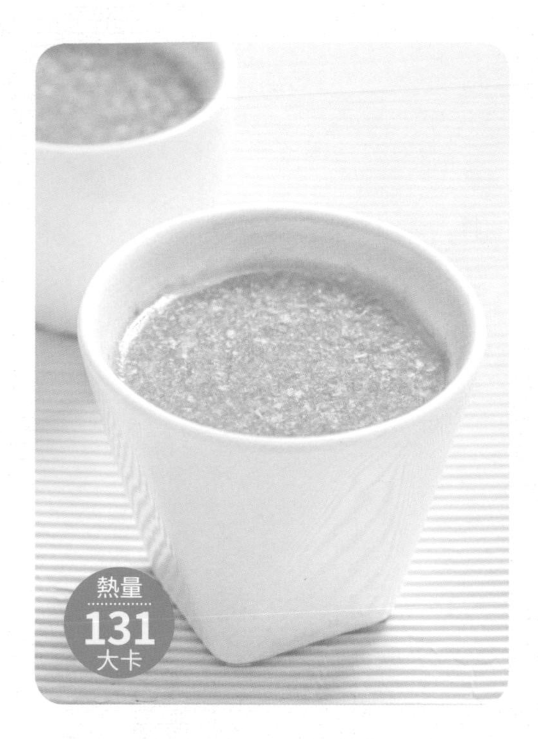


# 萵苣汁

促進體內廢物排出

**材料** 萵苣 200 公克、檸檬汁 20 毫升、水 200 毫升。

**榨汁** 萵苣洗淨，撕成小片，放入榨汁機中，加入水打勻。將打好的萵苣汁倒入杯中，加入蜂蜜和檸檬汁調勻即可。

**飲用** 每天 1 ～ 2 次，每次 240 毫升。

**功效**

萵苣是常見的減肥蔬菜，含有充足的膳食纖維及維生素 C、鐵，這款飲品可以產生飽腹感，進而控制食量，促進體內廢棄物的排出，並能減少體內多餘脂肪，還有助於讓肌膚變得紅潤。

# 荸薺萵苣梨汁

潤肺、止咳

**材料** 荸薺 50 公克、梨 100 公克、萵苣 50 公克、蜂蜜 1 小匙、水 200 毫升。

**榨汁** 荸薺洗淨，去皮，切兩半；梨去皮，去核，切成塊；萵苣洗淨撕片。將處理好的荸薺、梨、萵苣一起倒入榨汁機中，倒入水，攪打成汁。根據個人口味，在蔬果汁中加適量蜂蜜調味即可。

**飲用** 每天 1 ～ 2 次，每次 240 毫升。

**功效**

荸薺具有整腸通便、潤肺化痰的作用，搭配萵苣、梨，可以讓氣色紅潤，還可以潤肺、止咳、化痰。

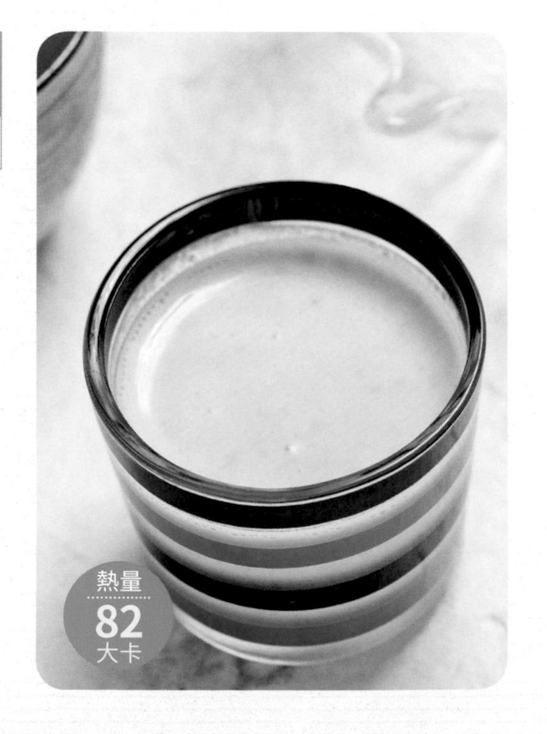

# 紅棗蘋果汁

## 補氣、養血、助眠

**材料** 紅棗 30 公克、蘋果 100 公克、水 150 毫升。

**榨汁** 蘋果洗淨，去皮、去核，切丁；紅棗洗淨，去核，切碎。將備好的食材放入榨汁機中，加水攪打，打好後加入蜂蜜調勻即可。

**飲用** 每天 1 ～ 2 次，每次 240 毫升。

**功效**

紅棗可以補氣養血、安心助眠；蘋果富含多種維生素、礦物質及果膠、果酸等，營養豐富，具有預防疾病的能力。兩者搭配的這款果汁，適合減肥者經常飲用。

熱量 131 大卡

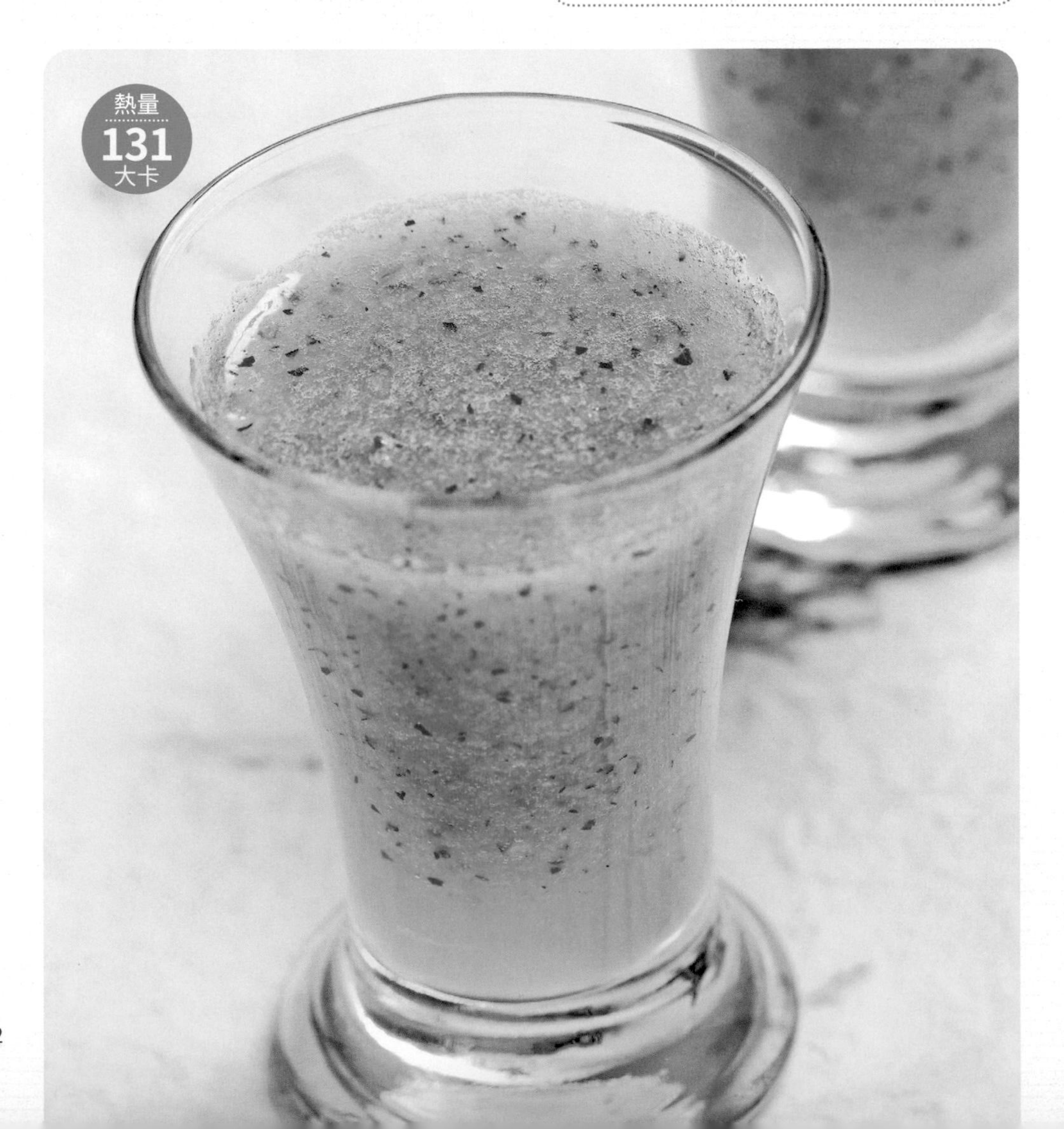

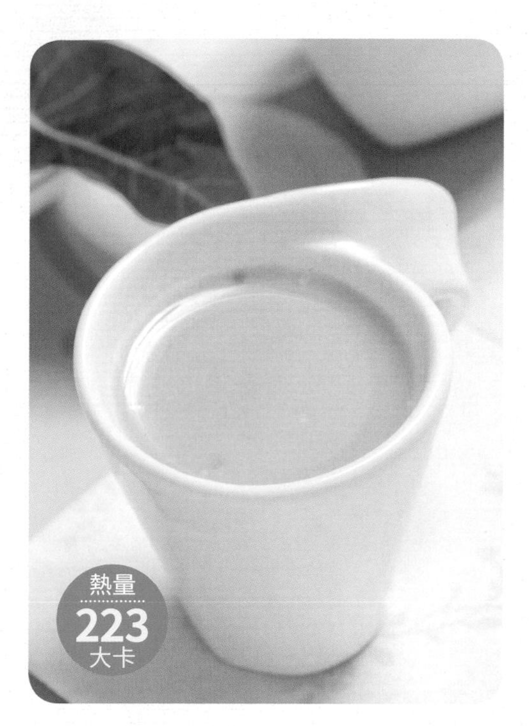


## 小米紅棗汁

### 補氣養顏

**材料** 小米 20 公克、紅棗 30 公克、黃豆 20 公克、水 300 毫升。

**榨汁** 小米用清水浸泡 2 小時，洗淨；黃豆用清水浸泡 10 ～ 12 小時，洗淨；紅棗洗淨，去核，切碎。把備好的食材一同倒入豆漿機中，加水至上、下水位線之間，按下「五穀」鍵，煮至豆漿機提示豆漿做好即可。

**飲用** 每天 1 ～ 2 次，每次 240 毫升。

**功效**

小米含有色胺酸，可以改善睡眠，有助於改善氣色；紅棗含有鐵、維生素等物質，可以幫助補血養顏；黃豆含有大豆異黃酮，可以改善氣色。

## 紅棗紫米汁

### 改善氣色

**材料** 紅棗30公克、紫米30公克、水300毫升。

**榨汁** 紫米清洗乾淨，用清水浸泡 2 小時；紅棗洗淨，去核，切碎。將備好的食材倒入豆漿機中，加水至上、下水位線之間，按下「五穀」鍵，煮至豆漿機提示豆漿做好即可。

**飲用** 每天 1 ～ 2 次，每次 240 毫升。

**功效**

紅棗、紫米都是具有滋補作用的食材，可以健脾益胃、補氣養血，從而改善氣色。

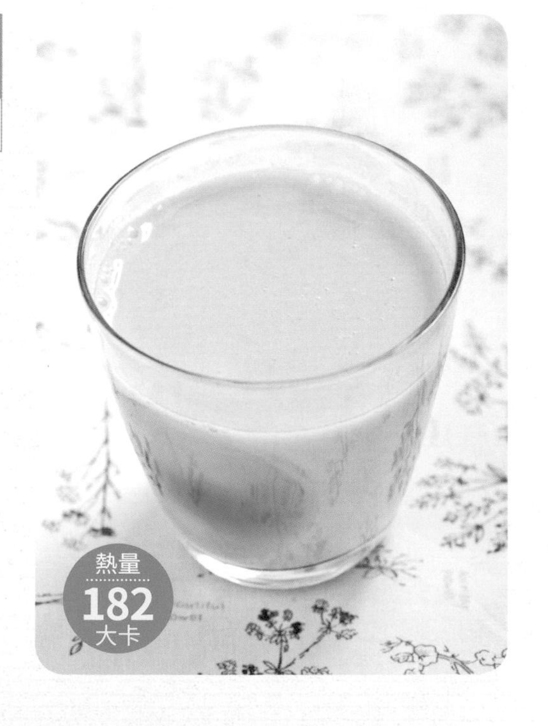

# 菠菜雪梨汁

## 生津潤燥

**材料** 菠菜、雪梨各 100 公克、蜂蜜 1 小匙、水 200 毫升。

**榨汁** 菠菜洗淨，過水後放涼，切小段；雪梨洗淨，去核，切小塊。將備好的食材放入榨汁機中，加入水攪打，打好後加入蜂蜜調勻即可。

**飲用** 每天 1 ～ 2 次，每次 240 毫升。

**功效**

菠菜是著名的補鐵食材，有助於預防缺鐵性貧血，改善氣色，搭配雪梨打成汁飲用，更可以生津潤燥、止咳祛痰。

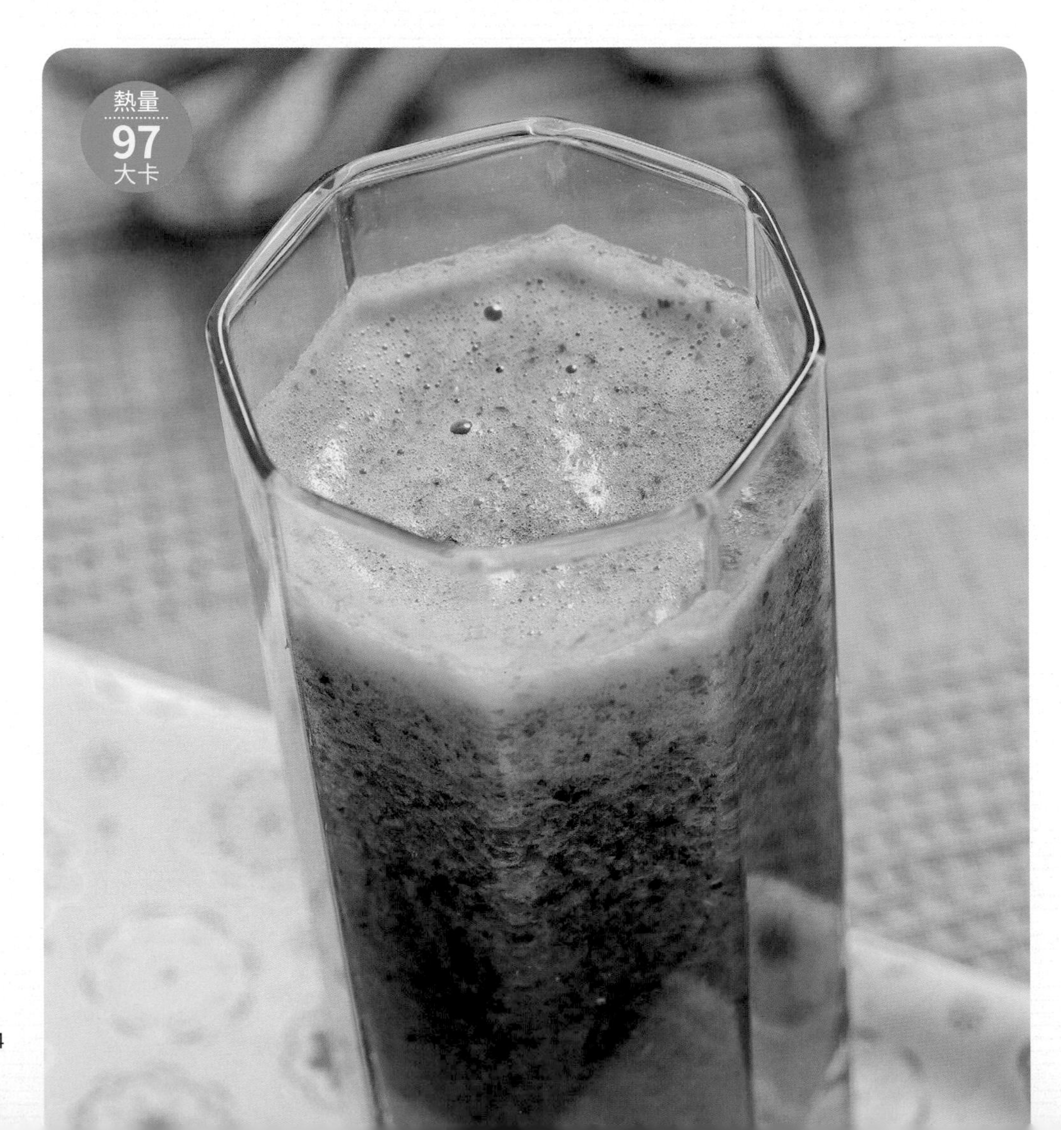

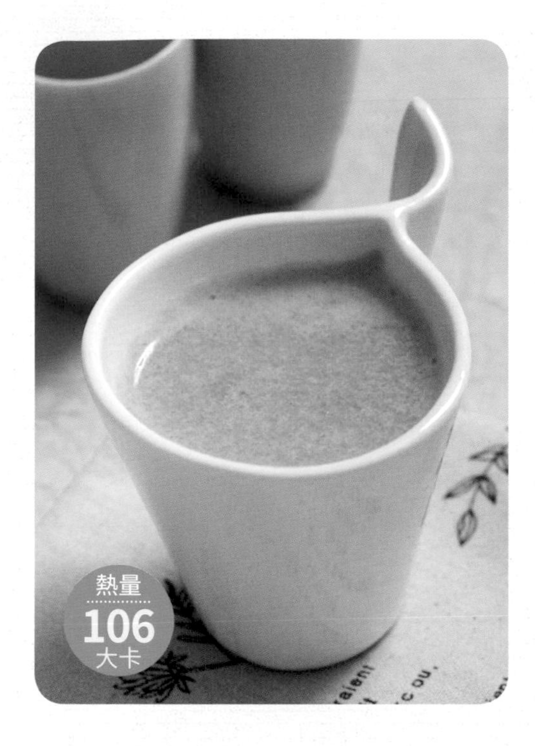


# 胡蘿蔔菠菜汁

## 補血養顏

**材料** 胡蘿蔔 100 公克、菠菜 50 公克、雪梨 50 公克、蘋果 50 公克、檸檬 30 公克、蜂蜜 1 小匙、水 250 毫升。

**榨汁** 胡蘿蔔洗淨，切小段；菠菜燙一下後放涼，然後切小段；雪梨、蘋果洗淨，去皮、去核，切塊；檸檬去皮、去籽。將備好的食材一起倒入榨汁機中，加入水，攪打成汁，倒入杯中，加入蜂蜜攪勻即可。

**飲用** 每天 1 ～ 2 次，每次 240 毫升。

**功效**

這款飲品含有多種蔬果，富含的營養素更多，營養價值更高，具有補血養顏、改善視力、美白肌膚、潤燥止咳等多重功效。

# 草莓菠菜汁

## 保護皮膚健康

**材料** 草莓 50 公克、菠菜 50 公克、葡萄 100 公克、蜂蜜 1 小匙、水 200 毫升。

**榨汁** 菠菜洗淨、去根，用沸水燙一下，撈出放涼，切段；葡萄洗淨，去籽切碎；草莓去蒂，洗淨切碎。將備好的食材放入榨汁機中，加入水攪打均勻即可。

**飲用** 每天 1 ～ 2 次，每次 240 毫升。

**功效**

草莓、菠菜都是補血佳品，有助於改善氣色，增強人體免疫力；葡萄的抗氧化作用強，能預防癌症，減少皮膚細胞受自由基的損害，加入蜂蜜後還能改善口味。這款飲品適合減肥者經常飲用。

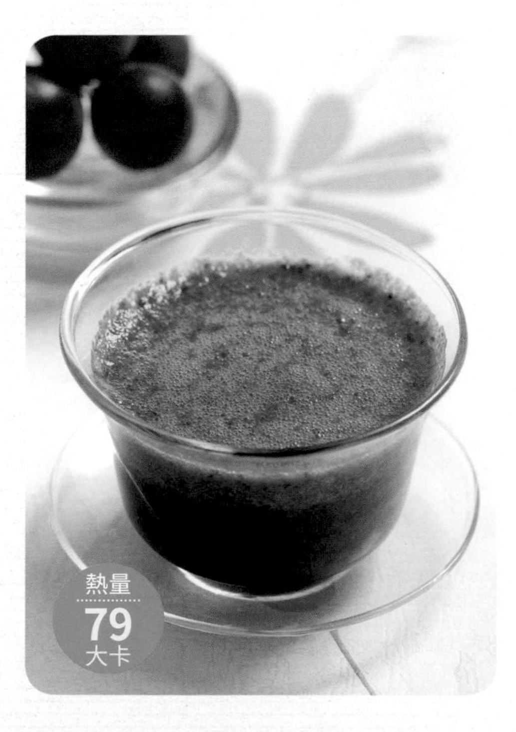

# 西瓜汁

## 延緩衰老

**材料** 西瓜肉 200 公克、蜂蜜 1 小匙、水 100 毫升。

**榨汁** 西瓜去籽，切成小塊。將西瓜塊放入榨汁機中，加水攪打成汁，打好後倒出，調入蜂蜜即可。

**飲用** 每天 1～2 次，每次 240 毫升。

**功效**

西瓜中含有葡萄糖、果糖、蔗糖，膳食纖維、維生素 A、鈣、谷胺酸、瓜氨酸等，具有利尿通便、解暑降熱、延緩衰老的功效，還可以改善黃疸症。

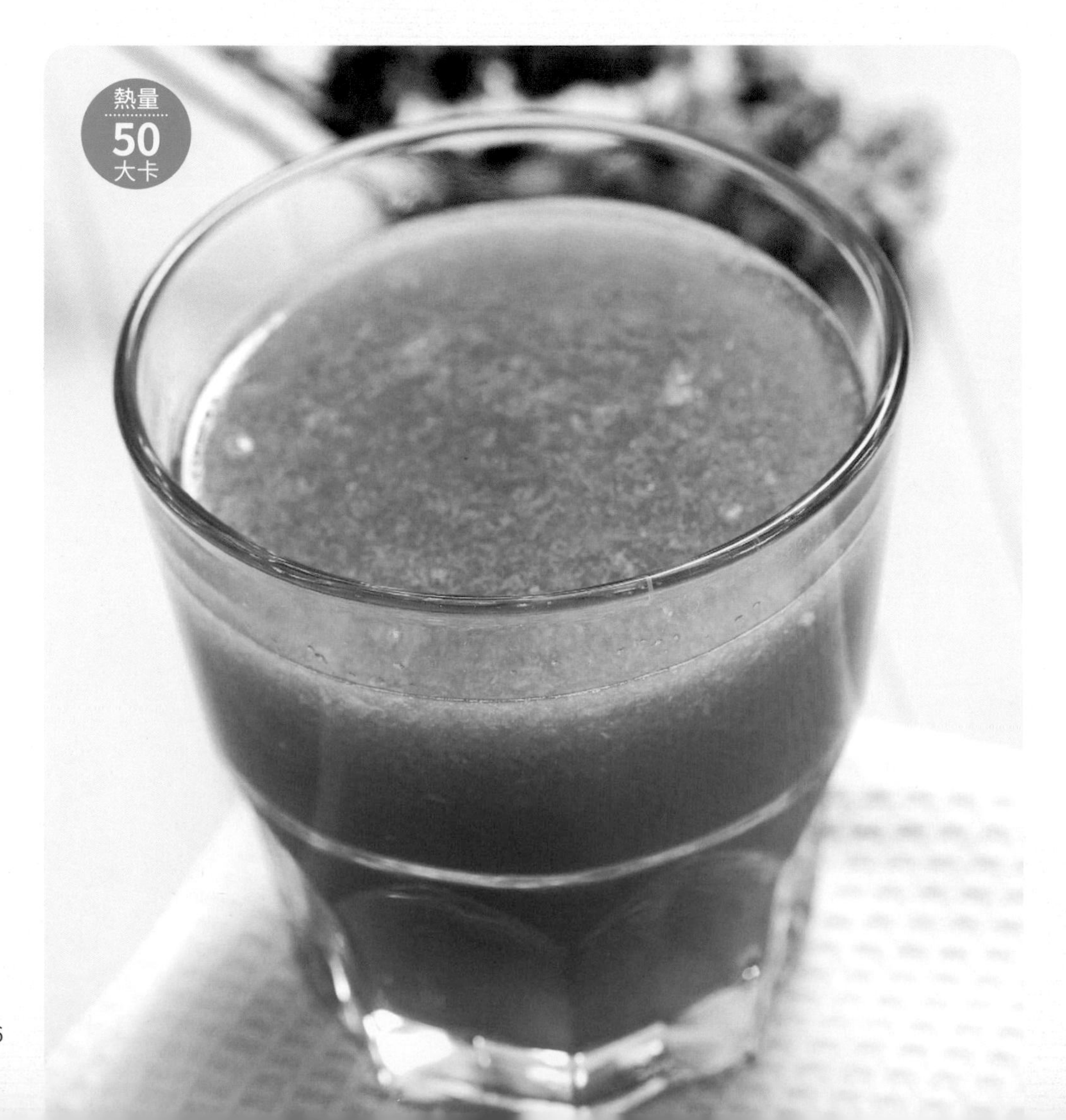

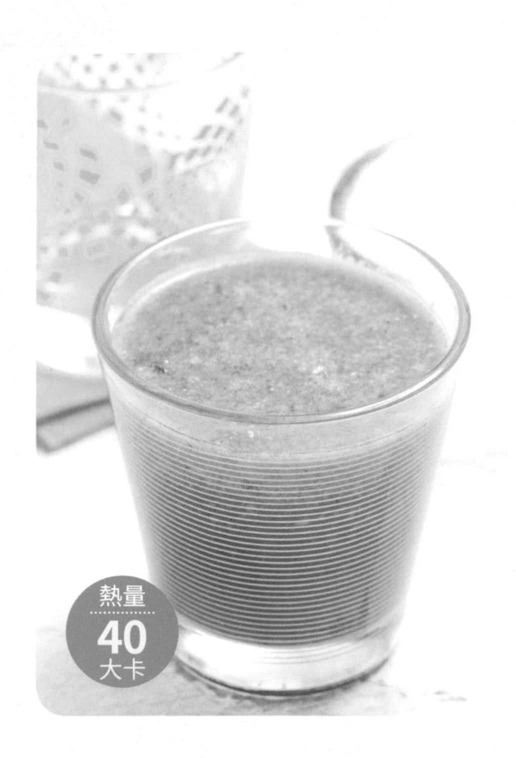


## 西瓜黃瓜汁

### 抗衰老

**材料** 西瓜肉 100 公克、黃瓜 100 公克、蜂蜜 1 小匙、水 100 毫升。

**做法** 西瓜去籽，切小塊；黃瓜洗淨，切小塊。將備好的食材倒入榨汁機中，加入水，攪打成汁後倒入杯中，加蜂蜜調勻即可。

**飲用** 每天 1～2 次，每次 240 毫升。

**功效**

具有利尿消腫、潤腸排毒的功效，還可以抗衰老、增強人體免疫力，預防慢性病。

## 薄荷西瓜汁

### 清咽利喉

**材料** 西瓜 200 公克、薄荷葉 10 公克、水 100 毫升、白糖 10 公克。

**榨汁** 西瓜去皮、去籽，切小塊；薄荷葉洗淨。將備好的食材一同放入榨汁機中，加入水攪打成汁後倒入杯中，加入白糖攪拌至化開即可。

**飲用** 每天 1～2 次，每次 240 毫升。

**功效**

西瓜可以降暑解渴、利尿排毒，薄荷具有清咽利嗓、殺菌消炎的功效，兩者搭配，不僅功效互補，而且味道清涼宜人，是夏季的一款絕佳飲品。

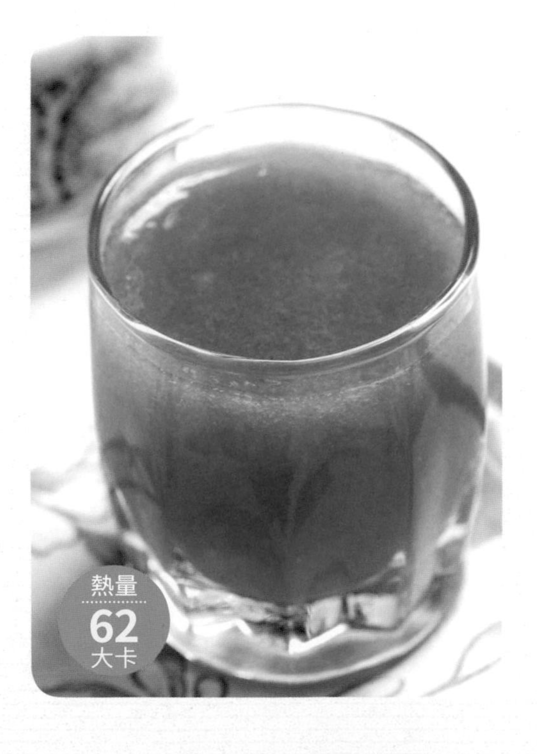

# ✓啟動體內自癒力

有些人因為不良的生活習慣而得了疾病，醫生卻沒辦法根治，但最後這個人慢慢自我康復了，這是人體的自癒力的關係。經常飲用高植化素的蔬果汁，可以為我們提供營養，幫助我們提高自身的自癒力，活出健康人生！

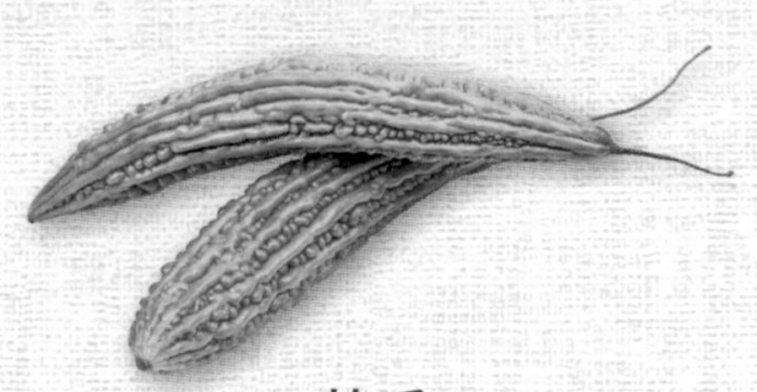

**苦瓜**

熱量：19 大卡／ 100 公克
苦瓜多酚：促進皮膚新陳代謝

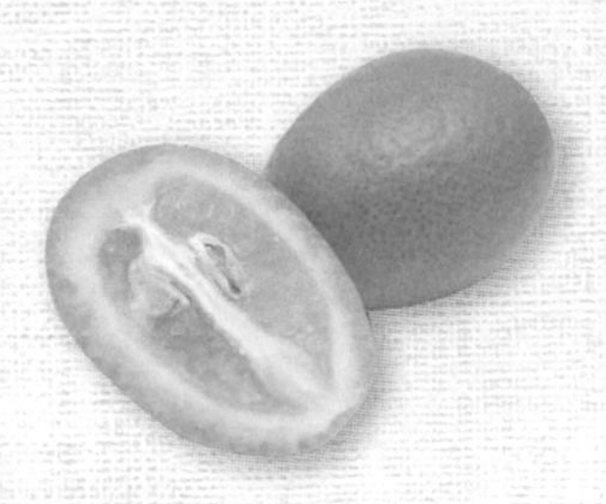

**金桔**

熱量：55 大卡／ 100 公克
黃烷酮：緩解皮膚過敏

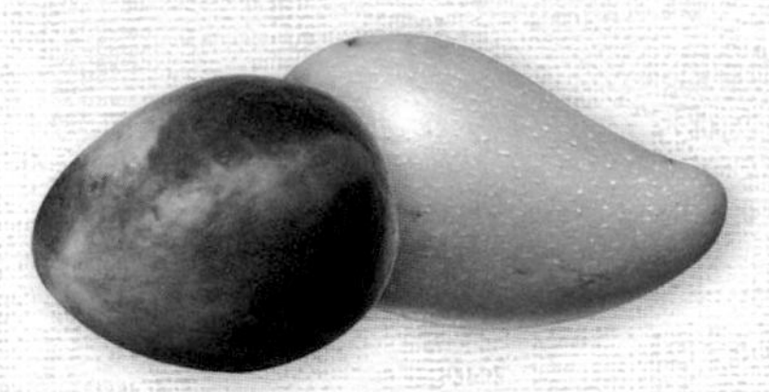

**芒果**

熱量：32 大卡／ 100 公克
維生素 A：150 微克／ 100 公克

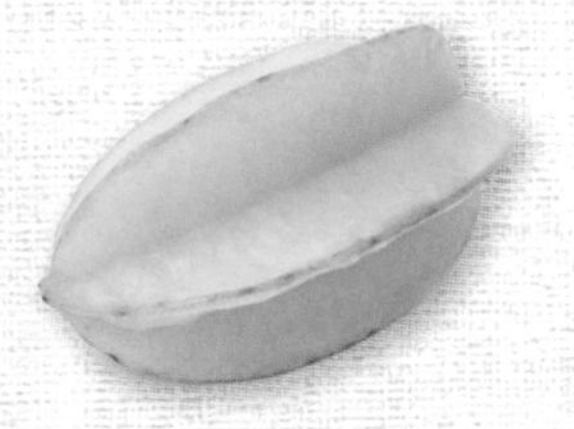

**楊桃**

熱量：29 大卡／ 100 公克
楊桃多酚：抗老化

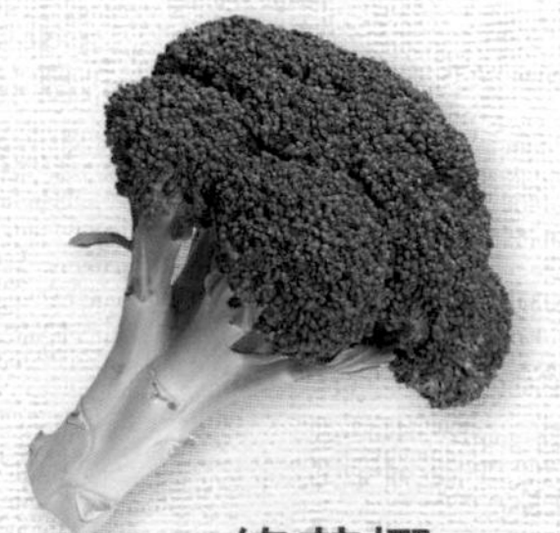

**綠花椰**

熱量：33 大卡／ 100 公克
綠花椰多酚：增強皮膚抗損傷能力

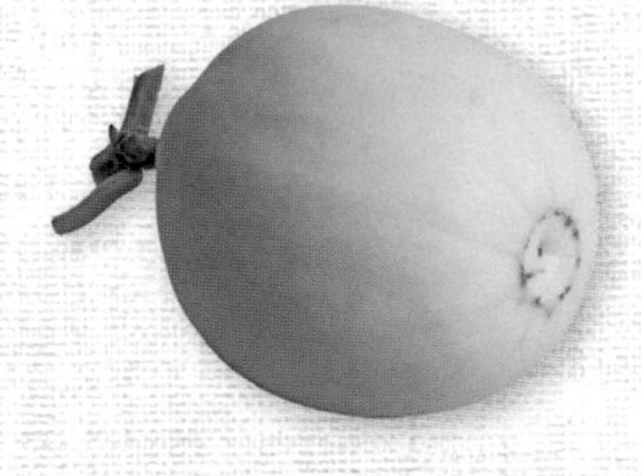

**香瓜**

熱量：26 大卡／ 100 公克
有機硫化物：維持皮膚健康

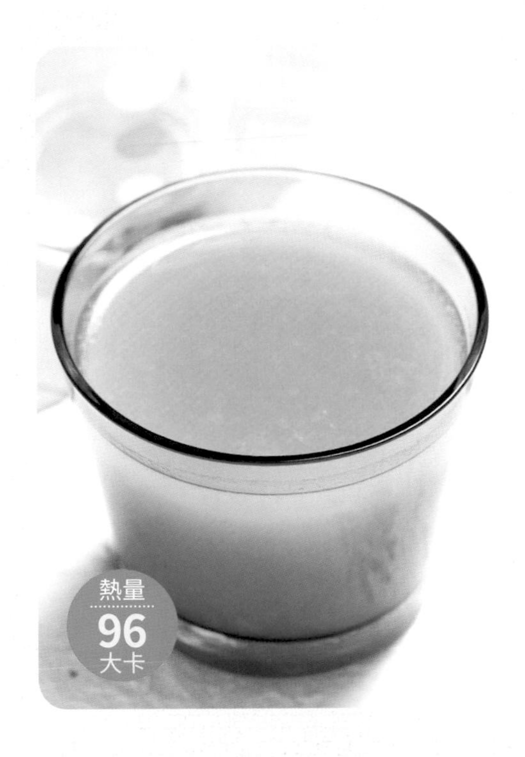


# 楊桃蘋果汁

排毒、美白、養顏

**材料** 楊桃和蘋果各 50 公克、金桔 100 公克、水 100 毫升。

**榨汁** 楊桃削去邊，洗淨，切小塊；金桔洗淨，去皮，切半；蘋果洗淨，去皮和籽，切小塊。將備好的食材倒入榨汁機中，加水攪打成汁即可。

**飲用** 每天 1～2 次，每次 240 毫升。

**功效**

含有豐富的維生素 C 和膳食纖維，除了提高身體自癒力和免疫力外，還能促進胃腸排毒和美容養顏。

# 楊桃葡萄汁

補血美容

**材料** 葡萄 200 公克、楊桃 1 個、水 300 毫升、蜂蜜 1 小匙。

**榨汁** 葡萄、楊桃用水洗淨，楊桃切塊備用。將上述材料放入榨汁機內，加入 300 毫升水，再加入蜂蜜混合攪打成汁。過濾後倒入杯中即可。

**飲用** 每天 1～2 次，每次 240 毫升。

**功效**

富含花青素、維生素、膳食纖維，不但能提高人體自癒力，還可以滋潤喉部、補血美容。

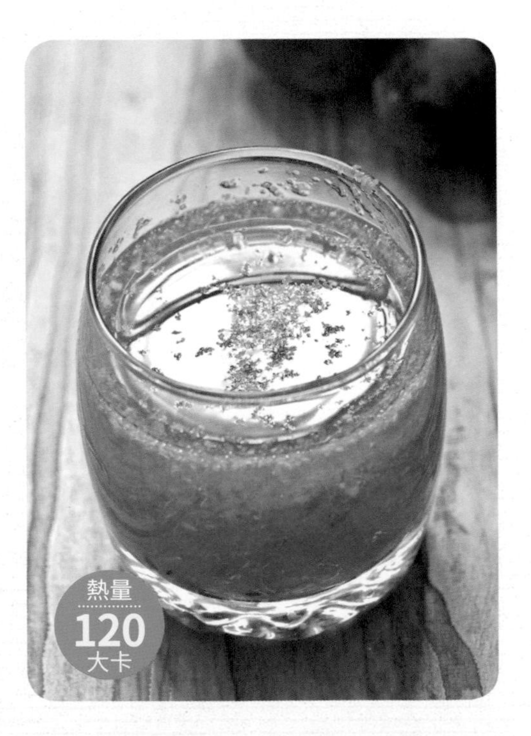

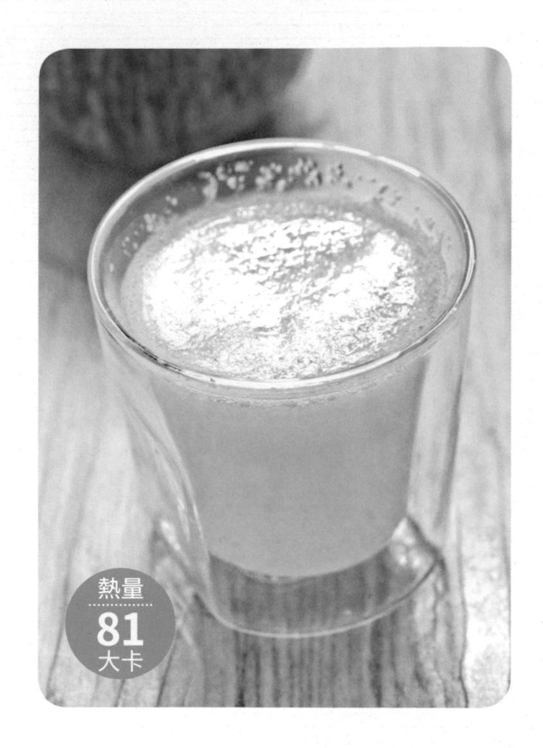


# 楊桃蘋果檸檬汁

## 美白肌膚

**材料** 楊桃 100 公克、蘋果 100 公克、檸檬汁 20 毫升、水 100 毫升。

**榨汁** 蘋果洗淨，去皮和籽，切小塊；楊桃洗淨，切小塊。將備好的材料倒入榨汁機，加水打成汁，用檸檬汁調味即可。

**飲用** 每天 1 ～ 2 次，每次 240 毫升。

**功效**

富含維生素、礦物質和膳食纖維，能夠啟動人體自癒力，改善亞健康狀態；還有很好的美白肌膚、改善食慾的功效。

# 蘋果蘆薈汁

## 促進腸道蠕動

**材料** 蘋果 150 公克、蘆薈 20 公克、蜂蜜 1 小匙、水 100 毫升。

**榨汁** 蘋果洗淨，去皮、去核，切丁；蘆薈洗淨，切小塊。將上述食材一同放入榨汁機中，加水攪打成汁後倒入杯中，加蜂蜜調勻即可。

**飲用** 每天 1 ～ 2 次，每次 240 毫升。

**功效**

增強身體抵抗力，促進腸道蠕動，消腫利咽等功效，非常適合夏秋季節飲用。

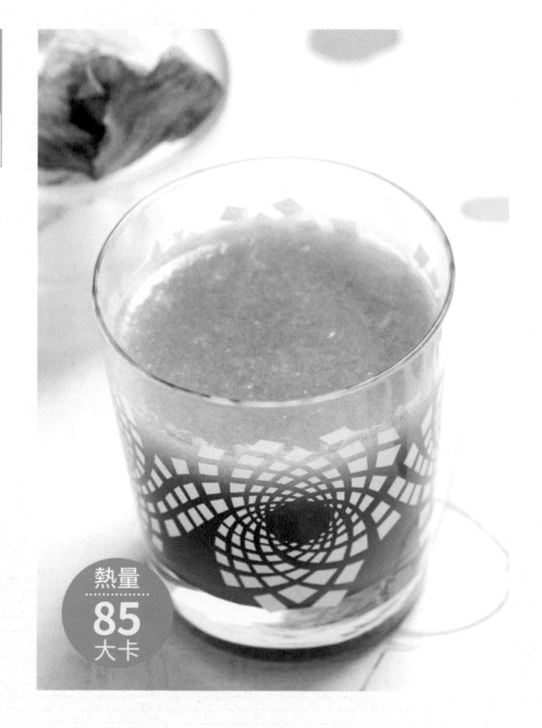

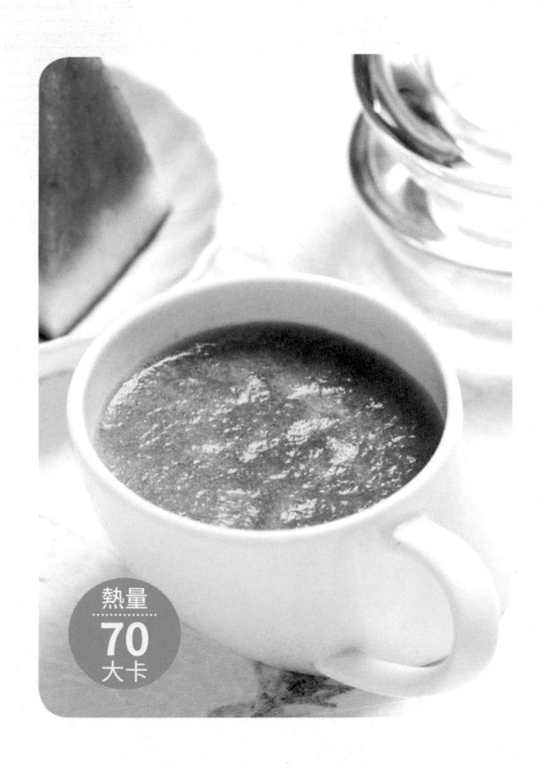


## 蘆薈西瓜汁

### 提高皮膚彈性

**材料** 蘆薈 20 公克、西瓜 200 公克、水 100 毫升。

**榨汁** 西瓜去皮、去籽，切小塊；蘆薈洗淨，去皮，切小塊。將食材一同放入榨汁機中，加水攪打成汁，倒入杯中即可飲用。

**飲用** 每天 1 ～ 2 次，每次 240 毫升。

**功效**

除了能夠改善血液循環、提高自癒力外，還能幫助祛斑、祛痘、美白和滋潤肌膚、提高皮膚彈性。

## 芒果蘆薈汁

### 延緩衰老

**材料** 芒果 2 個、蘆薈 10 公克、蜂蜜 1 小匙、水 100 毫升。

**榨汁** 蘆薈洗淨後，取出果肉備用；芒果洗淨，去皮和核，留下果肉備用。把兩種果肉放到榨汁機裡，加水打成汁，最後調入蜂蜜即可。

**飲用** 每天 1 ～ 2 次，每次 240 毫升。

**功效**

芒果搭配蘆薈榨汁飲用，可增強身體抵抗力，提高身體的自癒力；此外，還能輔助降低血脂，延緩衰老。

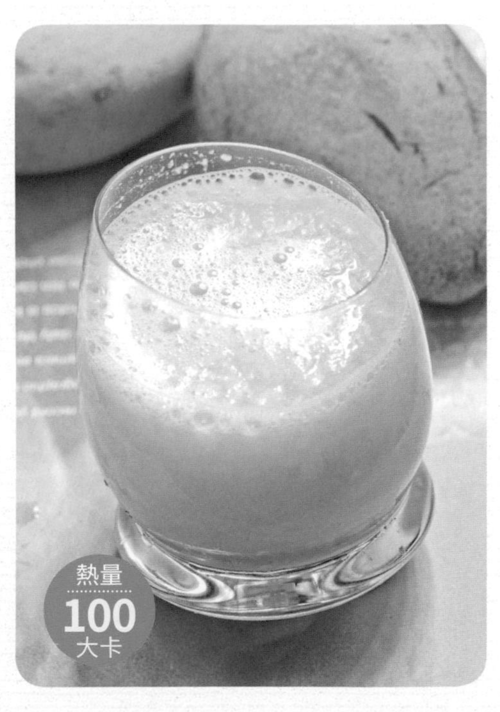

# 芒果蜂蜜牛奶飲

## 助眠

**材料**　芒果 100 公克、脫脂牛奶 150 毫升、蜂蜜 1 小匙。

**榨汁**　芒果洗淨，去皮、去核，將果肉切成小塊。然後將芒果、牛奶放入榨汁機裡攪打成汁，打好後加入蜂蜜調勻即可。

**飲用**　每天 1 ～ 2 次，每次 240 毫升。

**功效**

芒果、牛奶均富含鈣、維生素、礦物質，牛奶還含有豐富的色胺酸等成分，一起榨汁飲用可調節神經系統，提高身體的自癒力。

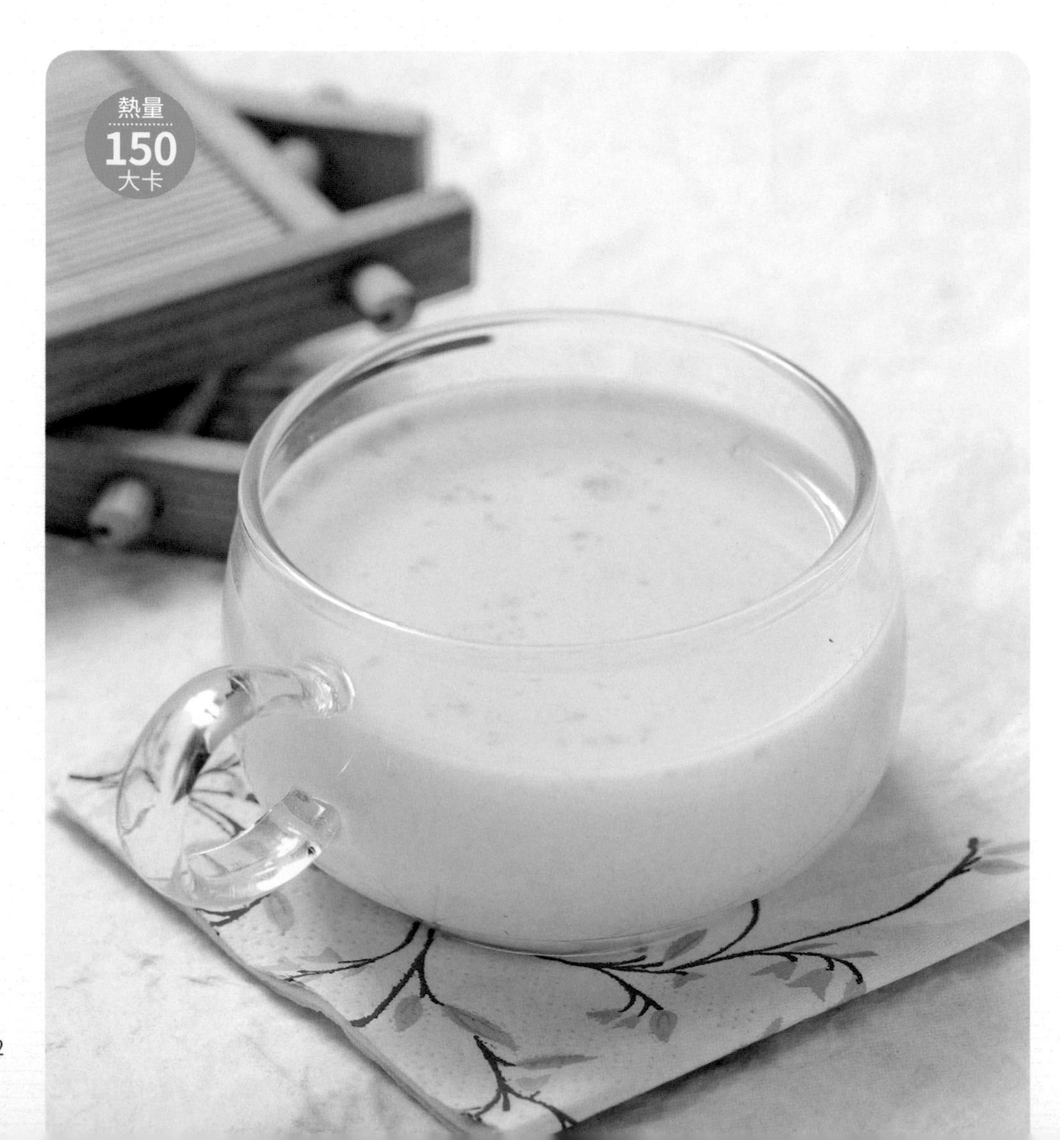

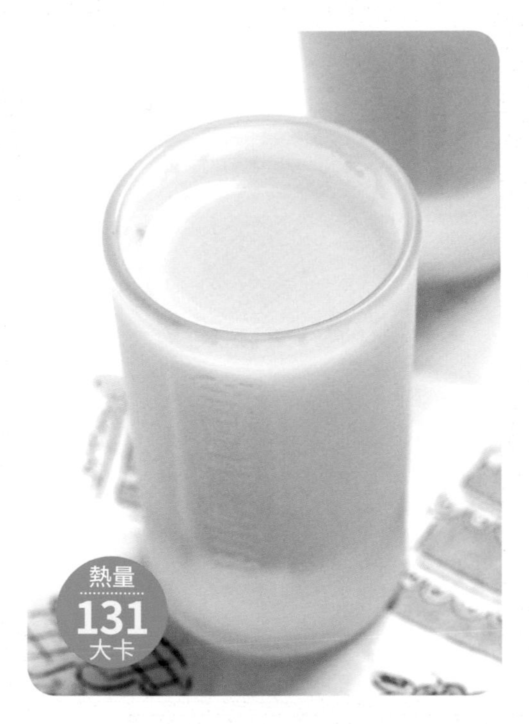


# 芒果香蕉牛奶飲

## 消除疲勞

**材料** 芒果 100 公克、脫脂牛奶 150 毫升、香蕉 50 公克、白糖 1 小匙。

**榨汁** 芒果去皮、去核，切小塊；香蕉去皮，切小塊。將食材同牛奶一同放入榨汁機中，攪打成汁後倒入杯中，加入白糖攪拌至化開即可。

**飲用** 每天 1 ～ 2 次，每次 240 毫升。

**功效**

此款飲品富含蛋白質、碳水化合物、維生素 B 群、鉀等營養素，可補充體力、強健骨骼、消除疲勞，提高自癒力。

# 柳丁芒果汁

## 排毒養顏

**材料** 柳丁 100 公克、芒果 100 公克、蘋果 50 公克、蜂蜜 1 小匙、水 100 毫升。

**榨汁** 芒果對切，去籽、去皮；柳丁切塊，去皮；蘋果洗淨，去核，切塊。將切好的芒果、蘋果、柳丁放入榨汁機中，加水打成汁，調入蜂蜜即可。

**飲用** 每天 1 ～ 2 次，每次 240 毫升。

**功效**

這款蔬果汁富含維生素 C 和膳食纖維，能促進新陳代謝，啟動人體自癒力，排毒養顏。

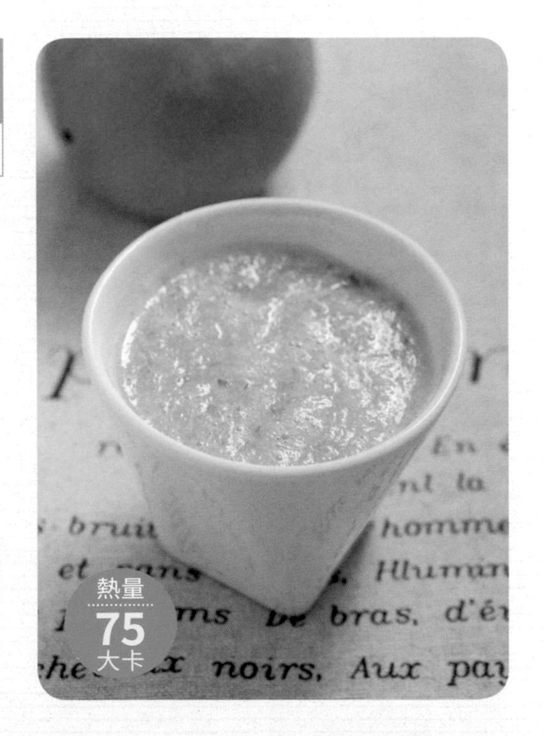

# 金桔蔬果汁

## 促進血液循環

**材料** 金桔 100 公克、胡蘿蔔和青江菜各 50 公克、檸檬 30 公克、水 100 毫升。

**榨汁** 胡蘿蔔洗淨，切丁；青江菜洗淨，去根，切成段；金桔、檸檬去皮、去籽，切塊。將所有食材一同放入榨汁機中，加水攪打成汁即可。

**飲用** 每天 1 ～ 2 次，每次 240 毫升。

**功效**

金桔和檸檬富含維生素 C，胡蘿蔔富含胡蘿蔔素，加上青江菜一同打汁飲用，可以促進血液循環，提高身體的自癒力。

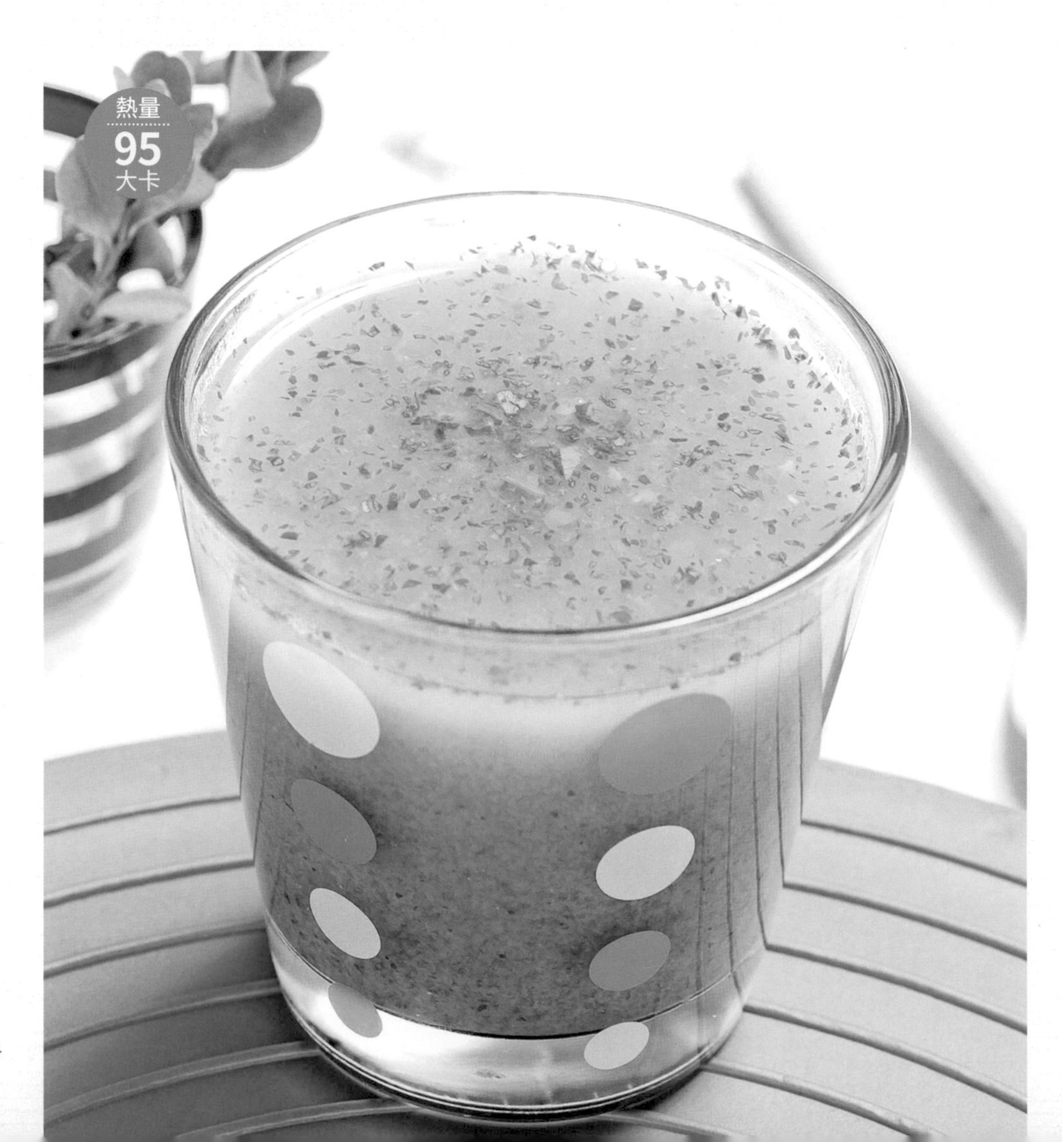

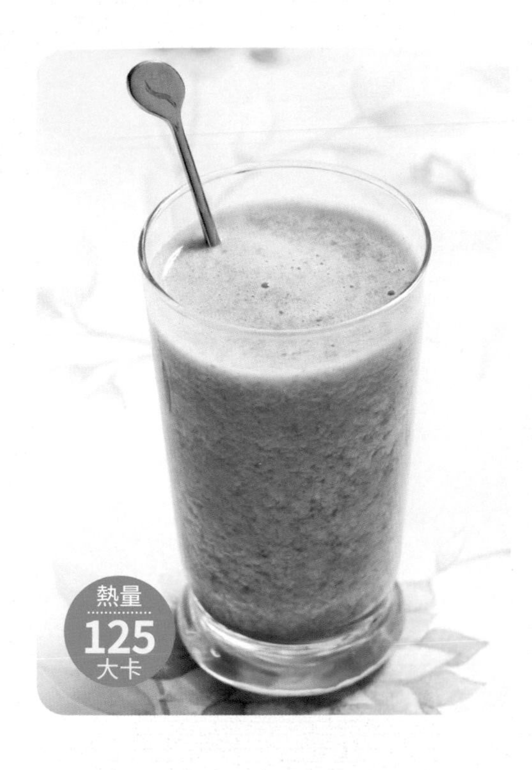


# 金桔菠菜汁

## 保護皮膚健康

**材料** 金桔 100 公克、菠菜 50 公克、豆漿 150 毫升。

**榨汁** 金桔去皮，去籽；菠菜清洗乾淨，入沸水中燙一下，撈出放後切小段。將食材和豆漿一同放入榨汁機，攪打成汁後倒入杯中即可。

**飲用** 每天 1～2 次，每次 240 毫升。

**功效**

這款蔬果汁加入了黃豆，富含維生素 P、鐵以及蛋白質和鈣元素，能夠促進血液循環，提高自癒力，還能保護皮膚健康。

# 奇異果桔汁

## 抵抗風熱感冒

**材料** 奇異果 100 公克、金桔 100 公克、熟蛋黃 1 個、水 100 毫升。

**榨汁** 奇異果去皮，切小塊；金桔去皮和籽，切小塊；熟蛋黃碾碎。將食材一同放入榨汁機中，加水攪打成汁即可。

**飲用** 每天 1～2 次，每次 240 毫升。

**功效**

含有膳食纖維、多酚、維生素、礦物質等，營養素豐富，可以有效提高人體免疫力，有助於抵抗風熱感冒。

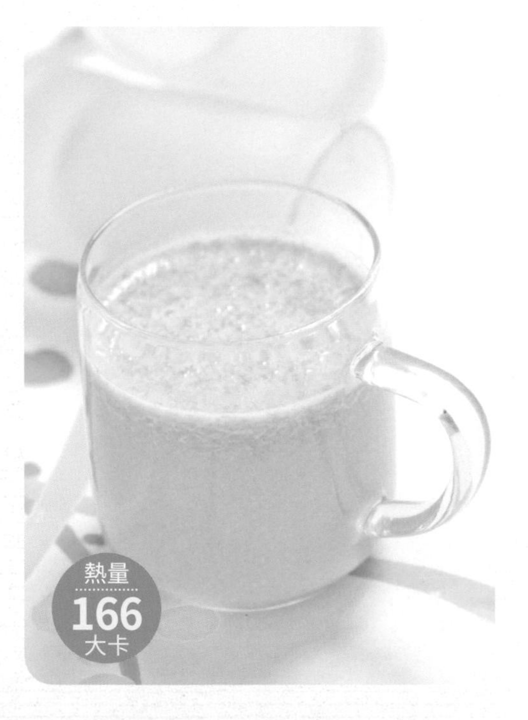

# 香瓜汁

## 提高自癒力

**材料**　香瓜 200 公克、水 100 毫升。

**榨汁**　香瓜洗淨，去皮、去籽，切成小塊，放入榨汁機中，加水攪打成汁即可。

**飲用**　每天 1～2 次，每次 240 毫升。

**功效**

香瓜汁有利於人體心臟和肝臟以及腸道系統的活動，促進內分泌和造血功能，提高自癒力。中醫也認為香瓜有「消暑熱，解煩渴，利小便」的功效。

熱量 52 大卡

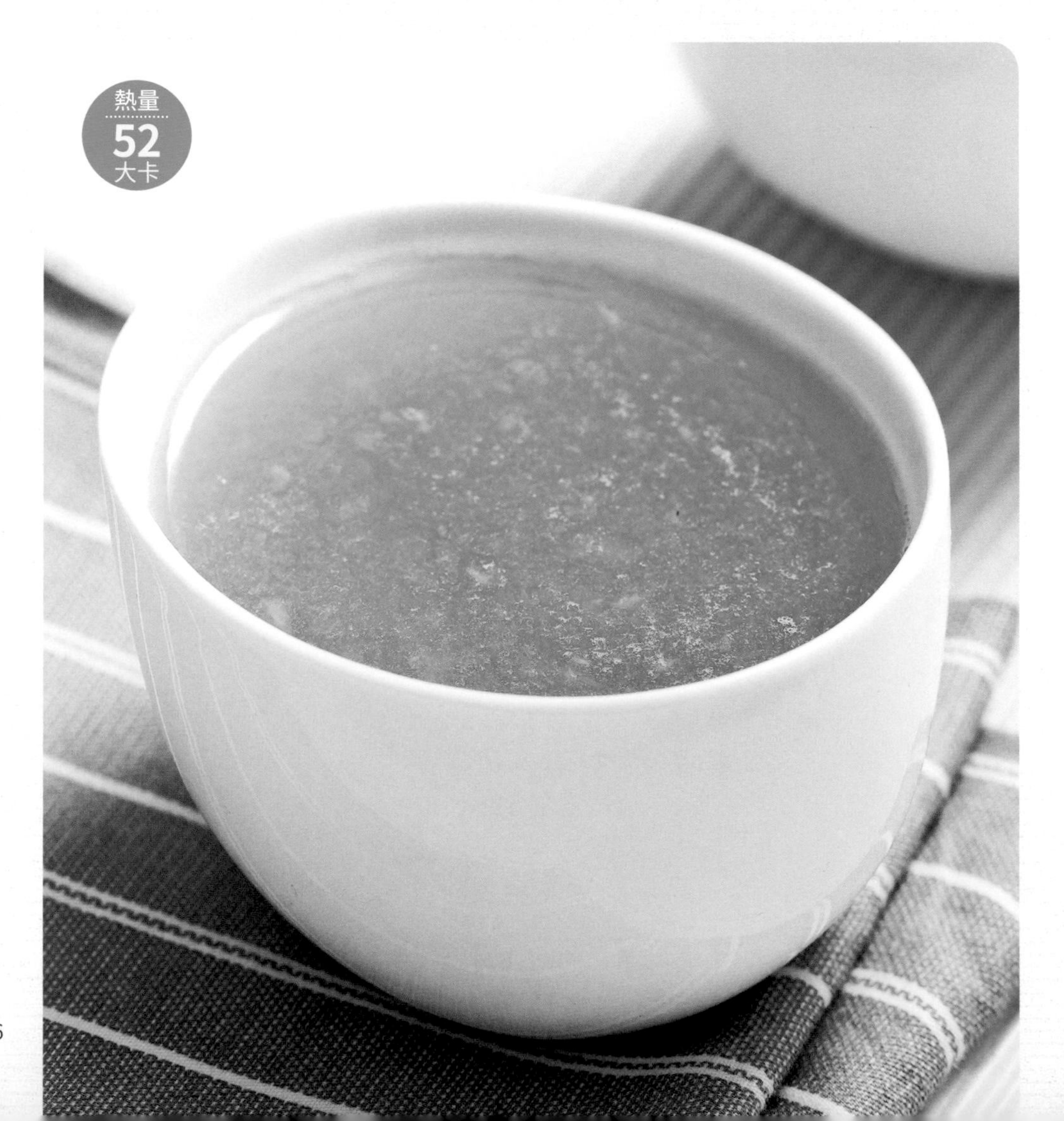

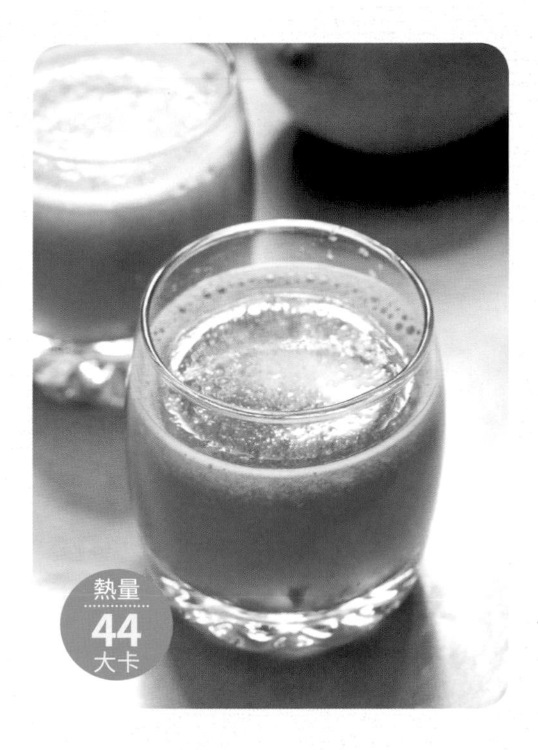


# 香瓜檸檬汁

## 改善皮膚健康

**材料** 香瓜 100 公克、檸檬 50 公克、蜂蜜 1 小匙、水 100 毫升。

**榨汁** 香瓜、檸檬洗淨，去皮、去籽，切小塊。將食材倒入全自動豆漿機中，加水，按下「蔬果汁」鍵，打好後倒入杯中，加入蜂蜜攪勻即可。

**飲用** 每天 1 ～ 2 次，每次 240 毫升。

**功效**

富含維生素 C、膳食纖維，以及香瓜特有的芳香物質，除了能提升身體的自癒力之外，還有助於改善皮膚健康。

# 玉米香瓜汁

## 保護黏膜健康

**材料** 香瓜 150 公克、鮮玉米粒 50 公克、蜂蜜 1 小匙、水 200 毫升。

**榨汁** 香瓜去皮，去籽，切小塊；玉米粒洗淨。將香瓜塊與玉米粒放入豆漿機中，加水打成汁，過濾後倒入杯中，最後加入蜂蜜調味。

**飲用** 每天 1 ～ 2 次，每次 240 毫升。

**功效**

富含胡蘿蔔素、葉黃素、維生素等成分，有助於刺激身體的自癒力，改善血液循環，保護黏膜健康。

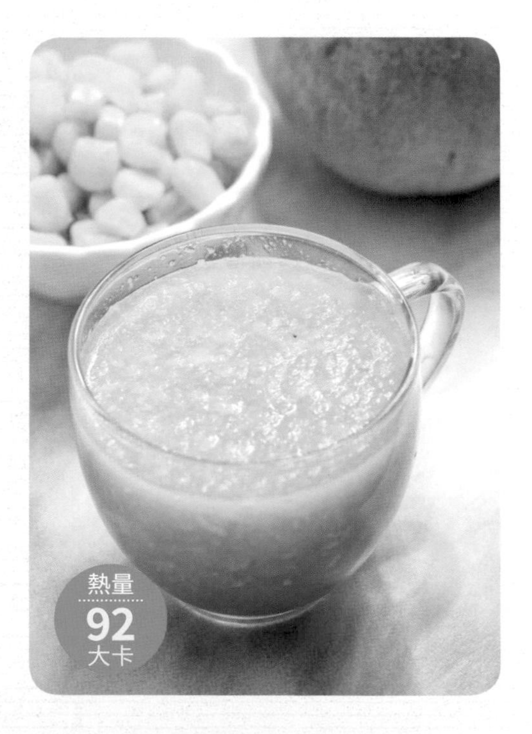

# ✓提升免疫力，告別「亞健康」

相信很多人經常有疲勞、頭暈、失眠等困擾，如果你正在經歷這些症狀，還可能是身體發出的亞健康的警訊，千萬別輕忽！

蔬果中富含多種抗氧化物質和礦物質，只要聰明地選擇蔬果，打成汁飲用，既美味又營養，擺脫亞健康，讓身體恢復活力就這麼簡單！

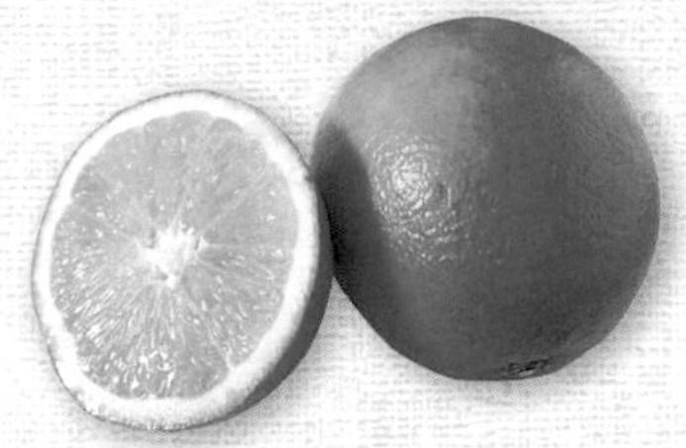

**柳丁**

熱量：47 大卡／ 100 公克

檸檬素：軟化角質

**甜椒**

熱量：19 大卡／ 100 公克

辣椒紅素：改善皮膚血液循環

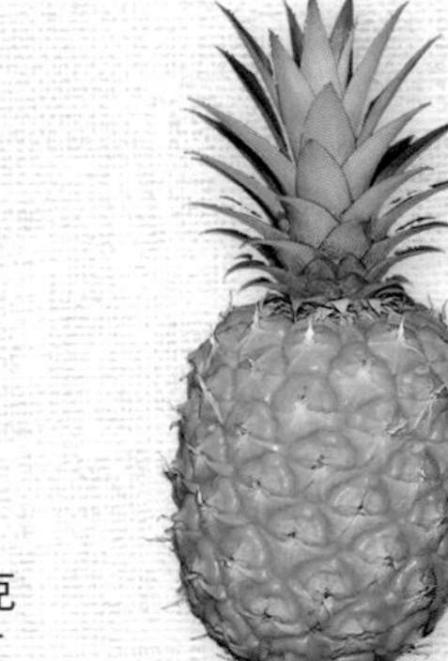

**蘋果**

熱量：52 大卡／ 100 公克

鉀：119 毫克／ 100 公克

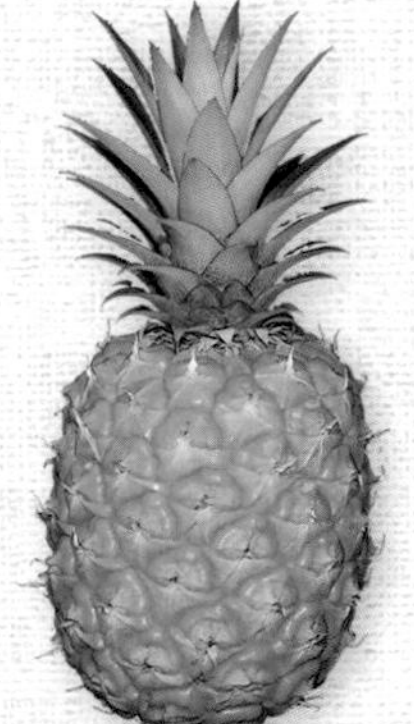

**鳳梨**

熱量：41 大卡／ 100 公克

鳳梨朊酶：消除水腫

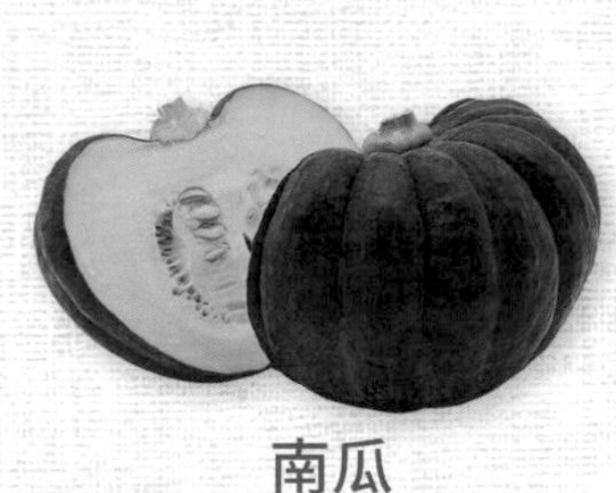

**南瓜**

熱量：22 大卡／ 100 公克

南瓜多醣：促進皮膚細胞生成

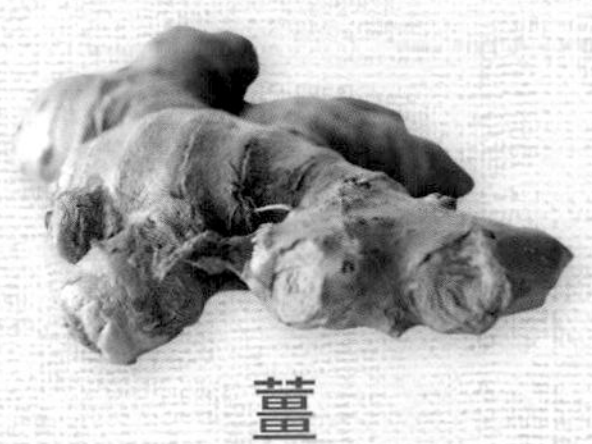

**薑**

熱量：41 大卡／ 100 公克

薑黃素：抑制皮膚細菌生成

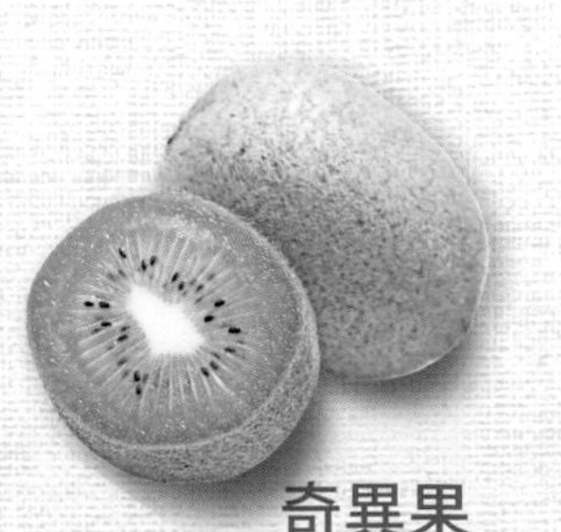

**奇異果**

熱量：56 大卡／ 100 公克

維生素 C：62 毫克／ 100 公克

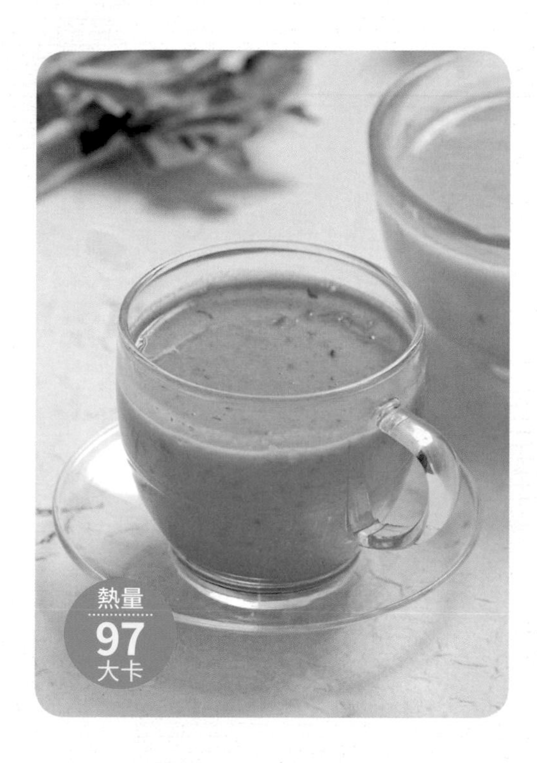


# 甜椒優酪乳

## 防止脂肪堆積

**材料** 甜椒（紅）100 公克、脫脂優酪乳 100 毫升、水 50 毫升。

**榨汁** 甜椒洗淨，去蒂、去籽，切成小丁。將甜椒丁與優酪乳一起放入榨汁機中，加水打成汁即可。

**飲用** 每天 1～2 次，每次 240 毫升。

**功效**

甜椒中富含辣椒素，有很好的抗氧化功效，不僅可加速新陳代謝，改善血液循環，還能提高免疫力。搭配優酪乳一同榨汁飲用，還能防止體內脂肪的聚集，使面色紅潤。

# 番茄甜椒汁

## 增強身體活力

**材料** 番茄 200 公克、甜椒（黃）100 公克、蜂蜜 1 小匙、水 100 毫升。

**榨汁** 番茄、甜椒均洗淨，去蒂，切塊。將食材放入榨汁機中，加水攪打，打好後加入蜂蜜調勻即可。

**飲用** 每天 1～2 次，每次 240 毫升。

**功效**

番茄和甜椒中維生素的含量都十分豐富，一起打汁飲用，可以改善食慾不振，補充腦力，增添身體活力。

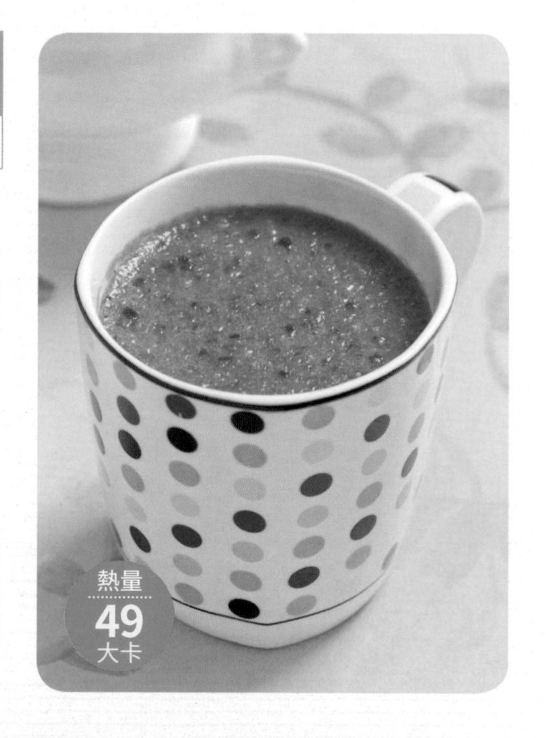

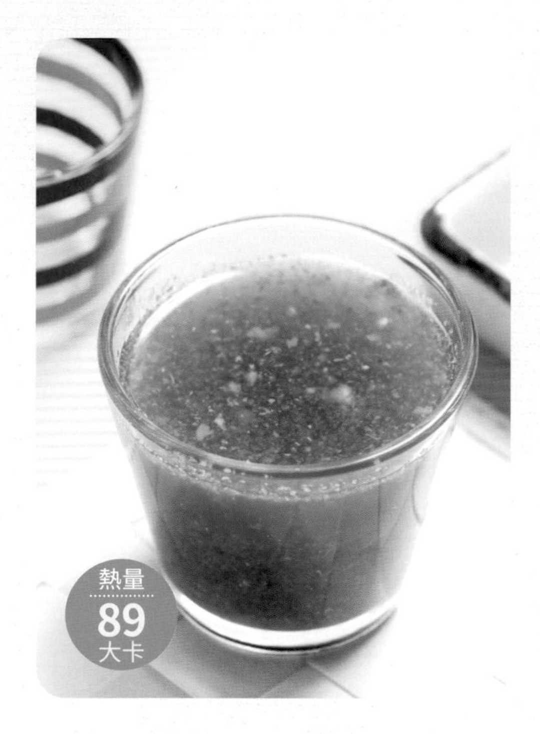


# 葉酸蔬果汁

## 助眠、減壓

**材料** 甜椒（黃）50 公克、芹菜 50 公克、鳳梨 150 公克、檸檬 30 公克、水 100 毫升。

**榨汁** 芹菜清洗乾淨，切段；甜椒洗淨，去籽，切小塊；鳳梨去皮，切小塊，放鹽水中浸泡 15 分鐘，撈出沖洗；檸檬洗淨，去皮和籽，切小塊。將食材一同放入榨汁機中，加水攪打成汁即可。

**飲用** 每天 1 ～ 2 次，每次 240 毫升。

**功效**

甜椒、鳳梨和檸檬都含有豐富的維生素 C 和葉酸，搭配上芹菜，可以提高身體的抗病能力，還能改善神經健康。

# 鳳梨汁

## 調節膚色

**材料** 鳳梨 200 公克、水 100 毫升。

**榨汁** 將鳳梨去皮，切成小塊，用淡鹽水浸泡 10 分鐘。將鳳梨塊倒入榨汁機中，加入水攪打，果汁打成後用濾網濾掉水果渣即可。

**飲用** 每天 1 ～ 2 次，每次 240 毫升。

**功效**

這款果汁中含有鳳梨酵素及鳳梨蛋白酶、維生素 C 等，具有溶解血管中的纖維蛋白及血栓的作用，從內而外對人體的調節，達到美白、調節膚色的作用。

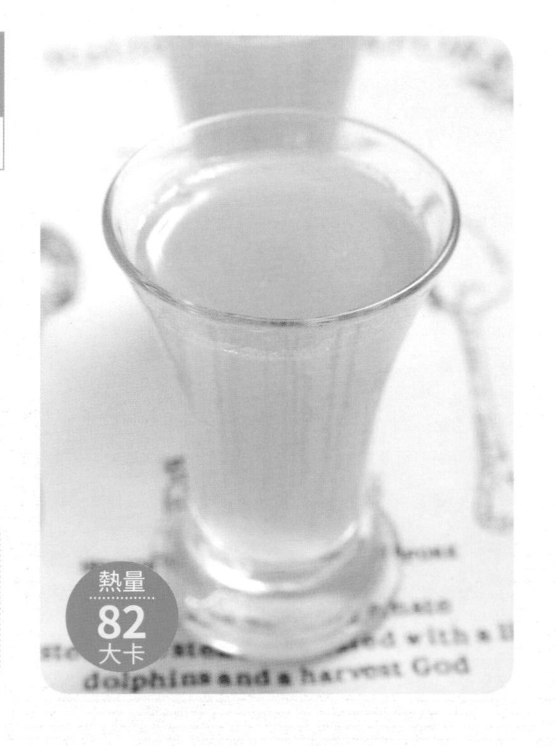

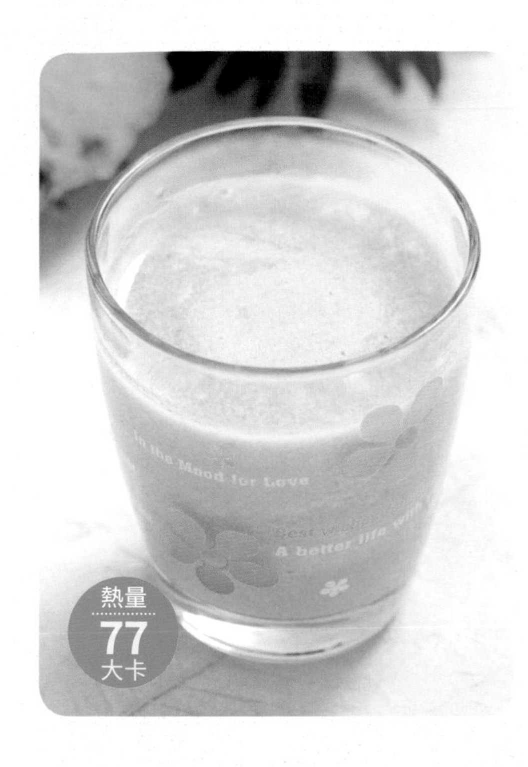


## 蘋果蘿薑汁

驅寒、美白

**材料** 蘋果 100 公克、鳳梨 50 公克、生薑 10 公克、水 200 毫升。

**榨汁** 蘋果洗淨，去皮、去核，切丁；菠蘿切成丁，放淡鹽水中浸泡約 15 分鐘，然後撈出沖洗一下；生薑切碎。將備好的食材一同放入榨汁機中，加入水攪打成汁後倒入杯中即可。

**飲用** 每天 1 ～ 2 次，每次 240 毫升。

**功效**

富含維生素 C，可以幫助皮膚達到細膩、白嫩的效果。因為加入了生薑，所以喝這杯蔬果汁還可以驅寒。

## 芹菜鳳梨汁

排毒、養顏、抗衰老

**材料** 芹菜 100 公克、鳳梨 50 公克、優酪乳 150 毫升。

**榨汁** 鳳梨去皮，切小塊，放入鹽水中浸泡 15 分鐘；芹菜清洗乾淨，切小段。將所有材料一起倒入榨汁機中，並放入優酪乳攪打，攪打均勻後倒入杯中即可。

**飲用** 每天 1 ～ 2 次，每次 240 毫升。

**功效**

芹菜中富含維生素 P 和膳食纖維，維生素 P 可以增強血管的彈性，膳食纖維可以促進排毒，搭配鳳梨一起打成汁飲用，不僅改變味道，還可以增強延緩皮膚衰老、排毒養顏的作用。

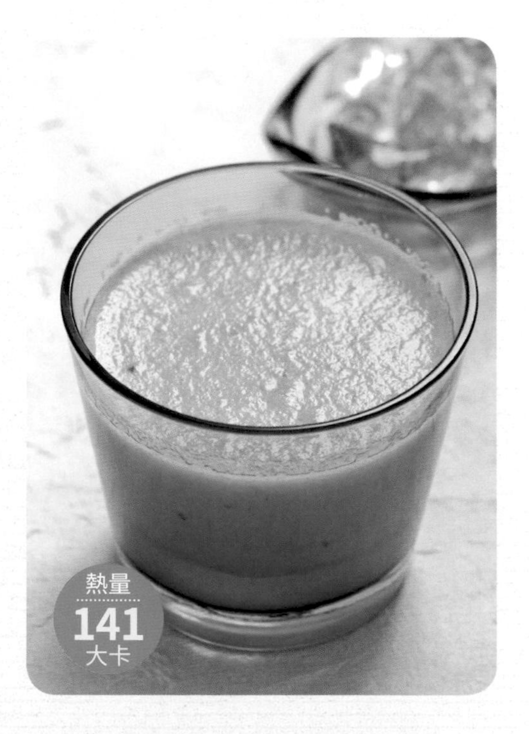

# 絲瓜汁

## 美白、抗過敏

**材料** 絲瓜 150 公克、蜂蜜 1 小匙、涼開水 100 毫升。

**榨汁** 將絲瓜洗淨，去皮，切成小塊。將準備好的絲瓜倒入榨汁機中，加涼開水榨成汁，調入蜂蜜即可。

**飲用** 每天 1 ～ 2 次，每次 240 毫升。

**功效**

絲瓜中富含維生素 B 群、維生素 C，榨汁飲用能夠改善亞健康狀態，美白皮膚，還能增加身體的抗過敏能力。

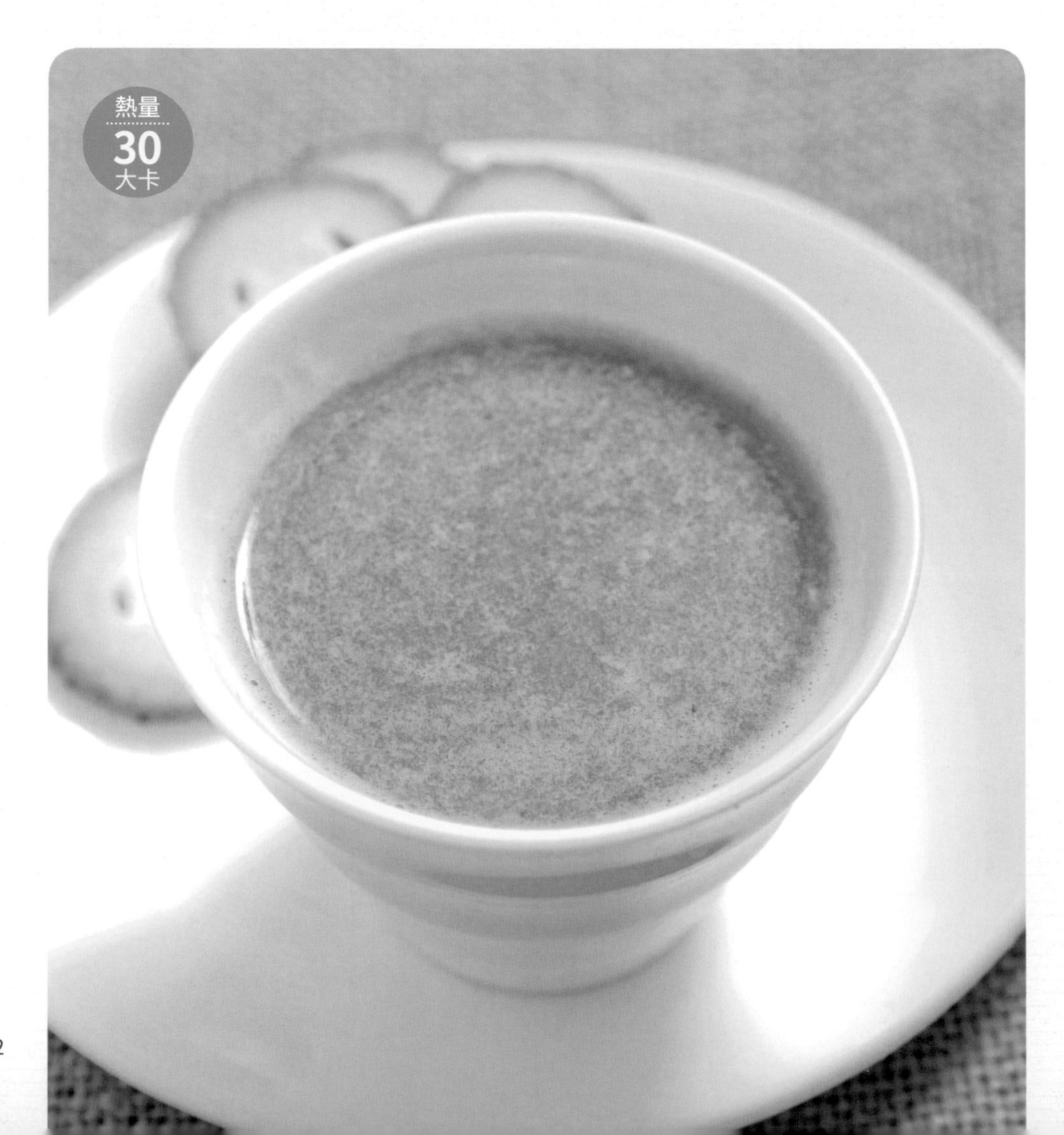

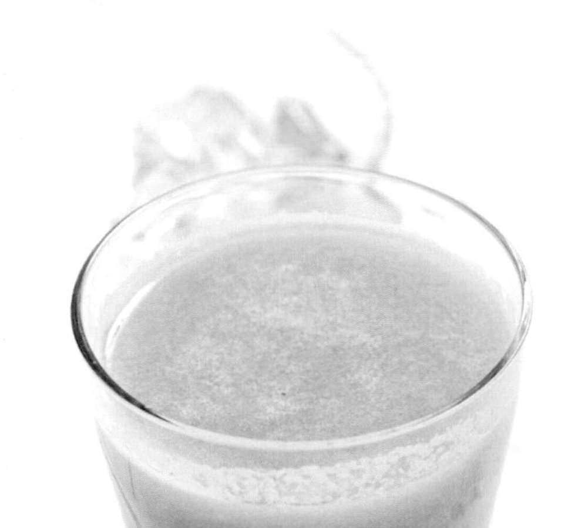


# 絲瓜蘋果汁

## 提高免疫力

**材料** 絲瓜 100 公克、蘋果 100 公克、檸檬汁 20 毫升、水 100 毫升。

**榨汁** 絲瓜洗淨，切小塊；蘋果洗淨，去皮、去核，切小丁。將絲瓜、蘋果放入榨汁機中，加水攪打成汁，打好後加入檸檬汁調勻。

**飲用** 每天 1 ～ 2 次，每次 240 毫升。

**功效**

絲瓜中富含多種胺基酸，蘋果含有豐富的果膠、礦物質，搭配一起榨汁飲用，營養豐富，可以提高免疫力。

# 葡萄絲瓜汁

## 助消化、健脾胃

**材料** 絲瓜 100 公克、葡萄 100 公克、檸檬汁 20 毫升、水 100 毫升。

**榨汁** 絲瓜洗淨，切小塊；葡萄沖洗乾淨。然後將絲瓜塊、葡萄放入榨汁機中，加水攪打成汁，打好後加入檸檬汁調味即可。

**飲用** 每天 1 ～ 2 次，每次 240 毫升。

**功效**

富含果糖、果酸、檸檬酸、維生素、膳食纖維，能夠改善人體的自癒力，提高抗病能力，還能助消化、健脾胃。

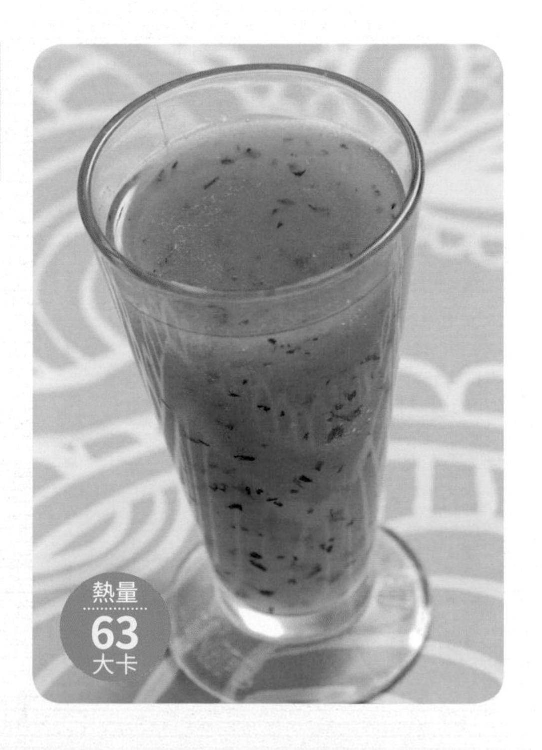

# 胡蘿蔔蘋果薑汁

## 提高免疫力

**材料** 胡蘿蔔 50 公克、蘋果 100 公克、薑 25 公克、水 100 毫升。

**榨汁** 蘋果洗淨，去皮、去核，切丁；胡蘿蔔洗淨，切丁；生薑切碎。將食材放入榨汁機中，加入 200 毫升水攪打成汁即可。

**飲用** 每天 1 ～ 2 次，每次 240 毫升。

**功效**

富含胡蘿蔔素、膳食纖維、薑黃素等，能夠改善體質，提高身體免疫力。

熱量
81
大卡

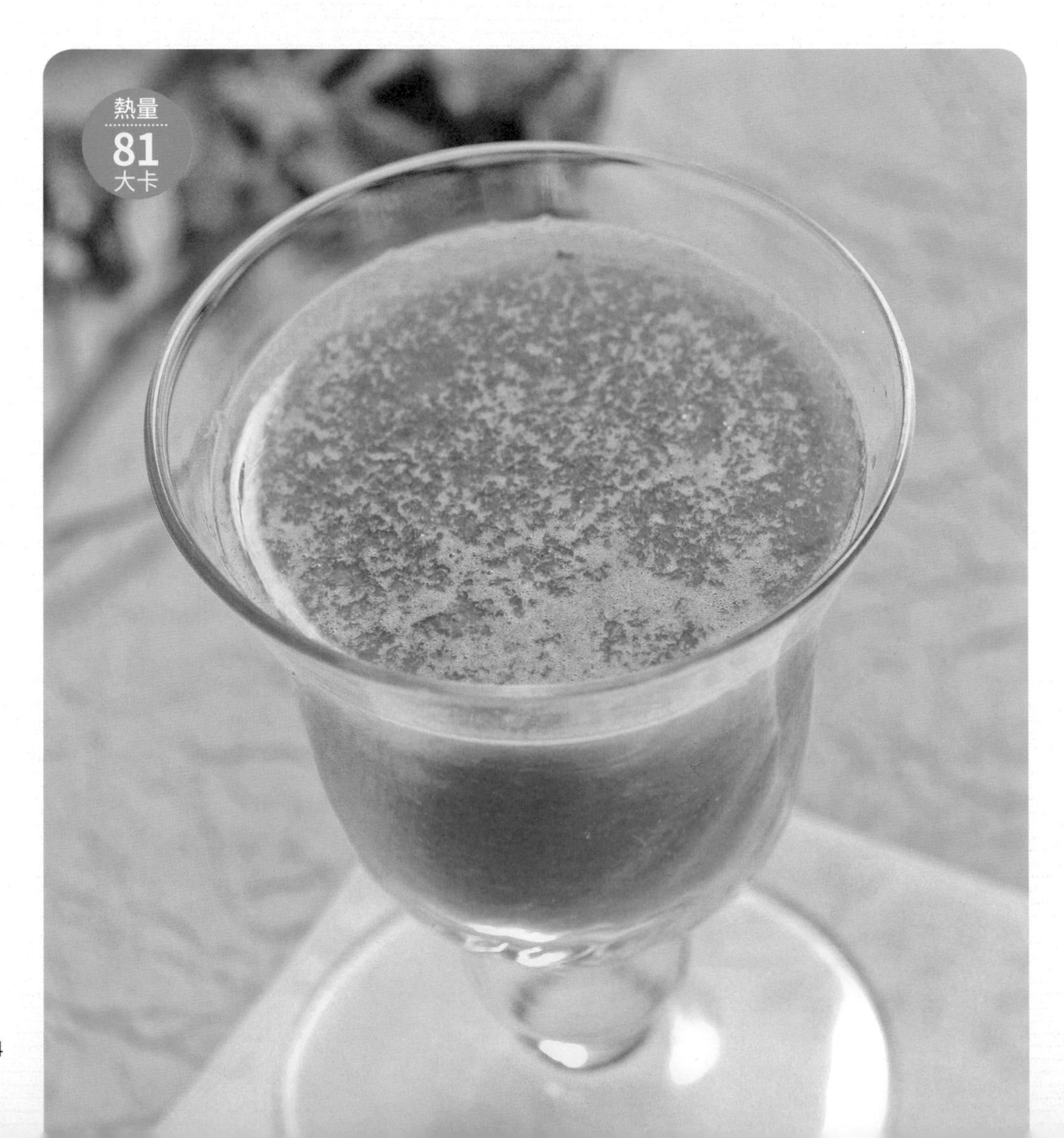

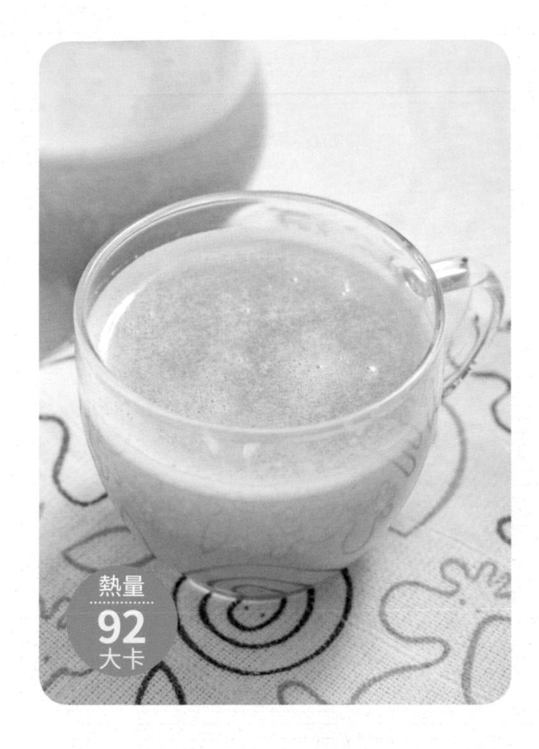


# 薑梨蜂蜜飲

## 排毒、止咳

**材料** 雪梨 200 公克、薑 10 公克、蜂蜜 1 小匙、水 100 毫升。

**榨汁** 雪梨洗淨，削皮，去籽，切小塊。生薑洗淨，削皮，切成塊。將備好的材料倒入榨汁機內，加水攪打成汁。然後稍微加熱後，放入蜂蜜即可。

**飲用** 每天 1 ～ 2 次，每次 240 毫升。

**功效**

雪梨具有清熱潤肺、止咳化痰、排毒的功效，添加薑汁和蜂蜜更有助於改善身體健康狀態，還能排毒、止咳。

# 薑棗橘子汁

## 補血、提高抵抗力

**材料** 橘子 100 公克、紅棗 30 公克、薑 10 公克、水 100 毫升。

**榨汁** 橘子去皮、去籽，切成小塊；紅棗洗淨，去核，切碎；薑洗淨，切碎。將食材一同放入榨汁機，加水攪打成汁即可。

**飲用** 每天 1 ～ 2 次，每次 240 毫升。

**功效**

橘子和紅棗均富含維生素 C，薑有暖身的功效。一起榨汁飲用可以提高身體抵抗力，補充血氣。

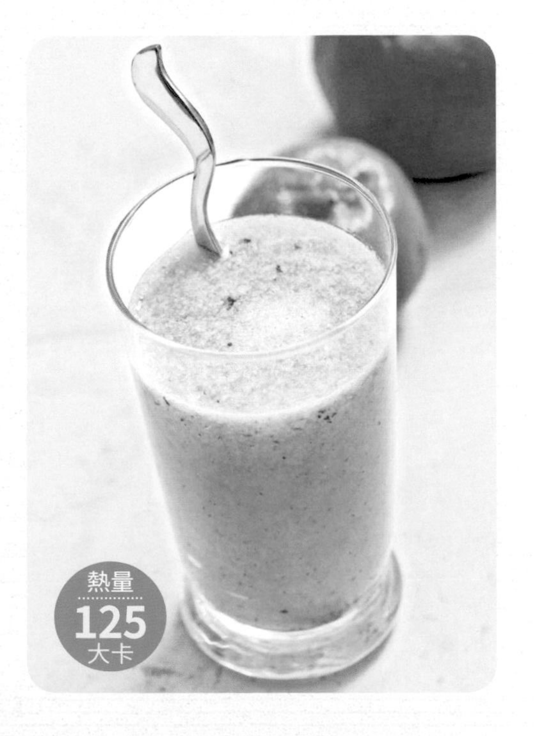

# 黑芝麻南瓜汁

## 預防便祕

**材料** 南瓜 150 公克、黑芝麻 25 公克、水 100 毫升。

**榨汁** 南瓜去籽，洗淨，切小塊，放入蒸鍋中蒸熟，去皮，放涼備用。將南瓜和黑芝麻放入榨汁機中，加入水攪打均勻即可。

**飲用** 每天 1 ～ 2 次，每次 240 毫升。

**功效**

強身健體，改善胃腸道狀態，還有助於防止便祕。

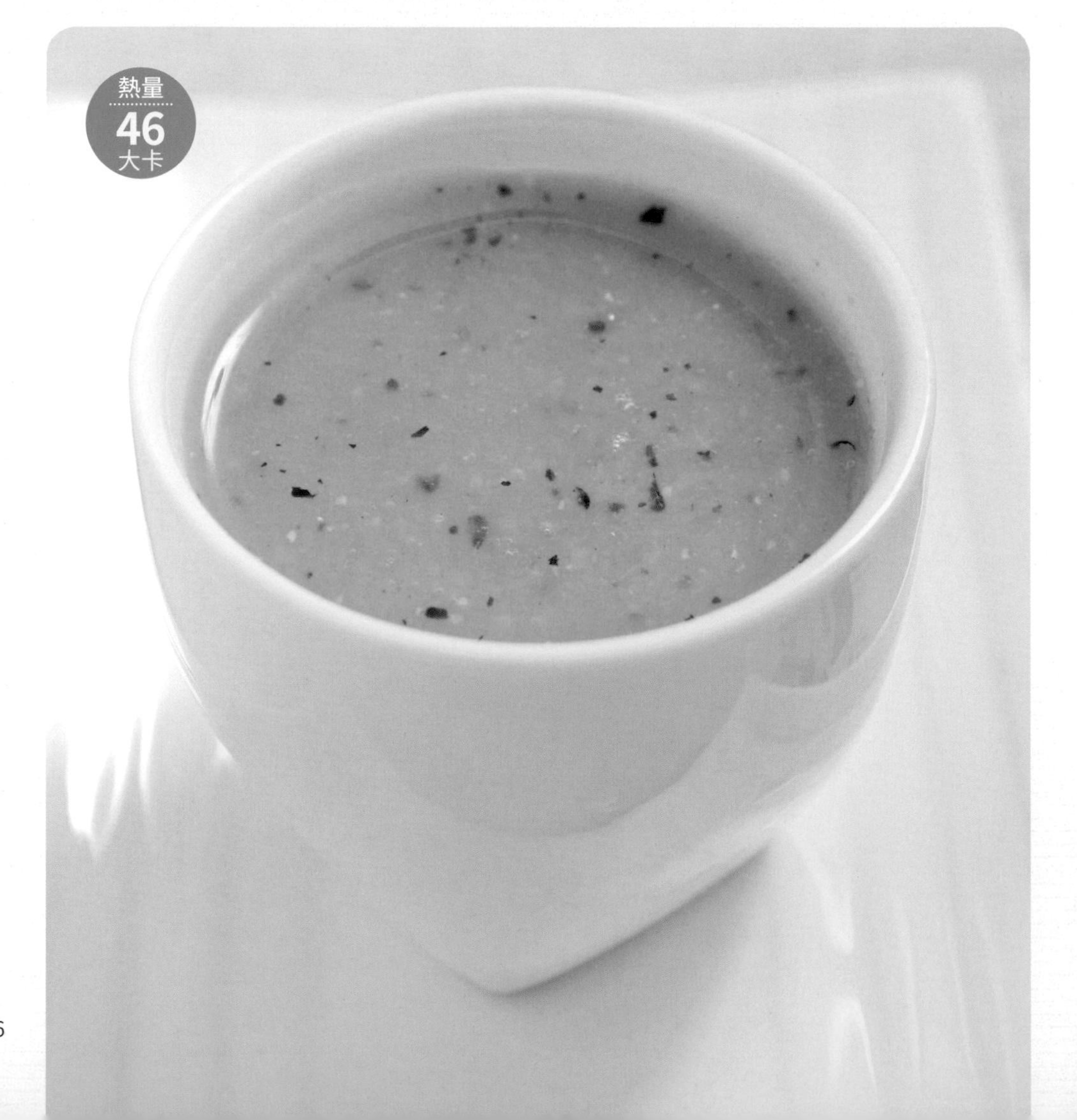

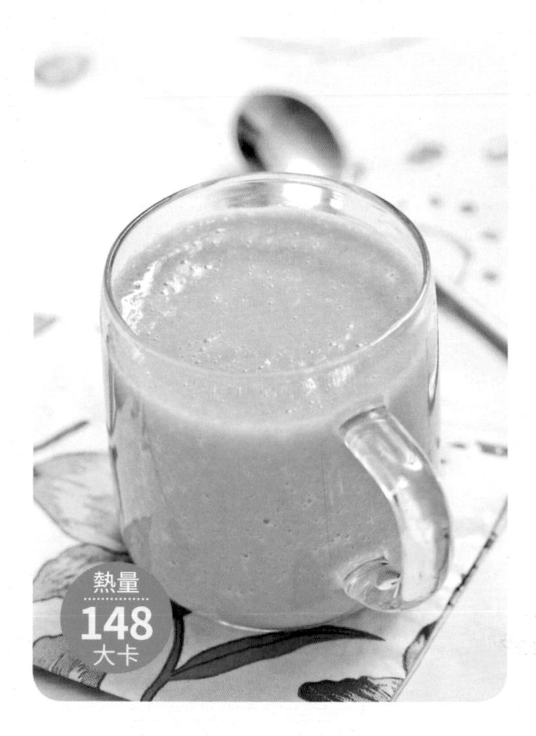


# 山藥南瓜汁

## 改善亞健康狀態

**材料** 山藥 100 公克、南瓜 50 公克、牛奶 150 毫升、蜂蜜 1 小匙。

**榨汁** 山藥去皮，洗淨，切小塊，用開水燙一下，撈出，放涼；南瓜去瓤，洗淨，切小塊，蒸熟，去皮，放涼。將備好的食材同牛奶放入榨汁機中，打好後調入蜂蜜即可。

**飲用** 每天 1 ～ 2 次、每次 240 毫升。

**功效**

富含抗氧化成分，能夠對抗自由基對身體的破壞，提高身體免疫力，改善人體亞健康狀態，還能補充蛋白質。

# 南瓜綠豆汁

## 清火排毒

**材料** 南瓜 100 公克、綠豆 20 公克、蜂蜜 1 小匙、水 100 毫升。

**榨汁** 南瓜洗淨，去瓤，切小塊，蒸熟後去皮；綠豆洗淨，浸泡 5 小時，入鍋煮熟。將材料和水一起放入榨汁機中打成汁，再調入蜂蜜即可。

**飲用** 每天 1 ～ 2 次，每次 240 毫升。

**功效**

南瓜富含果膠，可黏合併消除體內的細菌及毒性物質，促進身體排毒，改善身體健康狀態；綠豆富含蛋白質、維生素等，能清火解毒；一起榨汁能清火排毒，美白皮膚。

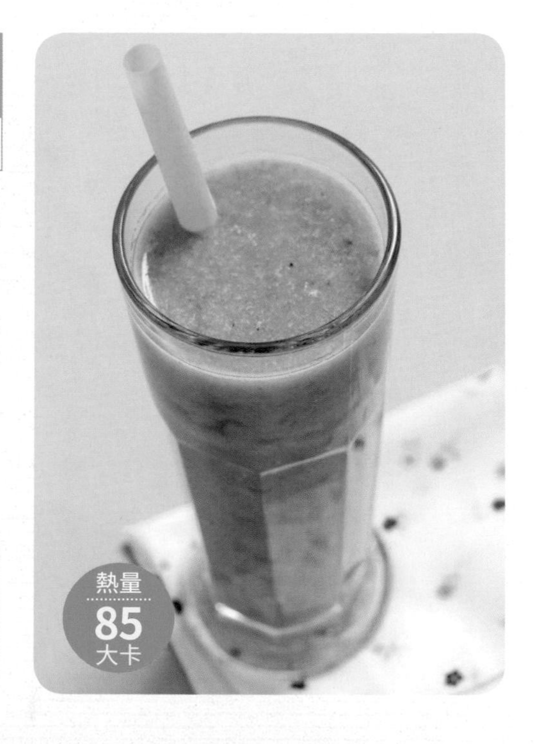

# ✓調理慢性病，養生保健康

隨著人體的老化和不健康的生活方式等，糖尿病、高血壓、高血脂、癌症、骨質疏鬆症可能會悄然來臨。依據人體自癒的原理，這些病是可以透過調整體質來改善的。蔬果中富含人體必需的營養素，下面為你推薦幾款可以改善慢性病的蔬果汁，讓你養生保健康！

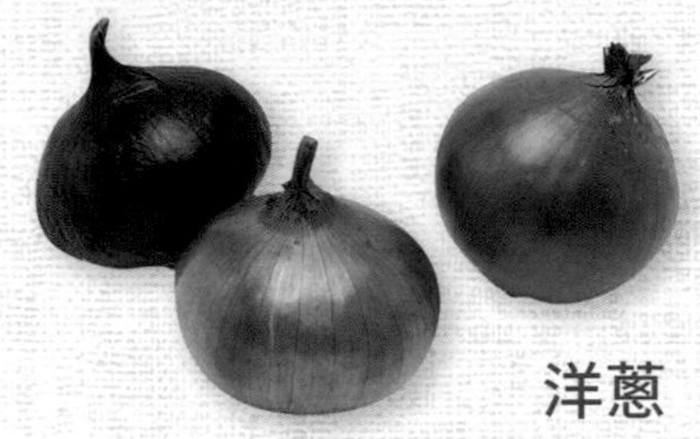

**洋蔥**

熱量：39 大卡／ 100 公克

蒜素、槲皮素：抑菌，維護心血管健康

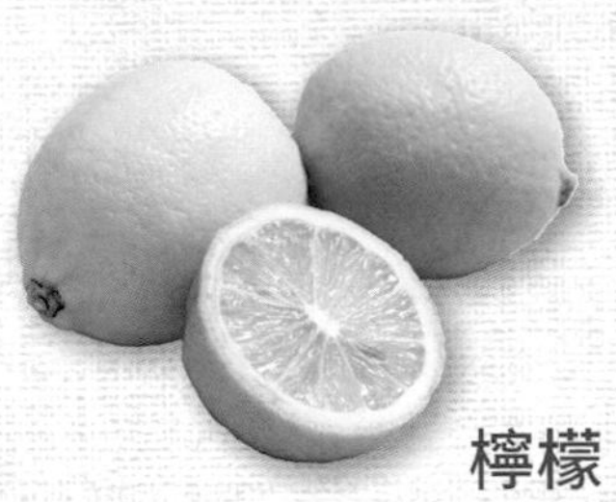

**檸檬**

熱量：35 大卡／ 100 公克

果膠：促進細胞新陳代謝

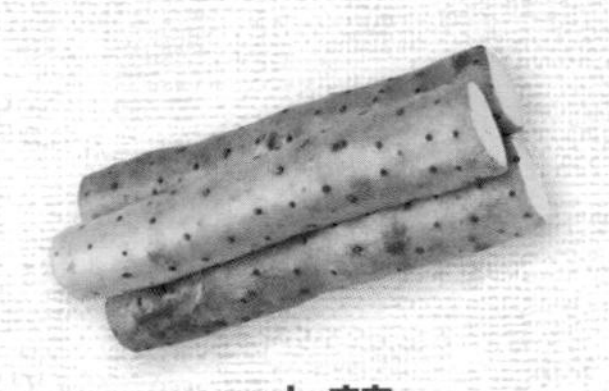

**山藥**

熱量：56 大卡／ 100 公克

黏液蛋白：保持血管的彈性

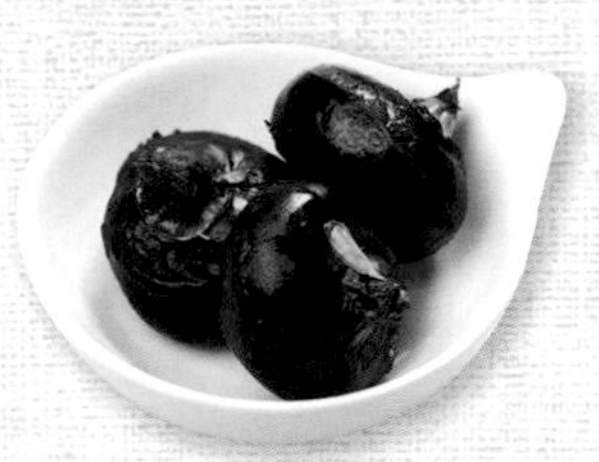

**荸薺**

熱量：59 大卡／ 100 公克

黃酮類物質：抑制皮膚感染

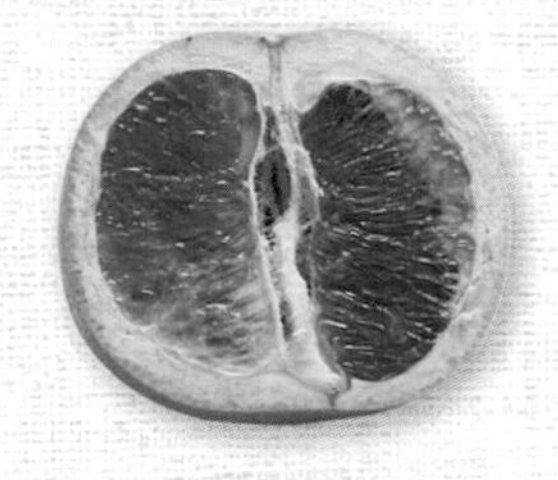

**葡萄柚**

熱量：56 大卡／ 100 公克

有機硫化物：防癌抗癌

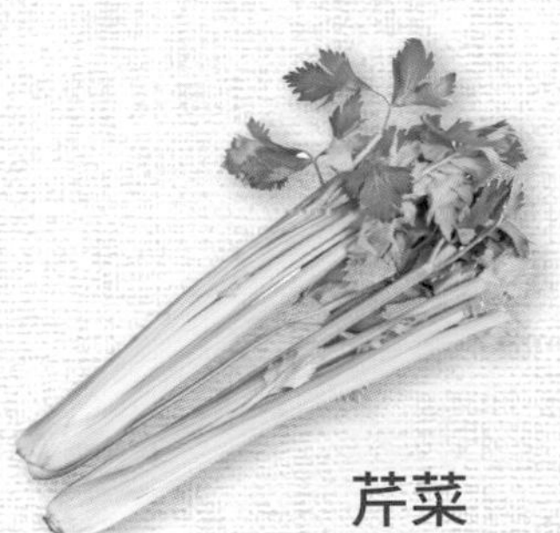

**芹菜**

熱量：12 大卡／ 100 公克

芹菜素：抑制皮膚癌

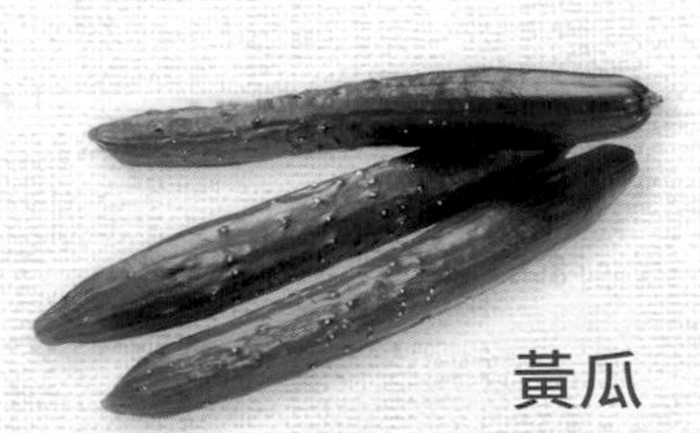

**黃瓜**

熱量：15 大卡／ 100 公克

黃瓜多醣：清除自由基

# 葡萄柚芹菜汁

## 緩解疲勞

**材料** 葡萄柚和芹菜各 100 公克、檸檬 30 公克、水 100 毫升。

**榨汁** 將芹菜的莖和葉分開，檸檬切片，葡萄柚去皮去籽。先將檸檬和葡萄柚榨汁，再將芹菜的莖和葉榨成汁。將果汁混合後倒入杯中即可。

**飲用** 每天 1～2 次，每次 240 毫升。

**功效**

此款蔬果汁含有豐富的維生素 C、膳食纖維、鉀，熱量低，有利於緩解疲勞和便祕，還有養顏排毒的功效。

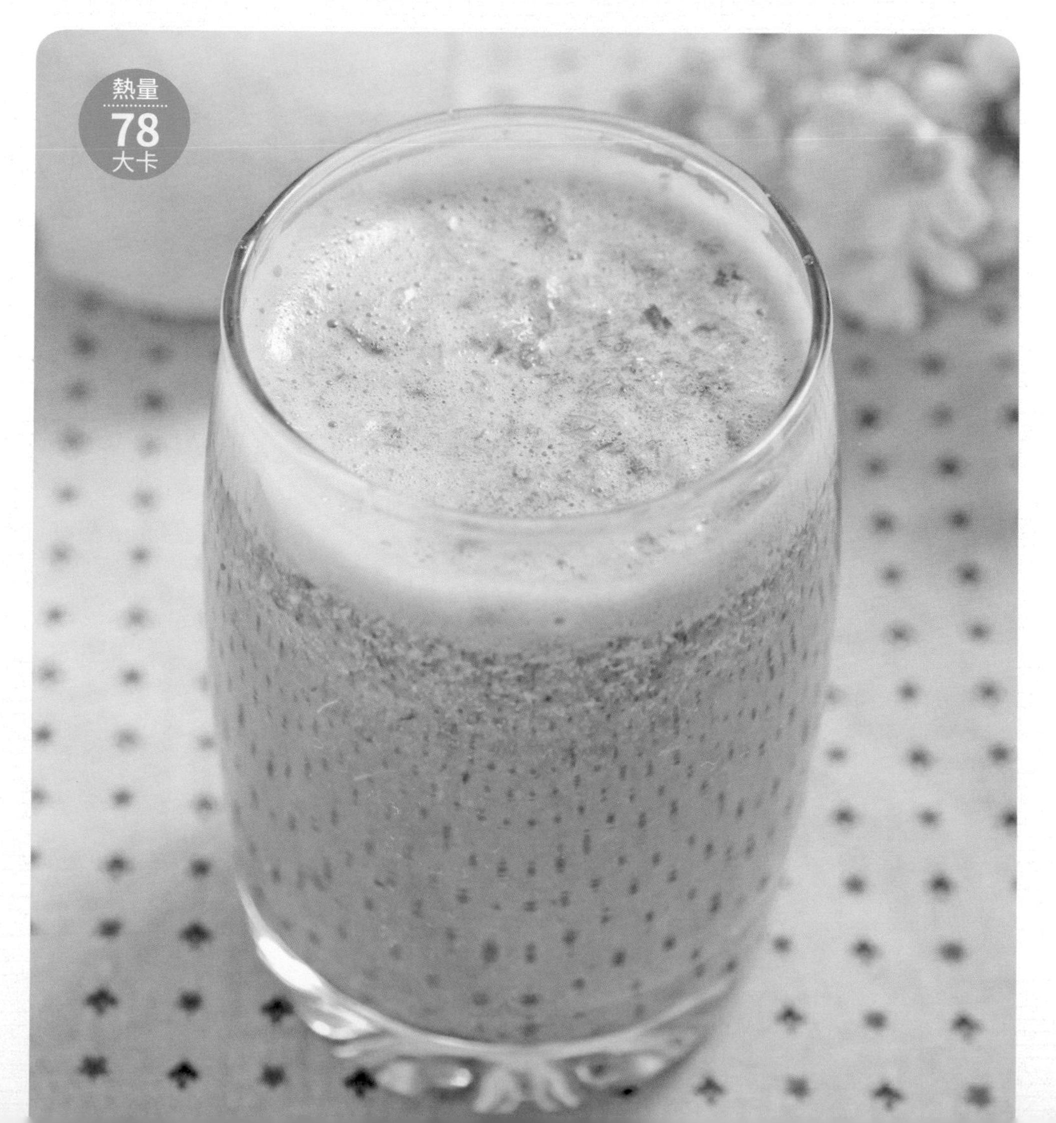

# 洋蔥芹菜蜜汁

## 調節血脂

**材料** 洋蔥 150 公克、芹菜 50 公克、蜂蜜 1 小匙、水 150 毫升。

**榨汁** 洋蔥去皮，洗淨，切成丁；芹菜洗淨，切小段。將洋蔥、芹菜放入榨汁機中，加水攪打成汁，最後調入蜂蜜即可。

**飲用** 每天 1 ～ 2 次，每次 240 毫升。

**功效**

洋蔥富含前列腺素 A，能夠軟化血管，降低血液黏稠度；芹菜富含膳食纖維，能排出多餘脂肪，降低膽固醇。兩者榨汁飲用可調節血脂。

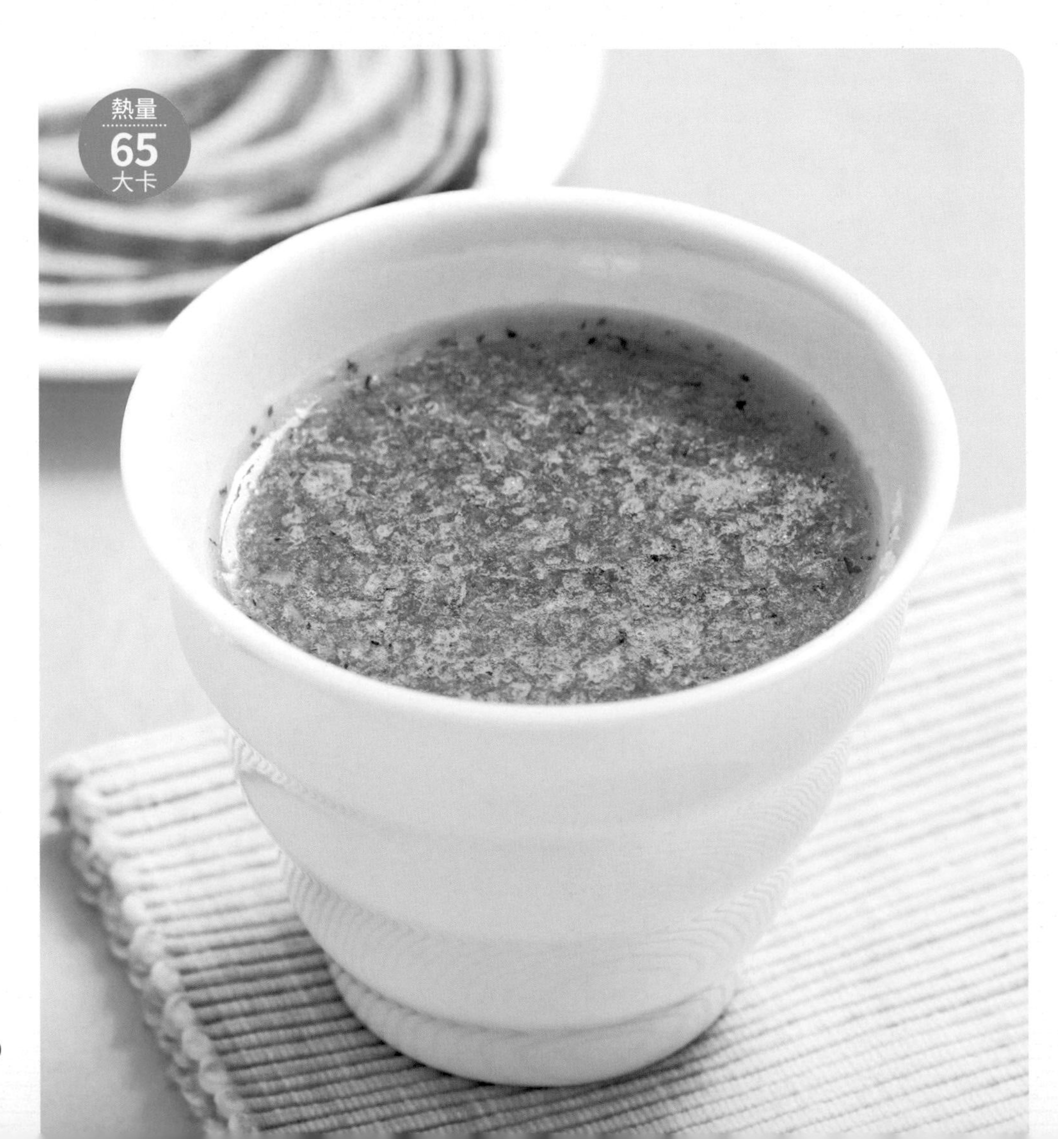

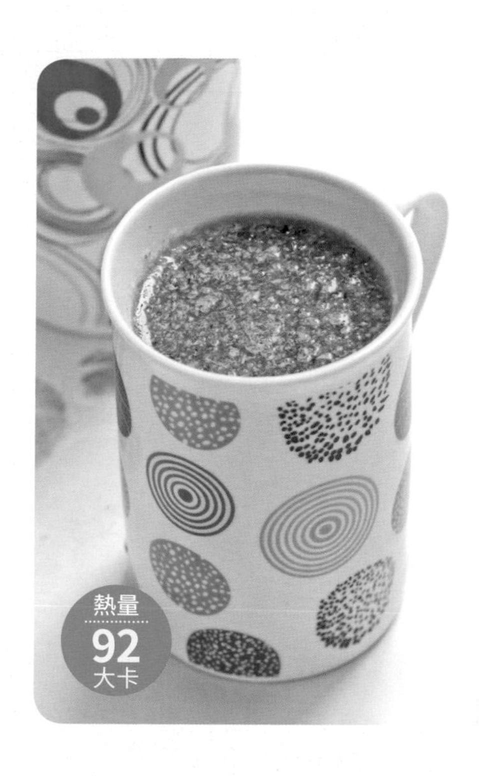


# 高麗菜洋蔥汁

## 調節糖代謝

**材料** 高麗菜 100 公克、洋蔥 50 公克、檸檬汁 50 毫升、水 100 毫升。

**榨汁** 高麗菜洗淨，切小塊；洋蔥洗淨後切成丁。將備好的食材一同放入榨汁機中，加水攪打成汁後倒入杯中，加入檸檬汁調味即可。

**飲用** 每天 1～2 次，每次 240 毫升。

**功效**

高麗菜能夠促進人體胰島素的形成和分泌，調節糖代謝；洋蔥能夠促進胰島素的合成，幫助維持正常的糖份代謝。

# 洋蔥芹菜鳳梨汁

## 有效降血壓

**材料** 芹菜 50 公克、鳳梨 50 公克、洋蔥 25 克、蜂蜜 1 小匙、水 100 毫升。

**榨汁** 鳳梨、洋蔥分別洗淨、去皮、切丁；芹菜洗淨切段。將備好的材料放入榨汁機中，加水榨成汁，最後加入少量蜂蜜，攪勻即可。

**飲用** 每天 1～2 次，每次 240 毫升。

**功效**

洋蔥、鳳梨和芹菜都富含鉀和膳食纖維，搭配一起榨汁飲用能有效降低血壓，還有祛痰利尿、健胃潤腸、解毒殺蟲等功能。

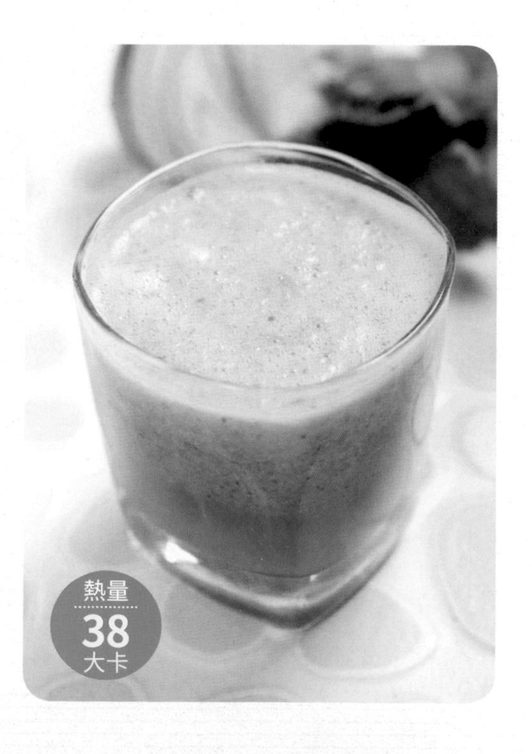

# 荸薺雪梨汁

## 潤肺止咳

**材料** 荸薺 50 公克、雪梨 100 公克、蜂蜜 1 小匙、水 100 毫升。

**榨汁** 荸薺去皮，洗淨，切小塊；雪梨洗淨，去皮、去籽，切塊。將荸薺、雪梨倒入榨汁機中，加水攪打均勻，倒入杯中，加入蜂蜜攪勻即可。

**飲用** 每天 1 ～ 2 次，每次 240 毫升。

**功效**

荸薺搭配雪梨一起榨汁飲用，具有潤肺止咳、清熱化痰的功效，適合高血壓、便祕、血脂異常的患者經常飲用。

熱量 93 大卡

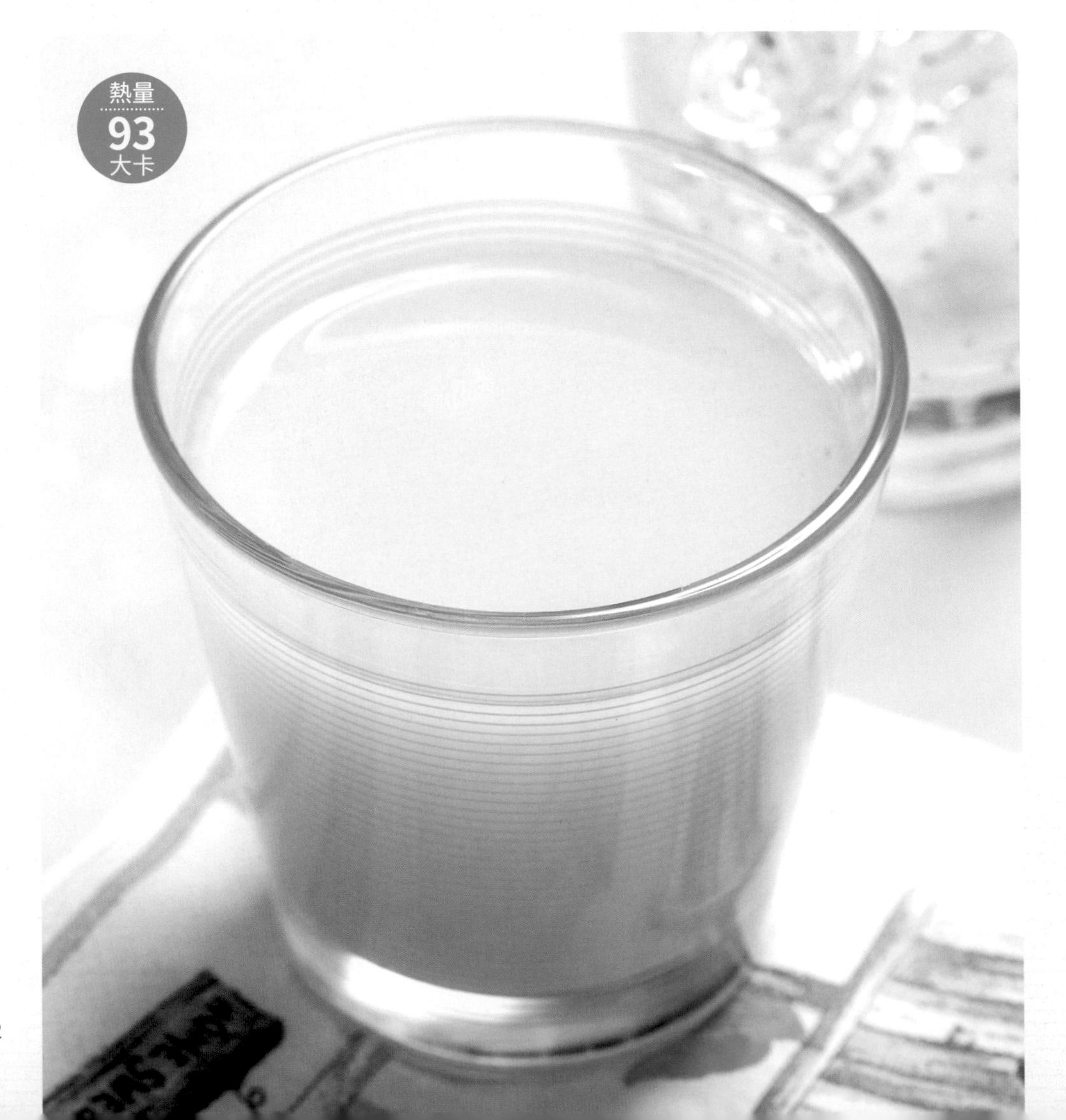

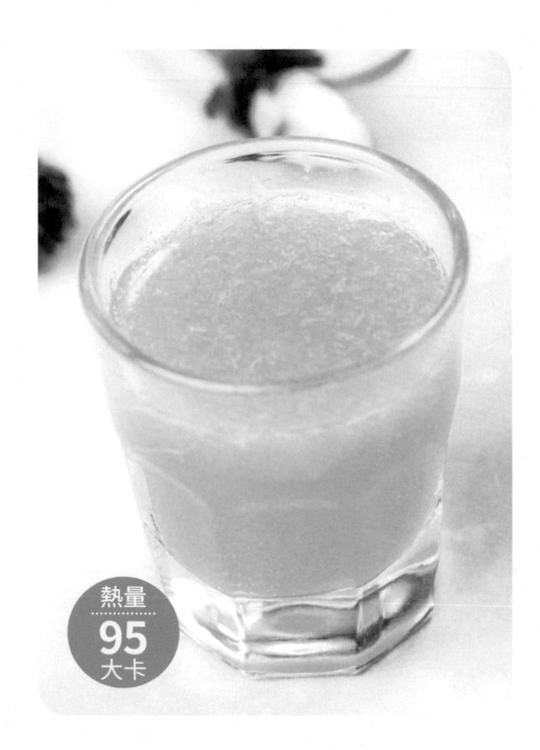


# 柑橘荸薺汁

## 肝臟變健康

**材料** 柑橘 100 公克、荸薺 50 公克、蜂蜜 1 小匙、水 100 毫升。

**榨汁** 柑橘去皮和籽，切塊；荸薺去皮，洗淨，切塊。將柑橘和荸薺分別放入榨汁機中，加水榨汁，然後將柑橘汁和荸薺汁混合均勻，加蜂蜜攪拌均勻即可。

**飲用** 每天 1～2 次，每次 240 毫升。

**功效**

促進肝臟代謝，對肝臟達到滋養作用，還能疏肝養血，利於肝臟修復。對有慢性肝病的人很有益。

# 西瓜荸薺筍汁

## 維護血管健康

**材料** 西瓜肉 100 公克、荸薺 50 公克、萵筍 50 公克、水 50 毫升。

**榨汁** 將荸薺、萵筍洗淨，去皮，切小塊。西瓜肉切小塊，去籽。將荸薺塊、萵筍塊和西瓜肉一起放入榨汁機中，加水榨汁即可。

**飲用** 每天 1～2 次，每次 240 毫升。

**功效**

這款蔬果汁富含維生素 C、胡蘿蔔素，促進肝臟及胃腸的代謝，維護血管健康，適合高血壓、糖尿病、便祕的患者飲用。

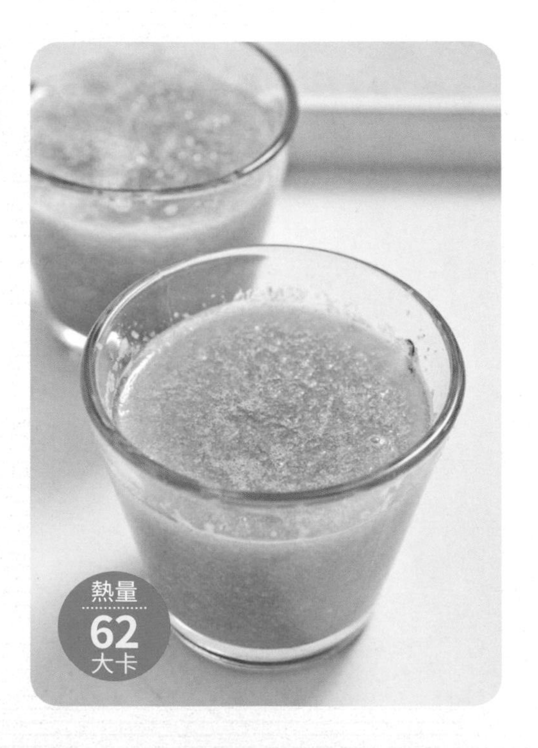

# 山藥蜜奶

## 控制飯後血糖上升

**材料** 山藥 50 公克、脫脂牛奶 200 毫升、蜂蜜 1 小匙。

**榨汁** 山藥去皮，洗淨，切小塊，入沸水中燙一下，然後撈出放涼備用。將山藥塊、牛奶一同放入榨汁機中攪打成汁後倒入杯中，加蜂蜜調勻即可。

**飲用** 每天 1～2 次，每次 240 毫升。

**功效**

山藥含有大量澱粉、蛋白質、維生素、黏液質等，可健脾除濕，補氣益肺，固腎益精，還能控制飯後血糖升高。

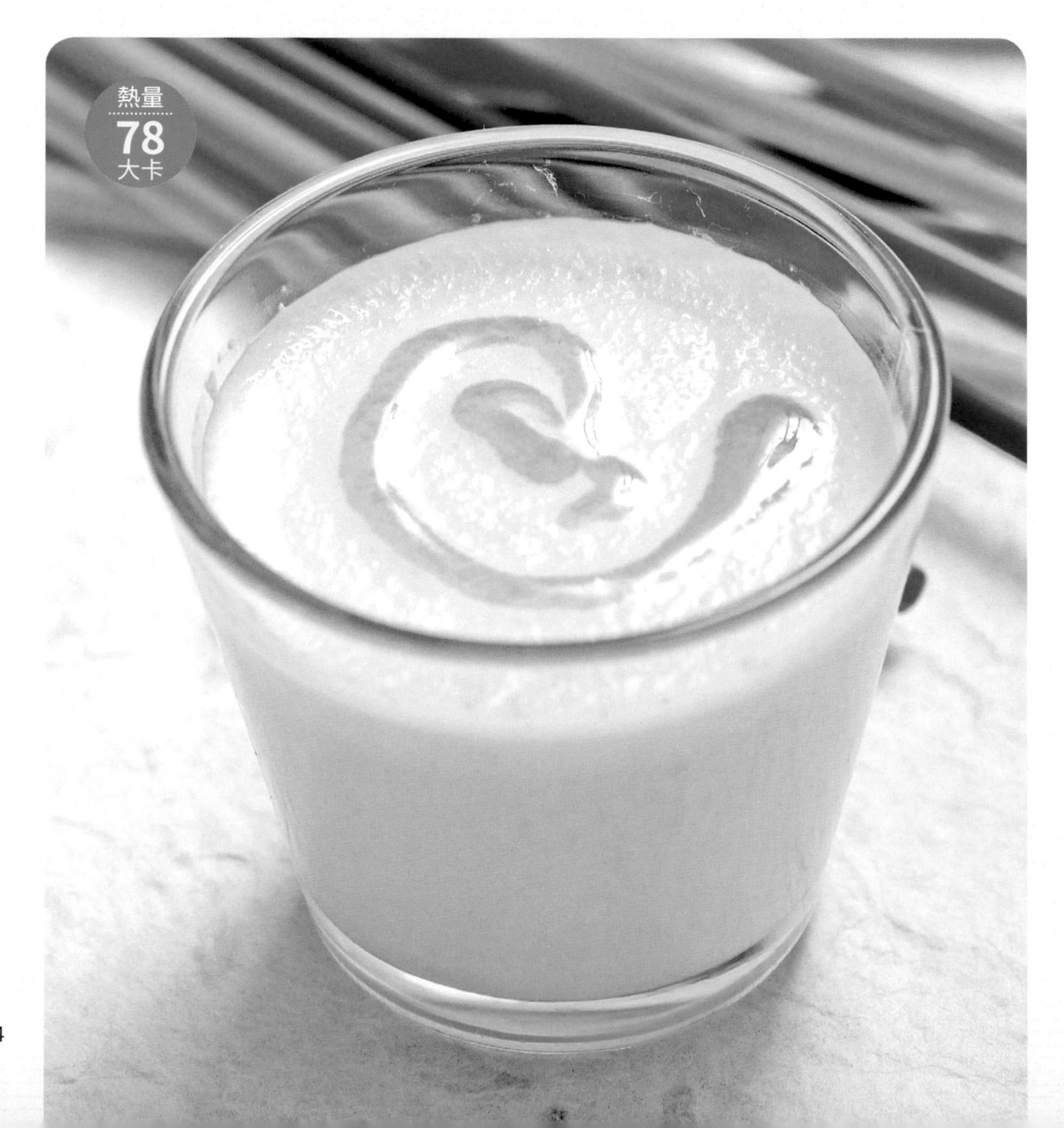

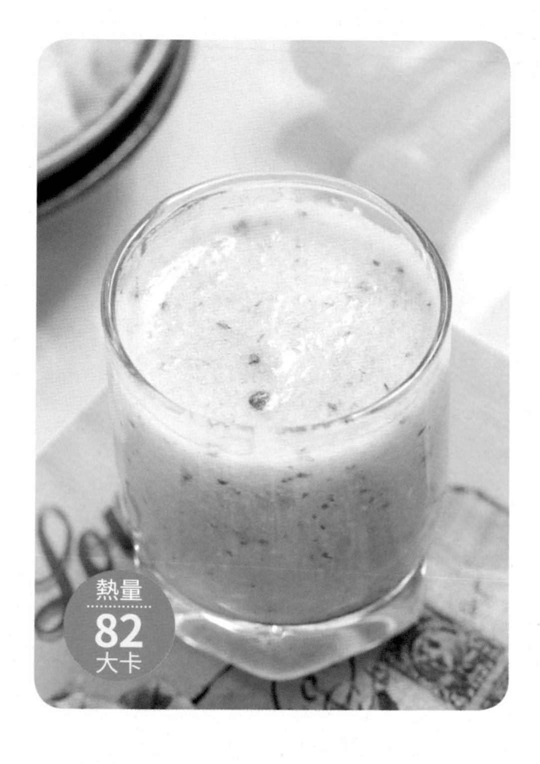


# 山藥黃瓜汁

## 預防腎臟疾病

**材料** 山藥 100 公克、黃瓜 100 公克、檸檬 30 公克、蜂蜜 1 小匙、水 100 毫升。

**榨汁** 山藥洗淨，去皮，切小塊，過水；黃瓜洗淨，切小塊；檸檬去籽，切塊。將食材一同放入榨汁機中，加水攪打成汁後倒入杯中，加蜂蜜調勻即可。

**飲用** 每天 1～2 次，每次 240 毫升。

**功效**

此果汁富含膳食纖維、維生素 C 以及鉀等營養素，可健脾胃、補虛損、固腎氣，對預防腎臟疾病有良好功效。

# 桂圓山藥汁

## 改善心神不寧

**材料** 山藥 100 公克、桂圓 50 公克、蜂蜜 1 小匙、水 150 毫升。

**榨汁** 桂圓洗淨，去皮和核，切小塊；山藥洗淨、去皮，切小塊，入沸水中燙一下後撈出，放涼。將食材和水一起放入榨汁機中攪打均勻，打好後加入蜂蜜調勻即可。

**飲用** 每天 1～2 次，每次 240 毫升。

**功效**

此果汁具有益脾開胃、補心安神、養血壯陽、強腎固精的功效，對改善心神不寧、脾胃不適有很好的效果。

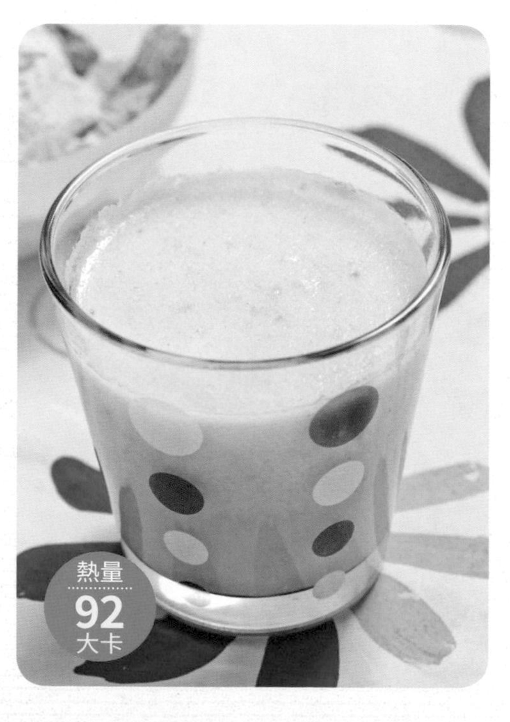

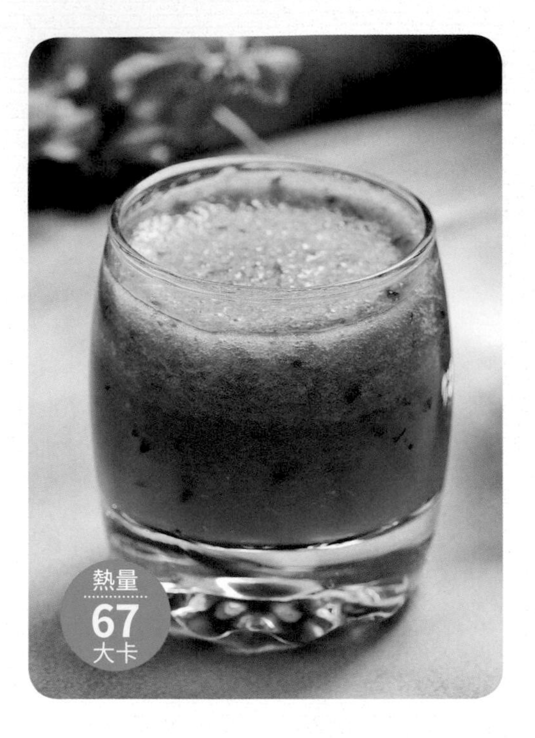


# 番茄葡萄果飲

降低膽固醇

**材料** 番茄 100 公克、葡萄 50 公克、蘋果 50 公克、蜂蜜 1 小匙、水 150 毫升。

**榨汁** 番茄洗淨切小丁；葡萄洗淨，去籽；蘋果洗淨，去核，切丁。將這些食材放入榨汁機中，加入水攪打，打好後倒入杯中，加入蜂蜜即可。

**飲用** 每天 1 ～ 2 次，每次 240 毫升。

**功效**

番茄是一種紅色食物，含茄紅素和槲皮素，具有抗癌、抗氧化的功效，葡萄是抗氧化的佳品；蘋果營養豐富，有助於排毒養顏。這款蔬果汁是減肥美容的聰明選擇。

# 黃瓜柚果飲

調節血壓和血脂

**材料** 葡萄柚 150 公克、奇異果 50 公克、檸檬 50 公克、黃瓜 100 公克、水 50 毫升。

**榨汁** 黃瓜洗淨，切小塊；奇異果洗淨、去皮，切小塊；葡萄柚、檸檬各去皮和籽，切小塊。將材料和水一起放入榨汁機中攪打成汁即可。

**飲用** 每天 1 ～ 2 次，每次 240 毫升。

**功效**

奇異果、葡萄柚和檸檬的維生素 C 含量都很高，搭配黃瓜一起榨汁，可改善血壓和血脂水準，對高血壓、高血脂者很有益處。

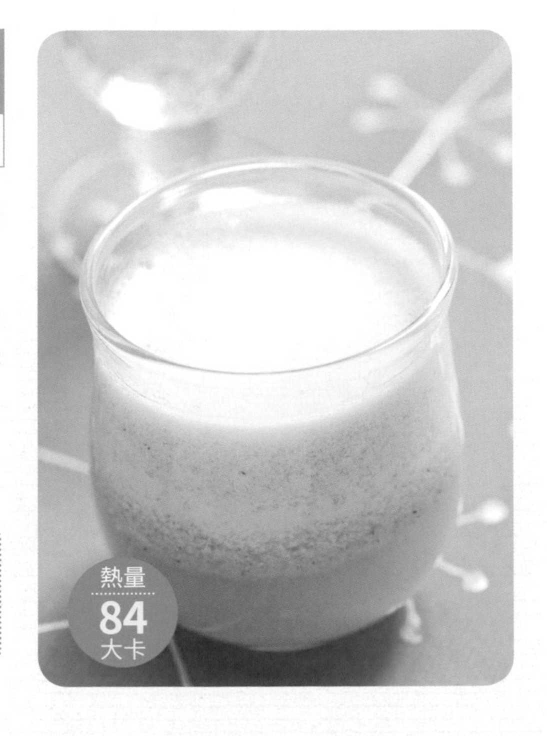

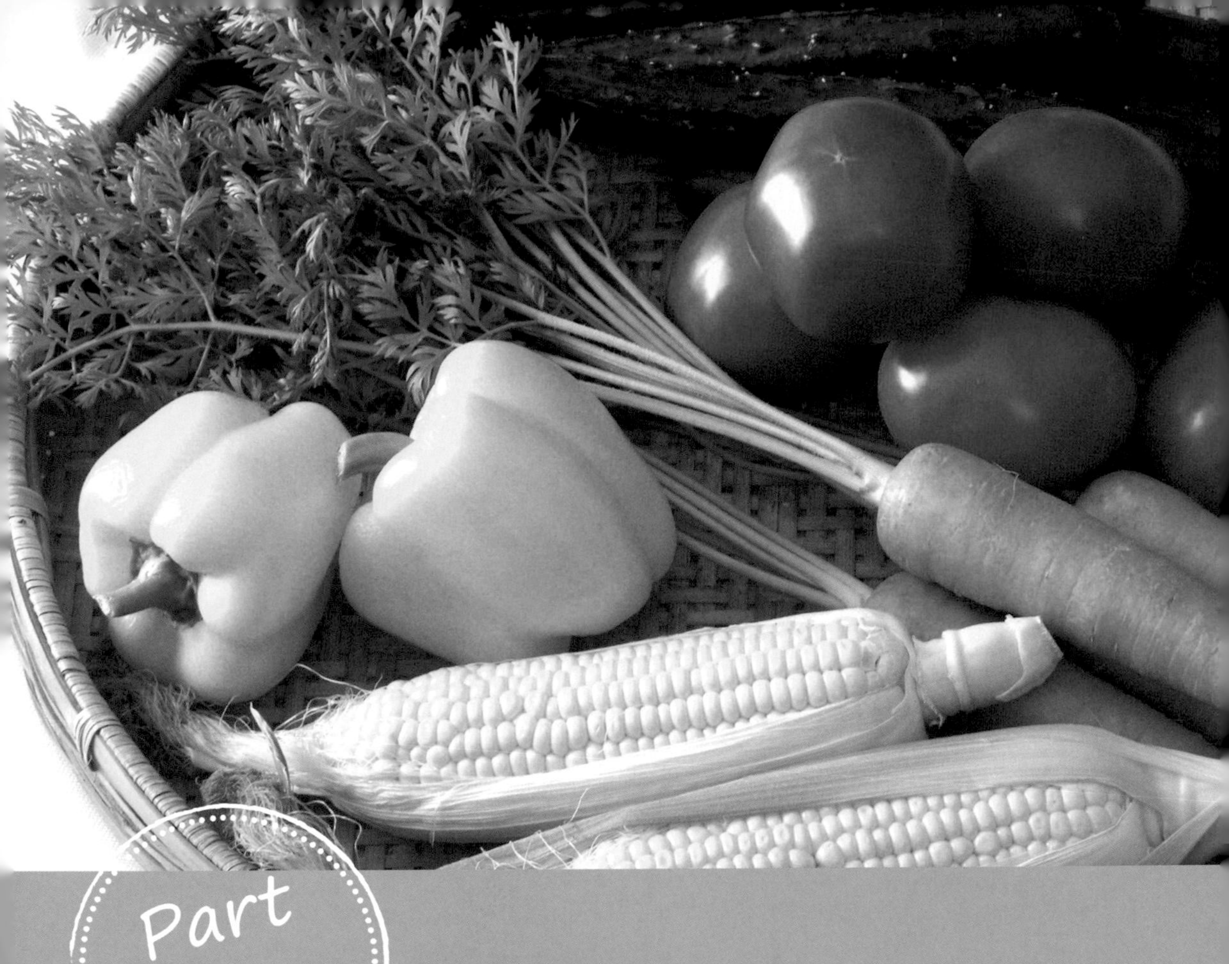

# Part 5 蔬果汁輕斷食，有效對抗癌細胞

癌症近幾年一直名列國人十大死因的第一名，成為威脅健康的頭號敵人，想要遠離癌症侵襲，「飲食」是最重要的一環。蔬果汁輕斷食就是個不錯的選擇，少吃一點肉類，多一點蔬果，健康也更有保障。

# 癌症奪命頻繁且年輕化

小劉今年剛40歲，是位公司的小老闆，在別人看來是個成功人士。但每天生活中應酬是必不可少的：吃飯應酬、抽菸、酒足飯飽後打牌到很晚，每天睡覺只有四個小時左右，直到被查出腸癌，他才意識到，這樣的生活有多糟。原本有點胖的小劉，在經過幾個療程的治療後，身體明顯虛弱了不少，人也瘦了。

## 癌症發生率讓人擔憂

最新的資料顯示，大腸癌已經連續八年高居台灣癌症第一名，這是一個很嚴峻的問題，而且越來越年輕化，真令人擔憂。相關專家表示，年輕人患腫瘤（尤其結直腸癌）與飲食和生活方式有密切的關係。

## 男性癌症發生率比女性高

除了癌症年輕化的問題外，另一個明顯的特點是，癌症患者中男性明顯多於女性。當然不是說女性癌症發病率沒有增加，而是女性的癌症發生率與男性相比，相對少一些。探究其原因，很可能跟下面幾個方面有關。

**●生活習慣**

大家都知道肥胖和吸菸是導致癌症發生的兩大元兇，但大多數男性不願放棄惡習。

**●心理壓力**

男性被寄予過多的期望，無論家庭、事業，還是婚姻、社交等，導致男性心理壓力過大，同時不良的生活習慣也「參入」其中。

**●對待疾病的態度**

相對女性而言，男性更習慣掩飾自己的疾病，認為只是「小事一樁」，甚至「不足掛齒」。另外，醫囑方面也不太積極進行。

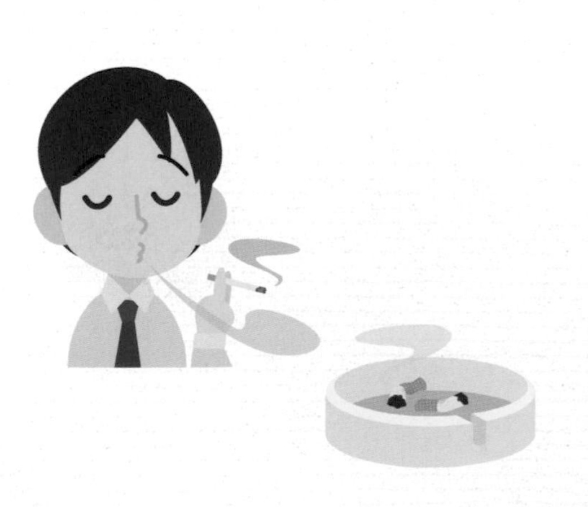

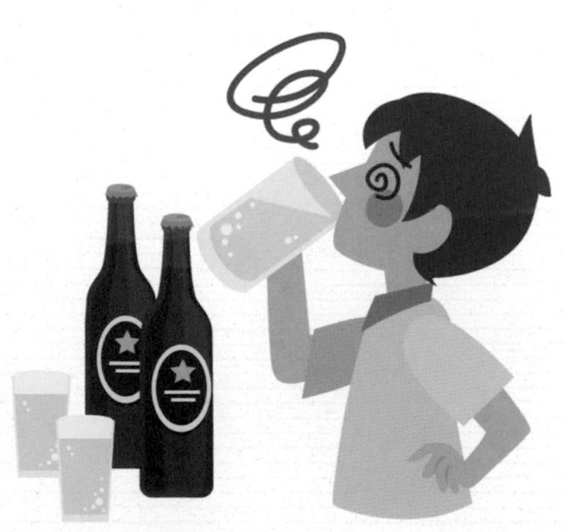

## 女性乳癌「表現突出」

專家強調，女性罹患乳癌的比例越來越多，其中都會區的女性相較於農村區的女性乳癌發病率高，原因在於都會區的女性生活節奏太快，工作壓力很大，這樣的情況導致身體激素出現問題。

對肥胖的女性而言，脂肪組織會分泌雌激素，過多的脂肪會增加體內的雌激素，罹患乳癌的機率也隨之增加。

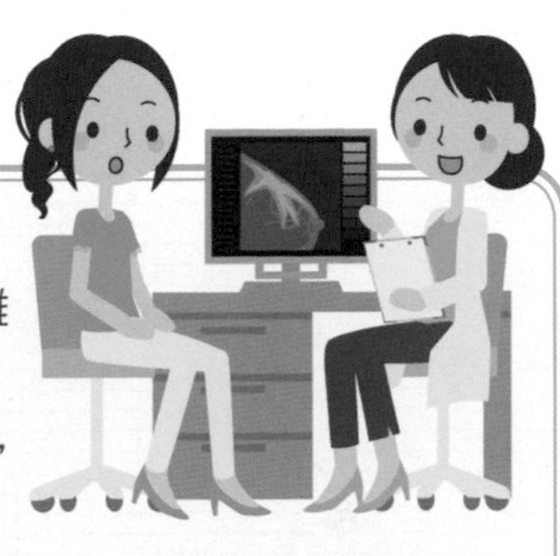

**＊特別提醒＊**

1. 盡量不要吃滋補美容品，更不能盲目服用富含雌激素的藥物。
2. 如果一定要用滋補美容品，請清楚其中的成分，並且在醫生指導下使用雌激素類的藥物才安全。
3. 服用雌激素的女性要定期到醫院檢查乳腺和婦科，有助於預防某些婦科病。

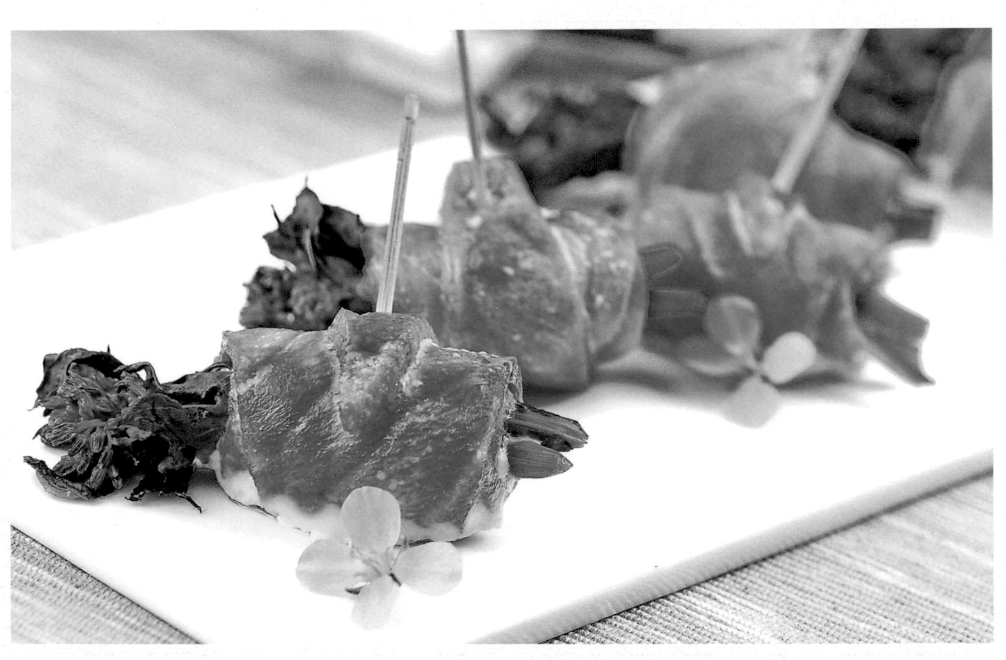

▲你是否經常以這類食物為主食或大吃一頓呢？

# 這樣吃，癌症不上身

## 蔬果能夠降低癌症發病

根據研究發現，蔬果能修補細胞回到正常狀態。2004 年臺灣癌症基金會提出「蔬果彩虹五七九」的抗癌概念。6 歲以下的兒童一天至少吃 5 份蔬果，女性吃 7 份，青少年和男性要吃到 9 份。彩虹食物中的抗氧化成分以及多種植物生化素，可以防止血管內部細胞病變，減少癌症發生率。

## 輕斷食搭配蔬果汁，抗癌加倍

正如在第一章講到的，輕斷食能夠幫助防癌、抗癌，如果搭配各色的蔬果汁，更可以增加身體的免疫力，體內的原癌細胞也會乖乖地「待著」。對於有癌症的病人來說，還有助於撫慰情緒，提高生活品質。

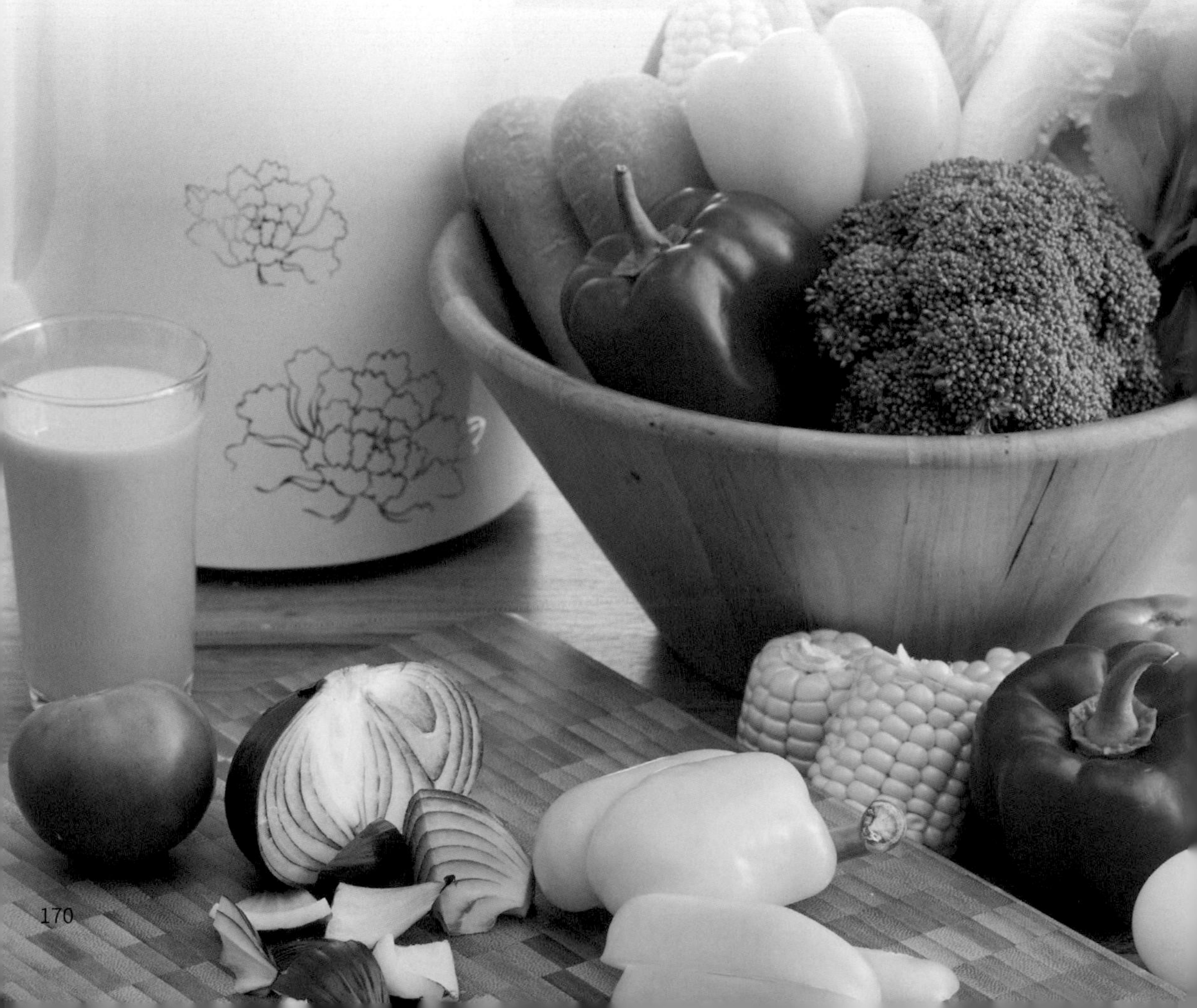

## ★10大抗癌明星食物★

番茄
綠花椰
木瓜
番薯
洋蔥
山楂
大蒜
胡蘿蔔
奇異果
海帶

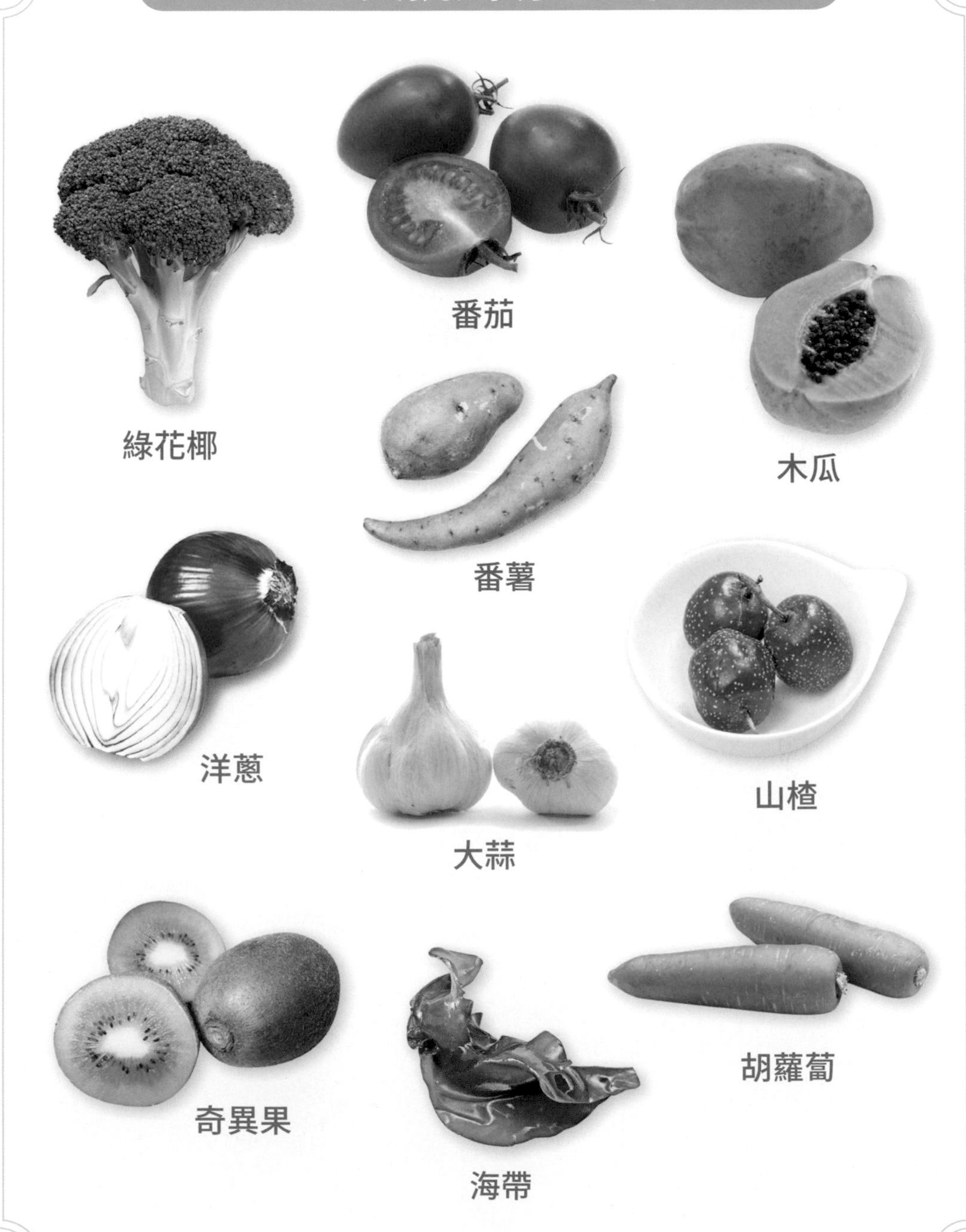

# 綠花椰

## 抗癌的祕密

**●寡糖：改善腸道環境**

綠花椰含有的寡糖能夠促進腸道中有益菌——雙歧桿菌的增殖，進而改善人體的腸道環境，有效減少罹患腸癌的風險。

**●酵素：促進肝臟對致癌物解毒**

綠花椰能夠活化人體肝臟中的酵素，促進肝臟解毒的作用，減少毒物和致癌物對身體的損害，也減少癌症的發生率。

**●蘿蔔硫素：可抑制癌細胞**

研究發現，多吃綠花椰可以減少食道癌、胃癌、肺癌、膽囊癌和皮膚癌的危險。原因在於綠花椰中含有蘿蔔硫素（英文名 sulforaphane），它能夠抑制癌細胞的植物化學物，預防許多化學致癌物誘導的 DNA 損傷，進而預防多種腫瘤的發生。

## 聰明搭配，功效加倍

＊綠花椰＋胡蘿蔔＝提高免疫力，清理血液垃圾。

＊綠花椰＋蘋果＝促進胃腸蠕動，預防腸癌。

＊綠花椰＋番茄＝有助預防前列腺癌。

營養成分（每 100 公克可食部分）

| 名稱 | 含量 |
| --- | --- |
| 熱量 | 33 大卡 |
| 鈉 | 18.8 毫克 |
| 脂肪 | 0.2 公克 |
| 蛋白質 | 4.5 公克 |
| 碳水化合物 | 4.3 公克 |

## 其他養生功效

### 類黃酮

防止感染，阻止膽固醇氧化，減少心臟病與中風的危險。

### 維生素 K

使血管壁的韌性加強。

### 膳食纖維

刺激腸胃蠕動，幫助排便和排毒。

### 維生素 C

具有抗氧化的作用，防病保健，延緩衰老。

### 胡蘿蔔素

保護血管健康，清理血液中的垃圾。

## 科學食用，抗癌才有效

實驗發現，綠花椰在 60°C的溫度下所含的酵素仍保持活性，但其所含的硫結合蛋白質（破壞蘿蔔硫素的物質）會被破壞，這樣可以最大限度地發揮綠花椰的抗癌活性。

但是如果把綠花椰扔進水裡去煮，也不是個很理想的方式。綠花椰煮沸 30 分鐘後會讓其中的硫苷類物質損失 77%，維生素 C 損失的更多。

綠花椰最好的作法是微波爐烹調 3 分鐘內，油炒在 5 分鐘內，這樣損失會非常小。

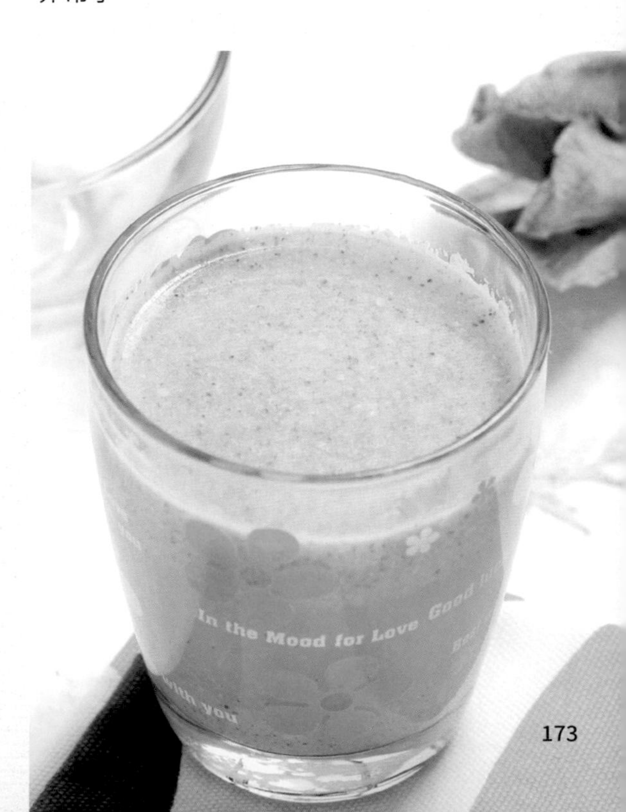


▶綠花椰透過微波爐加熱 3 分鐘，就能變軟了，再搭配其他食材，是不錯的抗癌選擇。若打成蔬果汁，同樣也是味道鮮美。

# 番茄

## 抗癌的祕密

### ●番茄紅素

科學家發現體內茄紅素值低的人比體內茄紅素值高的人，罹患癌症的危險性多 3 倍。

茄紅素主要存在番茄的成熟果實中。它是目前在自然界的植物中最強抗氧化劑之一，比胡蘿蔔素和維生素 E 的抗氧化作用更強。

### ●穀胱甘肽

番茄中含有較豐富的穀胱甘肽，穀胱甘肽的抗癌作用顯著。人體中的穀胱甘肽濃度上升時，癌症發生的概率會明顯下降。

### ●菌脂色素

番茄中所含的菌脂色素，抗氧化能力強，約為 β- 胡蘿蔔素的 2 倍；可以增強人體免疫力，對預防胰腺癌、胃癌、子宮癌有益。

## 聰明搭配，功效加倍

＊番茄 + 芥藍 = 可抑止癌細胞分化，預防前列腺癌。

＊番茄 + 白花椰 = 增強抗氧化功效。

＊番茄 + 優酪乳 = 促進鐵的吸收，補血養氣。

＊番茄 + 茭白筍 = 生津止渴，健脾益胃。

營養成分（每 100 公克可食部分）

| 名稱 | 含量 |
|---|---|
| 蛋白質 | 0.9 公克 |
| 碳水化合物 | 4.0 公克 |
| 胡蘿蔔素 | 550 微克 |
| 維生素 B2 | 0.03 毫克 |
| 維生素 B6 | 0.06 毫克 |

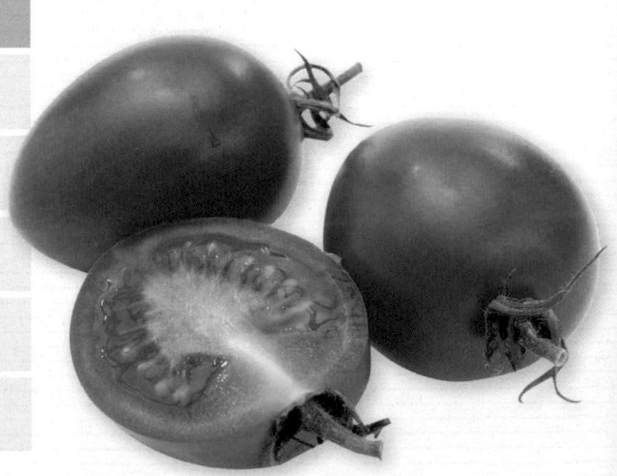

## 其他養生功效

鉀

幫助身體排出多餘的鈉，預防高血壓。

鎂

人體必需的營養素，緩解疲勞。

膳食纖維

促進腸道蠕動，預防大腸癌。

維生素 C

具有抗氧化的作用，強身健體，美白養顏。

胡蘿蔔素

保護血管健康，預防心血管疾病。

## 科學食用，抗癌才有效

番茄在受熱時，所含的茄紅素分子中的部分雙鍵從反式變為順式結構，使得茄紅素的分子呈彎折狀，容易被人體吸收。

但是茄紅素遇熱、光和氧氣容易分解失效，所以番茄應該避免長時間高溫加熱，這樣才能在菜餚中保留更多的茄紅素，從而增強抗癌作用。

想要最大限度吸收到番茄所含的番茄紅素，最好使用新鮮的番茄，切成小塊，炒 3 分鐘就可以了。

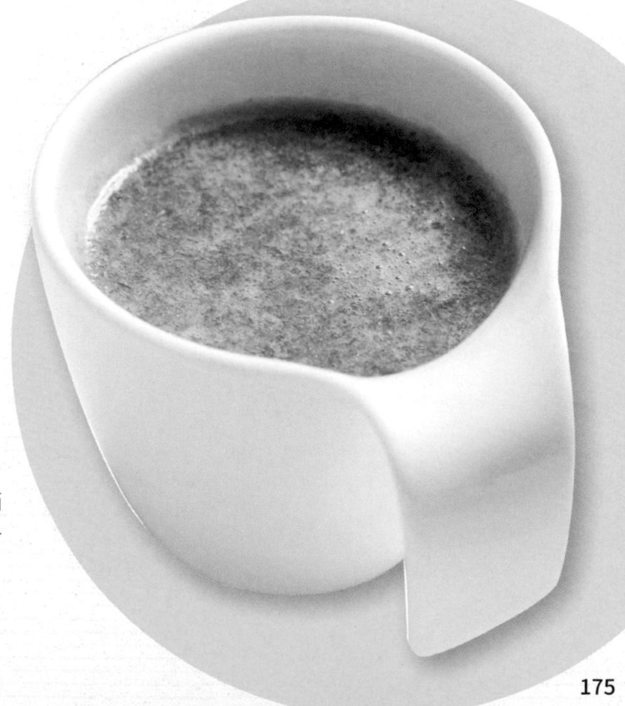

▶番茄含有豐富的脂溶性營養素——茄紅素和胡蘿蔔素，因此把番茄打成汁來喝，是一種聰明的方法。

# 番薯

## 抗癌的祕密

**●脫氫表雄甾酮**

一種與哺乳動物體內腎上腺分泌的激素相類似的類固醇，具有延緩衰老、抑制乳腺癌發生的功效。

**● DHEA**

DHEA 與腎上腺素和類固醇的化學結構相似，能夠預防乳腺癌和結腸癌。

**●胡蘿蔔素**

可抑制癌細胞的繁殖，延緩癌症惡化。番薯中的胡蘿蔔素含量很高，在塊根類食物中名列前茅。

**●膳食纖維**

可以「擦洗」結腸和直腸的腸壁，加速消化系統對食物的運輸，減少有害物質在體內的滯留時間，有效預防結腸癌和直腸癌。

## 聰明搭配，功效加倍

＊番薯 + 芹菜 = 幫助降低血壓，適合高血壓患者食用。
＊番薯 + 大米 = 健脾益胃。
＊番薯 + 白菜 = 減少胃酸的產生。
＊番薯 + 優酪乳 = 強心護肝。

營養成分（每 100 公克可食部分）

| 名稱 | 含量 |
|---|---|
| 熱量 | 99 大卡 |
| 蛋白質 | 1.1 公克 |
| 脂肪 | 0.2 公克 |
| 碳水化合物 | 24.7 公克 |
| 膳食纖維 | 1.6 公克 |
| 維生素 C | 26 毫克 |
| 胡蘿蔔素 | 750 微克 |
| 鉀 | 174 毫克 |
| 磷 | 39 毫克 |

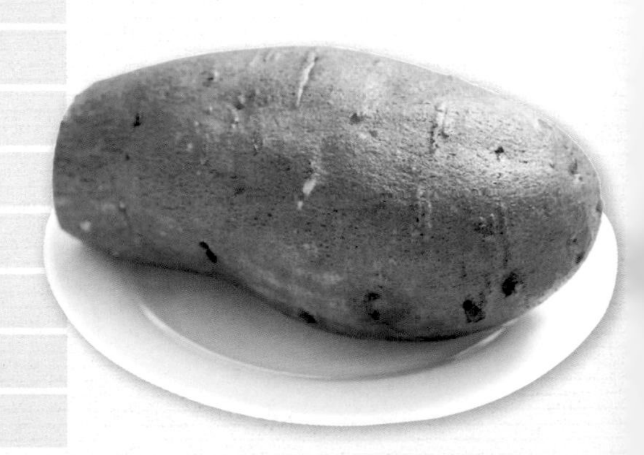

## 其他養生功效

### 鉀

減少過量攝取鈉帶來的危害，保護心臟健康。

### 果膠

保護皮膚，減少紫外線帶來的傷害。

### 膳食纖維

刺激腸道蠕動，幫助體內廢棄物的排出。

### 維生素 C

抗氧化，保護皮膚，增強人體免疫力。

### 胡蘿蔔素

保護視力，預防近視。

## 科學食用，抗癌才有效

購買番薯時，要挑選完整帶皮的，擦洗時要小心，最好能帶皮吃，因為緊貼皮下的部分營養非常高。最好用蒸或烤的方法進行烹調，避免水煮，因為許多植物營養素會流失在水中。

另外，番薯中的澱粉顆粒不經高溫破壞，難以消化，所以一定要蒸熟煮透後再吃。

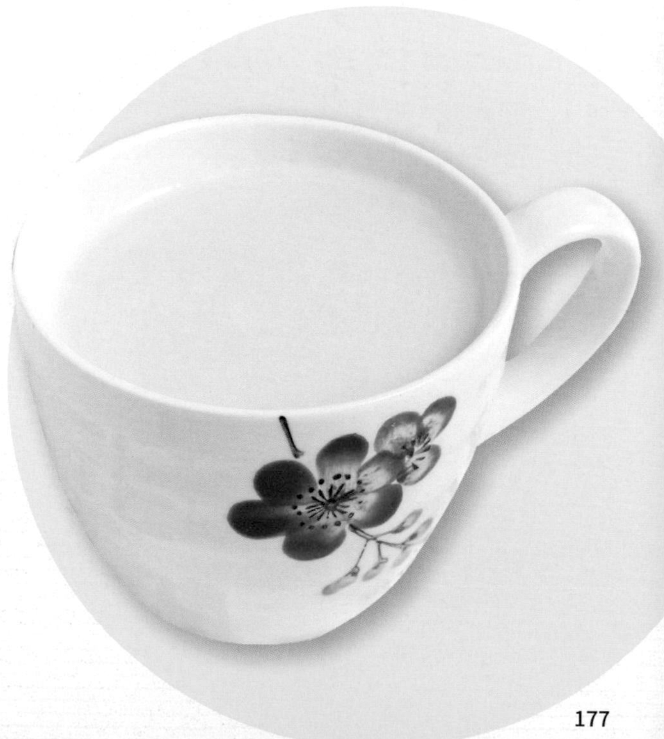

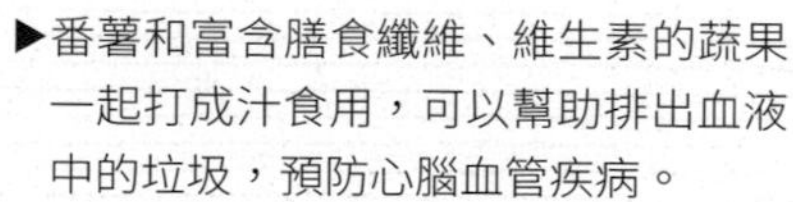

▶番薯和富含膳食纖維、維生素的蔬果一起打成汁食用，可以幫助排出血液中的垃圾，預防心腦血管疾病。

# 洋蔥

## 抗癌的祕密

### ●硒

硒元素能刺激人體免疫反應，使環磷腺苷酸增多，從而抑制癌細胞的分裂和生長，並且能使致癌物的毒性降低。

### ●抗變異原性物質

洋蔥中含有大量抗變異原性物質，這種物質能抑制致癌物變異原的發生。

### ●槲皮黃素

洋蔥中的槲皮黃素是天然抗癌物質之一。它是目前所知最有效的天然抗癌物質之一，能防止體內的生物化學機制出現變異，進而控制癌細胞的生長，有防癌抗癌的功效。

### ●肽

肽能使人體內產生一定數量的穀胱甘肽，而人體內穀胱甘肽成分增多，癌症的發生機會就會減少。

## 聰明搭配，功效加倍

＊洋蔥＋玉米＝降低血壓、降低血糖。
＊洋蔥＋大蒜＝降低血液中的膽固醇，降低血壓，減少心血管的發病。
＊洋蔥＋苦瓜＝提高自身的免疫功能，降低血壓。
＊洋蔥＋松子＝防衰老，預防心臟病。

營養成分（每 100 公克可食部分）

| 名稱 | 含量 |
| --- | --- |
| 熱量 | 39 大卡 |
| 脂肪 | 0.2 公克 |
| 蛋白質 | 1.1 公克 |
| 碳水化合物 | 9.0 公克 |
| 膳食纖維 | 0.9 公克 |
| 維生素 C | 8 毫克 |
| 鈣 | 24 毫克 |

## 其他養生功效

鉀

維持體內鈉與鉀的平衡，平衡血壓。

維生素 C

促進膽固醇的排泄，阻止膽固醇在動脈內壁沉積，甚至促進粥樣斑塊溶解。

鈣

增強骨骼強度，預防骨質疏鬆。

鎂

維持血管、皮膚的彈性，延緩衰老。

胡蘿蔔素

具有抗氧化作用，保護身體器官。

▶咀嚼生洋蔥可以預防感冒，提高免疫力，但選擇打成汁的方法，也能讓其營養成分得到充分發揮。

## 科學食用，抗癌才有效

生洋蔥味道有刺激性，正是這些發出刺激氣味的合丙烷硫醛和硫氧化物具有抗癌功能。如果想更多地從洋蔥中獲得健康，生吃或拌沙拉是最好的辦法。

春夏季節是洋蔥豐收的時候，從市面上能買到新鮮的洋蔥。這種洋蔥最外層的皮比較薄，肉質豐厚，水分更多，同時辣味也少一些。因此，在夏秋兩季吃洋蔥，更容易達到強身健體的目的。

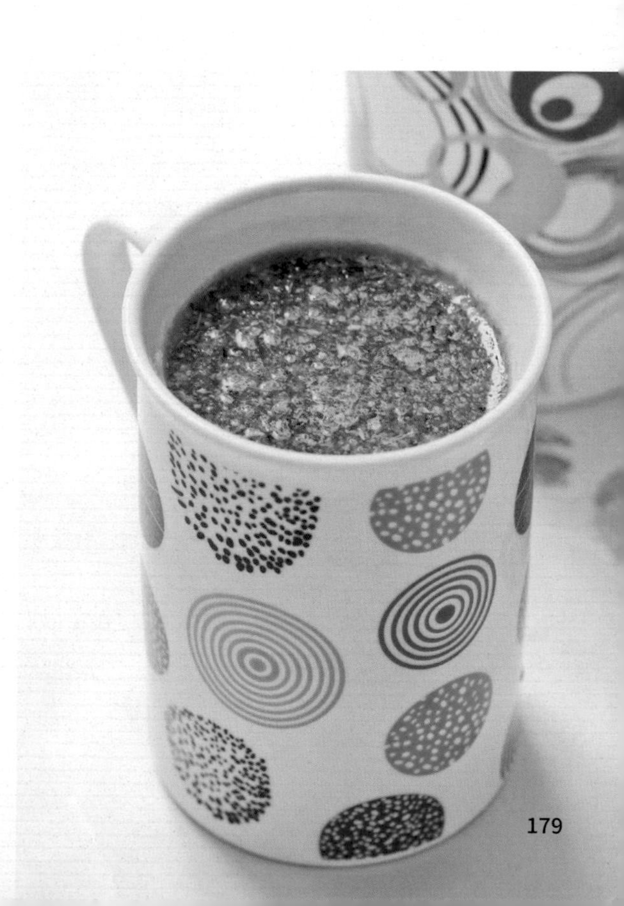

# 大蒜

## 抗癌的祕密

### ●大蒜素

大蒜素能強烈抑制腺癌細胞集中，其功能優於抗癌藥物，且無不良反應。大蒜素能啟動體內的T淋巴細胞、B淋巴細胞和巨噬細胞等抗癌免疫物質的生物活性，從而加強對癌細胞的識別、吞噬和清除作用。

### ●硒

硒是一種抗氧化劑，能加速體內氧化物的分解，使惡性腫瘤得不到氧的供給而凋亡，因而具有抑癌作用。

### ●鍺化物

鍺化物是新發現的抗癌物質，發展前景廣闊。大蒜中鍺的含量很高，這是大蒜有效防癌的原因之一。

## 聰明搭配，功效加倍

＊大蒜＋茄子＝涼血止血，消腫定痛。

＊大蒜＋黃瓜＝可以降低人體膽固醇，幫助脂肪分解。

＊大蒜＋萵苣＝清熱解毒。

＊大蒜＋菠菜＝菠菜富含維生素B1，大蒜含大蒜素，兩者同食可消除疲勞。

營養成分（每100公克可食部分）

| 名稱 | 含量 |
|---|---|
| 熱量 | 126 大卡 |
| 脂肪 | 0.2 公克 |
| 蛋白質 | 4.5 公克 |
| 碳水化合物 | 27.6 公克 |
| 膳食纖維 | 1.1 公克 |
| 鉀 | 302 毫克 |
| 磷 | 117 毫克 |

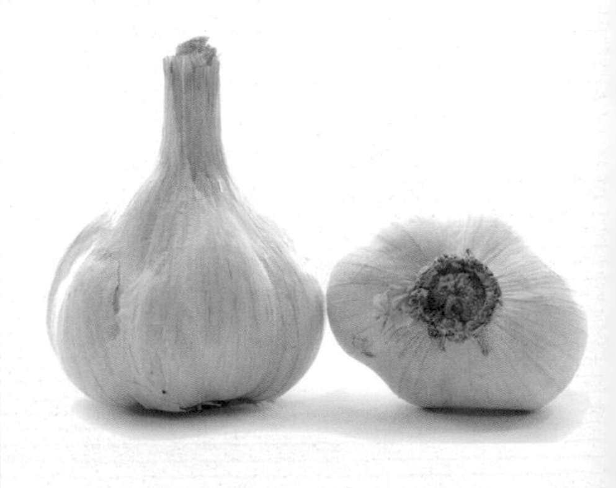

## 其他養生功效

### 鉀

幫助維持肌肉功能，防止肌肉麻木或過於興奮。

### 鎂

預防動脈粥樣硬化和心律失常。

### 膳食纖維

促進糖代謝，預防糖尿病。

### 磷

人體必需營養素，幫助多種酶的合成。

### 胡蘿蔔素

保持頭髮和皮膚的健康。

## 科學食用，抗癌才有效

大蒜中有抗癌作用的是大蒜素，只有將大蒜切成片或搗成泥、打成汁暴露在空氣中 15 分鐘，使它與空氣中的氧氣結合後才可以產生大蒜素，「生吃」才能更發揮大蒜的營養價值和抗癌作用。

同時，大蒜還適宜用富含維生素 E 的植物油適當煎炒，在菜餚製作中能夠提高抗氧化作用，促進低密度脂蛋白的排泄。

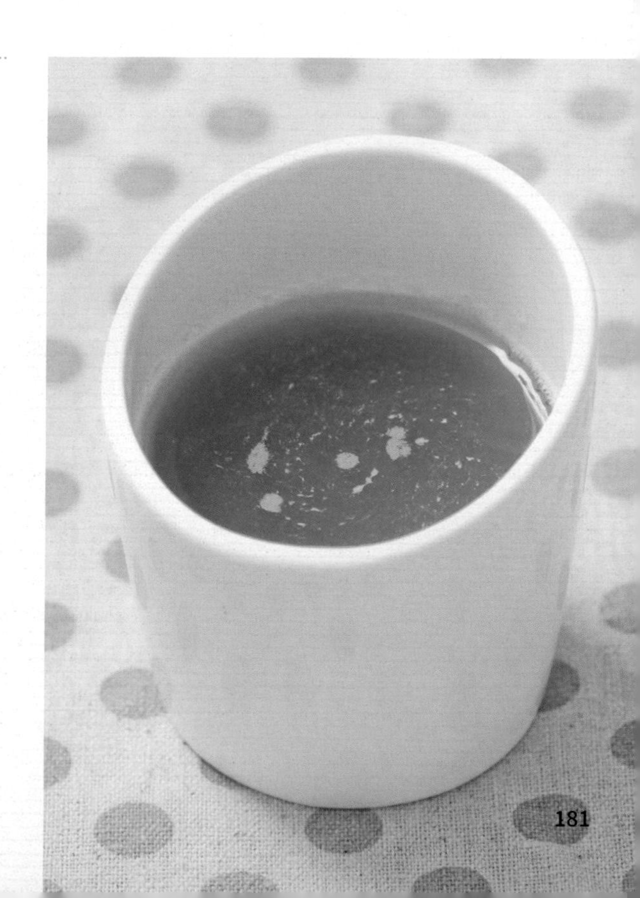

▶把大蒜和其他食材做合理的搭配，打成汁飲用，可以充分發揮其抗氧化的作用，功效更佳。

# 胡蘿蔔

## 抗癌的祕密

### ● β- 胡蘿蔔素

胡蘿蔔中最負盛名的是所含的胡蘿蔔素，進入人體被吸收後，可轉化成維生素 A。對預防黏膜出現病變有積極效果。另外，它還是食物中一種重要的抗氧化劑，能提高身體的免疫能力，清除單氧自由基。經常吃胡蘿蔔能使致癌物質引起的鱗狀上皮化生與重度吸菸者氣管上皮化生發生逆轉。

### ●菇

胡蘿蔔所含的萜對致癌物質具有解毒作用，能抑制癌的遺傳因數，從而抑制癌的發生。

### ●玻珀酸鉀

玻珀酸鉀能幫助預防和治療血管硬化疾病，對減少血管異常引起的癌症有一定的效果。

女性經常適量吃胡蘿蔔，對乳腺癌、卵巢癌有很不錯的預防和複製治療效果。

## 聰明搭配，功效加倍

＊胡蘿蔔 + 苦瓜 = 幫助降糖，降血壓。

＊胡蘿蔔 + 西瓜 = 美肌潤膚，還有利尿的作用。

＊胡蘿蔔 + 菠菜 = 防止膽固醇在血管壁上積結，保持腦血管暢通，防止中風。

＊胡蘿蔔 + 薏米 = 滋潤皮膚。

營養成分（每 100 公克可食部分）

| 名稱 | 含量 |
|---|---|
| 熱量 | 37 大卡 |
| 蛋白質 | 1 公克 |
| 碳水化合物 | 8.8 公克 |
| 維生素 A | 688 微克 |
| 胡蘿蔔素 | 4130 微克 |
| 鉀 | 190 毫克 |

## 其他養生功效

### 鉀

有利尿作用，預防痛風。

### 維生素 A

促進毛髮生長，維持皮膚光澤。

### 膳食纖維

有助於腸內維生素的合成。

### 維生素 C

促使人體難以吸收的三價鐵轉化為易於吸收的二價鐵，預防貧血。

## 科學食用，抗癌才有效

胡蘿蔔富含胡蘿蔔素，屬於脂溶性維生素，因此最好和油一同烹調，抗癌作用更佳。胡蘿蔔表皮的營養成分也很豐富，不宜丟掉。

另外，胡蘿蔔最好不與其他富含維生素 C 的蔬果一起食用，因為胡蘿蔔含維生素 C 分解酶，搭配同食破壞維生素的吸收。

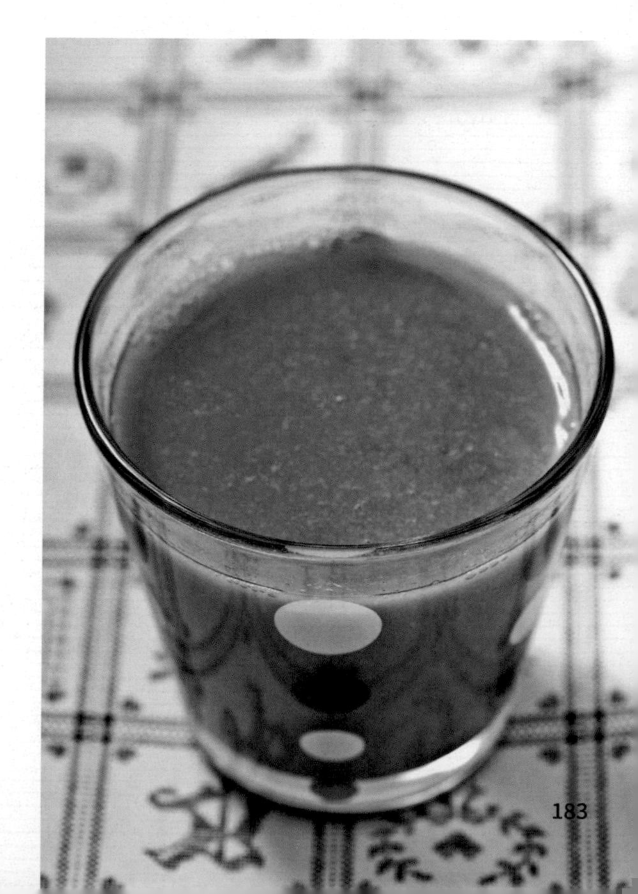

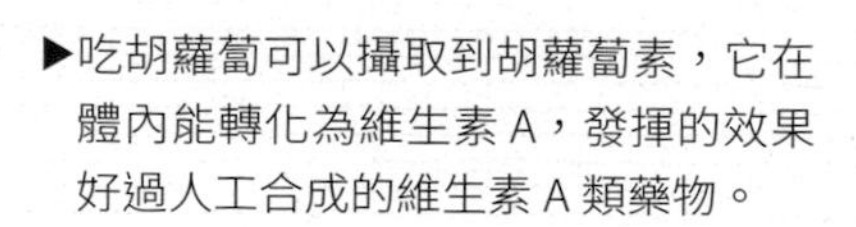

▶吃胡蘿蔔可以攝取到胡蘿蔔素，它在體內能轉化為維生素 A，發揮的效果好過人工合成的維生素 A 類藥物。

# 海帶

## 抗癌的祕密

### ● U- 岩藻多醣類物質

日本科學家發現海帶等褐藻類植物中含有的 U- 岩藻多醣類物質能導致癌細胞「自殺」，尤其在抑制骨髓性白血病和胃癌細胞時效果明顯。

### ● 海藻酸

海帶等藻類植物含有的海藻酸，能夠促進體內放射性物質的排泄，達到預防和抑制腫瘤發生。

### ● 鈣

血液酸化正是導致癌變的因素之一，而海帶中的鈣具有防止血液酸化的作用，對大腸癌以及甲狀腺癌有很好的預防效果。

### ● 甘露醇

海帶中的甘露醇有一定的防癌效果，而且還能利尿消毒，對腎衰竭、腦炎等疾病也有不錯的效果。

## 聰明搭配，功效加倍

＊海帶 + 冬瓜 = 利尿消腫。

＊海帶 + 菠菜 = 促使草酸鈣溶解排出，預防結石。

＊海帶 + 芝麻 = 美容養顏，延緩衰老。

＊海帶 + 萵苣 = 補鐵，改善氣色。

營養成分（每 100 公克可食部分）

| 名稱 | 含量 |
|---|---|
| 熱量 | 12 大卡 |
| 脂肪 | 0.1 公克 |
| 蛋白質 | 1.1 公克 |
| 碳水化合物 | 3.0 公克 |
| 膳食纖維 | 0.9 公克 |
| 鉀 | 761 毫克 |
| 鈉 | 327.4 毫克 |

## 其他養生功效

### 碘

預防甲狀腺腫，還能預防動脈硬化，防止膽固醇與脂肪在體內堆積。

### 膳食纖維

幫助減肥，預防糖尿病。

### 維生素 C

提高身體的應激能力，如劇痛、缺氧、精神性刺激等。

### 昆布素

昆布素有調節血脂的作用，能使血中膽固醇水準降低，對於預防心血管疾病有好處。

## 科學食用，抗癌才有效

海帶含有較高的有毒金屬——砷，烹製前應先用清水漂洗，然後浸泡 6 小時左右，並要勤換水。

海帶是一種鹼性食品，搭配油膩多的食物吃，不僅可減少脂肪在體內的積存，還能增加人體對鈣的吸收，幫助預防癌症。在燉、炒或涼拌時，稍滴幾滴醋，味道也非常不錯。

▶中醫認為，海水屬性寒涼，生長期間的海帶具有極強的抗寒能力，所以適合寒冷季節食用。而海帶性味鹹，長期食用還有溫補腎氣的作用。

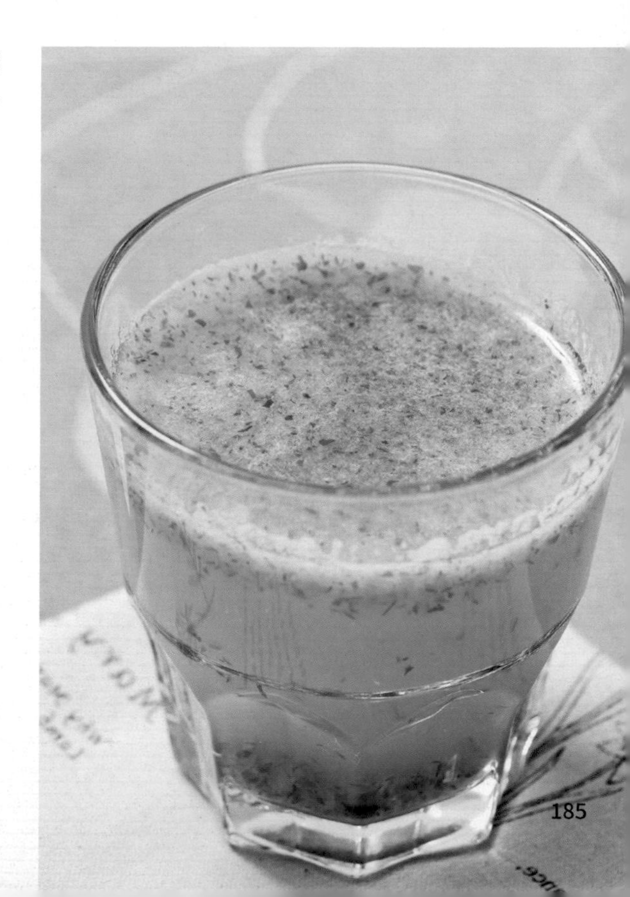

# 奇異果

## 抗癌的祕密

### ●多肽

據研究發現，奇異果中含有特殊的多肽成分，有很好的抗氧化效果，還可以殺傷身體的癌細胞，對預防癌症有療效。

### ●半胱氨酸蛋白酶

奇異果中的半胱氨酸蛋白酶可以將動物蛋白水解成易於消化吸收的形式，進而減輕消化道的負擔，增強身體對癌細胞的抵抗力。

### ●其他活性物質

奇異果汁阻斷亞硝胺合成率高達98%，是最有效的阻斷劑。奇異果中抗癌物質除了維生素C、多肽等，還有其他的可以阻斷亞硝胺生成的活性物質，有效地預防胃癌。

## 聰明搭配，功效加倍

＊奇異果＋冰糖＝兩者搭配食用，可以滋陰除煩，降壓減脂。

＊奇異果＋雞蛋＝營養互補，提高抗病能力。

＊奇異果＋燕麥＝營養互補，預防女性經前症候群。

＊奇異果＋松子＝促進人體對鐵的吸收，預防貧血。

營養成分（每100公克可食部分）

| 名稱 | 含量 |
|---|---|
| 熱量 | 56 大卡 |
| 脂肪 | 0.6 公克 |
| 蛋白質 | 0.8 公克 |
| 碳水化合物 | 14.5 公克 |
| 膳食纖維 | 2.6 公克 |
| 維生素 C | 62 毫克 |
| 維生素 E | 2.4 毫克 |

## 其他養生功效

### 鈣

有助於保持血管的通透性，預防心腦血管疾病。

### 鉀

維持正常的人體代謝，增強體質。

### 膳食纖維

在腸胃內所占的空間比較大，能增強飽足感，幫助減肥。

### 維生素 C

保護牙齒，預防牙齦出血。

### 維生素 E

保護皮膚，減少皺紋的產生。

▶奇異果中含有很獨特的物質——血清促進素，有穩定情緒、鎮靜心情的作用。當情緒低落、不高興的時候，來一杯奇異果汁，能幫你調節好心情。

## 科學食用，抗癌才有效

將奇異果打成汁，和蜂蜜調勻，加適量水早晚服用，具有抗癌消腫的作用，對癌症輔助治療效果顯著。

另外，夏天氣溫升高了，很多人習慣在晚上吃燒烤、喝啤酒。營養專家提醒，這種吃法很容易導致癌症發生，但可以馬上吃一顆奇異果，因為奇異果所含的維生素 C 能阻礙致癌物質的形成。

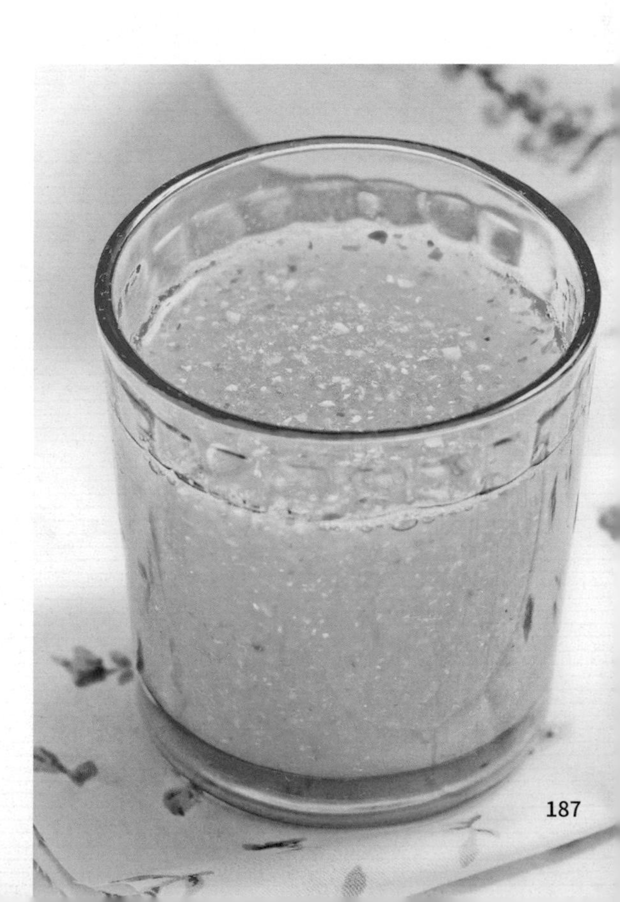

# 山楂

## 抗癌的祕密

### ●山楂提取液

山楂提取液能阻斷亞硝胺的合成，對預防消化道癌症有良好的效果。

### ●牡荊素

山楂中有一種叫牡荊素的物質，具有防癌、抗癌的作用，所以經常食用山楂，對預防癌症效果顯著。

### ●三萜類物質

山楂中含有特殊的三萜類物質，如齊墩果酸、烏素酸、山楂素等，可以抑制癌細胞合成，達到防癌、抗癌、降脂等多種功效。

### ●類黃酮物質

山楂中含有較豐富的類黃酮物質，能預防癌前期細胞突變，進而阻止癌細胞的擴散，有較高的抗癌效果。

## 聰明搭配，功效加倍

＊山楂＋紅茶＝開胃消食，理氣和中，消食止痢。
＊山楂＋黃瓜＝除熱解毒，利水減肥。
＊山楂＋枸杞＝降血壓，降血脂。
＊山楂＋核桃仁＝具有消積食、補肺腎，潤腸燥的功效。

營養成分（每 100 公克可食部分）

| 名稱 | 含量 |
| --- | --- |
| 熱量 | 95 大卡 |
| 蛋白質 | 0.5 公克 |
| 碳水化合物 | 25.1 公克 |
| 維生素 C | 53 毫克 |
| 鎂 | 19 毫克 |
| 鉀 | 299 毫克 |

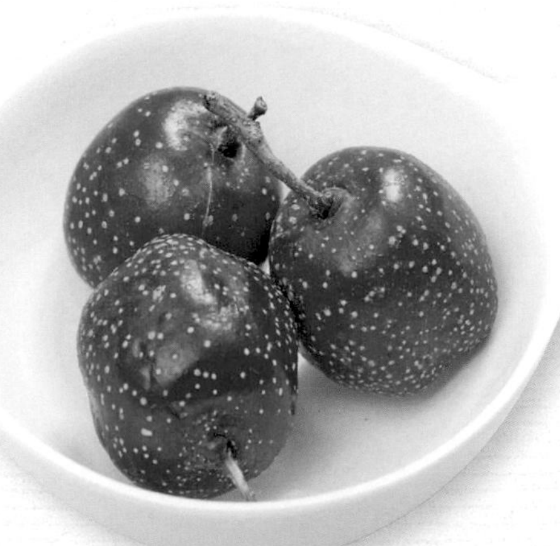

## 其他養生功效

### 總黃酮

調節血脂，保護血管。

### 鎂

幫助鈣代謝，維持血壓平衡。

### 膳食纖維

幫助腸道蠕動，減少脹氣，預防便祕。

### 維生素 C

幫助合成膠原蛋白，保護皮膚。

### 鉀

保護人體內酸鹼平衡，維持身體健康。

## 科學食用，抗癌才有效

生山楂有一定抗癌活性的作用，因為生山楂具有抗噬菌體的作用。

經常食用山楂及其製品，對預防胃癌、食道癌、肝癌等有作用。

山楂可以曬成乾，然後泡水，取代茶飲。另外，還有一種食用的方法是當山楂成熟的時候，把山楂煮成山楂水或者製成山楂醬食用，也是不錯的食用方法。

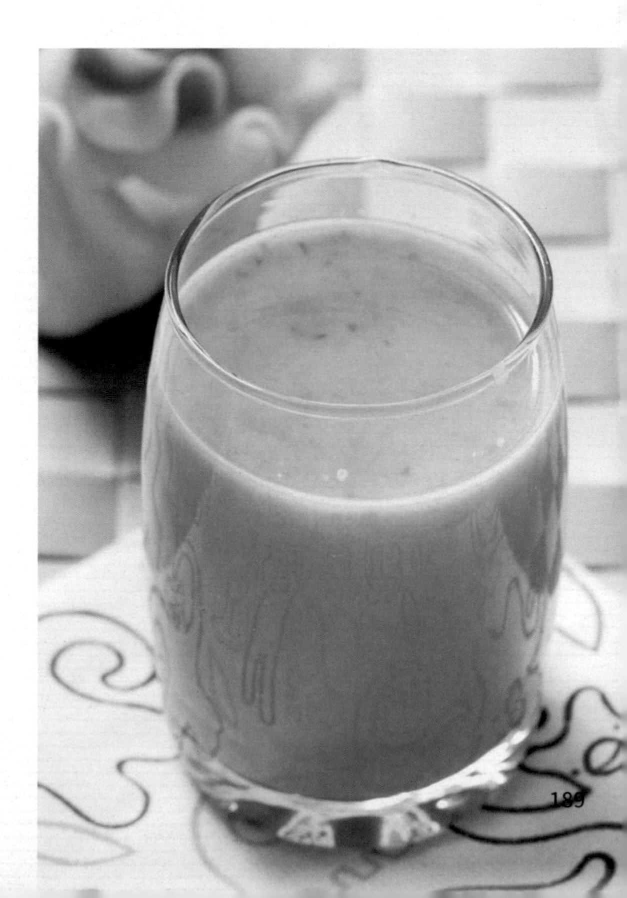

▶山楂能活血化瘀、刺激子宮收縮，所以孕婦不適合飲用含有山楂的果汁。

# 木瓜

## 抗癌的祕密

### ●木瓜提取物

實驗證明，木瓜提取物對腫瘤細胞有明顯的抑制作用，尤其是對艾氏腹水癌細胞、子宮頸癌細胞有抑制作用。有些單位已經從木瓜中提取出有效抗癌成分，製成一種新的抗癌食物——木瓜晶。

### ●木瓜酵素

木瓜酵素具有抑制或殺死體內多種癌細胞的作用，在殺死癌細胞同時，不會傷害到正常人體細胞。

### ●齊墩果酸

木瓜中含有齊墩果酸，主要有護肝降酶、促進肝細胞再生以及抗炎、強心、抗腫瘤、防癌等作用，還能降血糖、降血脂、鎮靜。

## 聰明搭配，功效加倍

＊木瓜＋葡萄＝改善腎臟功能。
＊木瓜＋牛奶＝兩者同食，不僅營養豐富，還具有清熱、潤腸、通便的功效。
＊木瓜＋蓮子＝養心安神，抗衰老。
＊木瓜＋銀耳＝止咳化痰，滋養肌膚。

營養成分（每 100 公克可食部分）

| 名稱 | 含量 |
| --- | --- |
| 熱量 | 27 大卡 |
| 蛋白質 | 0.4 公克 |
| 碳水化合物 | 7 公克 |
| 維生素 A | 145 微克 |
| 胡蘿蔔素 | 870 微克 |
| 鈣 | 17 毫克 |

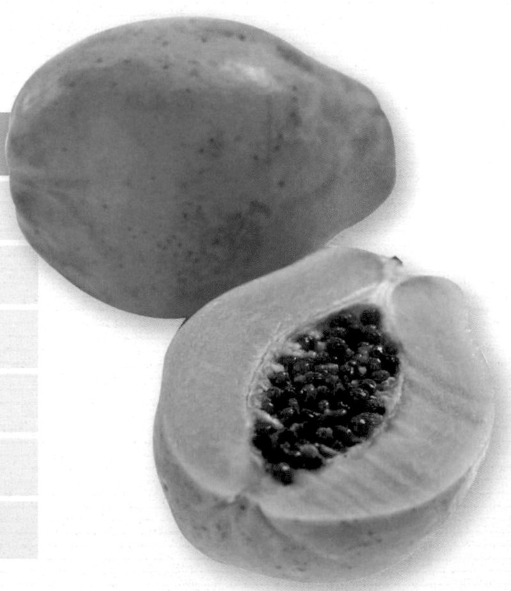

## 其他養生功效

### 維生素 A

幫助骨骼生長，維持正常發育。

### 果膠

降低膽固醇含量，保護心血管。

### 鈣

幫助維持血壓平穩、心率正常。

### 胡蘿蔔素

增強人體免疫功能，提高抵抗力。

### 膳食纖維

吸收膽固醇，預防血脂異常。

### 木瓜蛋白酶

具有催乳的作用，補充孕婦所需。

## 科學食用，抗癌才有效

木瓜中含有的木瓜酵素對肉類有很強的軟化作用，因此木瓜很適合跟肉類一起燉食，不但滋味好，還能補充多種營養成分，對防癌抗癌、提高免疫力都有不錯的效果。

用木瓜 30 公克、當歸 25 公克和加適量水煎煮，去渣，再用略加熱的黃酒服下，每日 3 次，對因貧血而導致的腓腸肌痙攣有很好的治療效果。

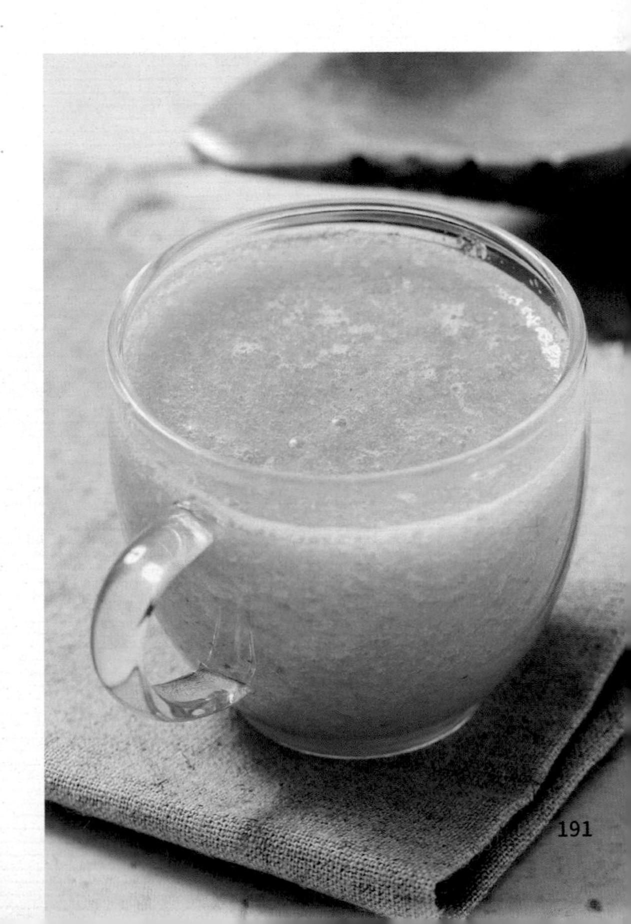

▶想要獲取木瓜酵素，可以從成熟的青木瓜中榨取，而青皮且果肉剛開始轉紅或已變紅的木瓜榨汁飲用最好。

# 正常飲食日，簡單搭配抗癌蔬果汁

## DAY 1

| | | |
|---|---|---|
| 早餐 | 青豆濃湯 1 份 + 菠菜蛋包 1 份 + 草莓奶昔 1 杯 + 核桃仁 1 小把 + 綠花椰汁 1 杯 | 650 大卡 |
| 午餐 | 涼拌木耳 1 份 + 馬鈴薯炒牛肉 1 份 + 冬瓜湯 1 份 + 胡蘿蔔汁 1 杯 | 550 大卡 |
| 晚餐 | 紅豆飯 1 份 + 芹菜拌腐竹 1 份 + 苦瓜番茄玉米湯 1 份 + 綠花椰汁 1 杯 | 400 大卡 |

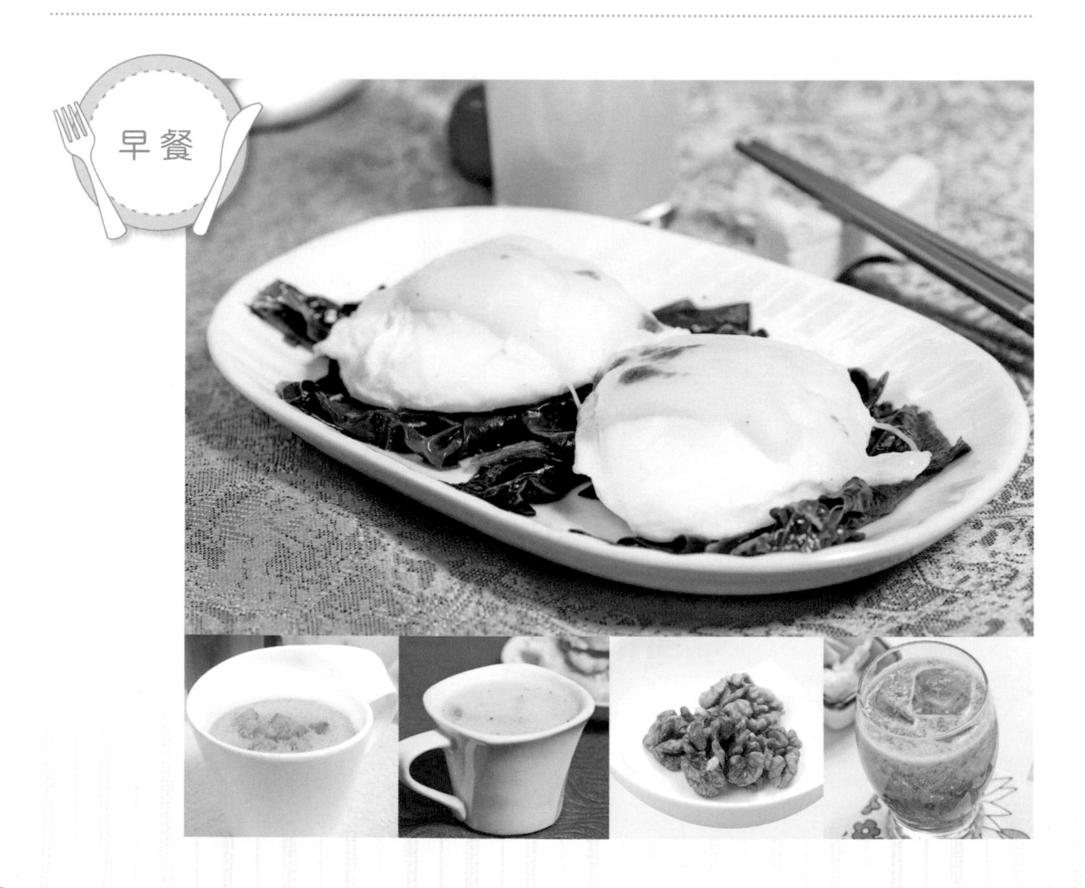

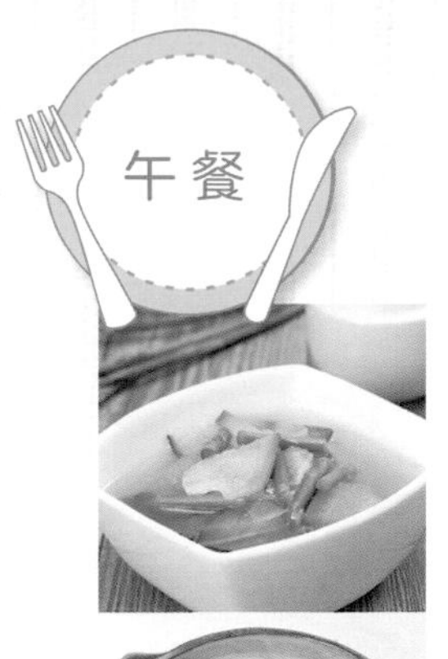
午餐

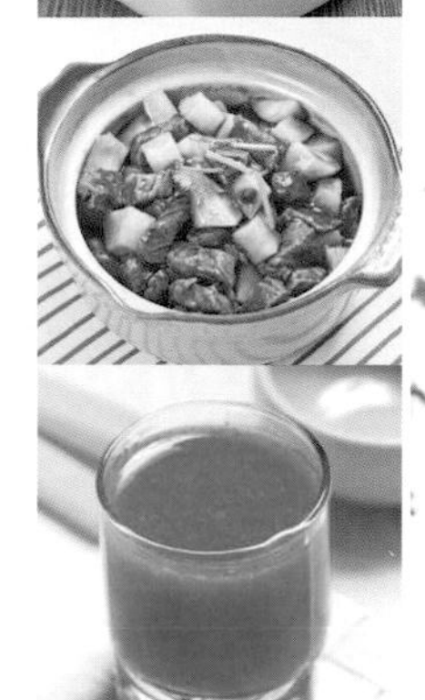

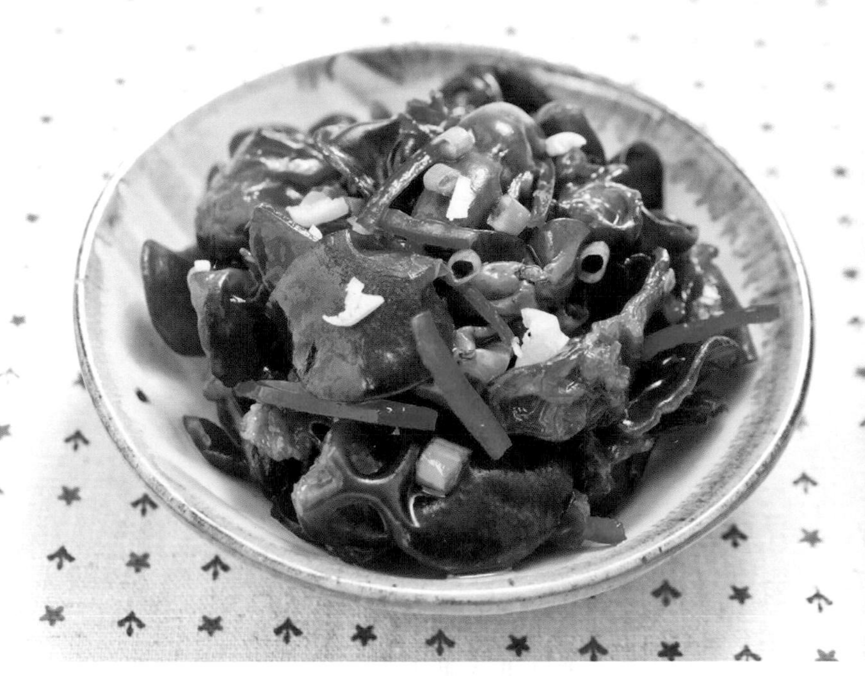

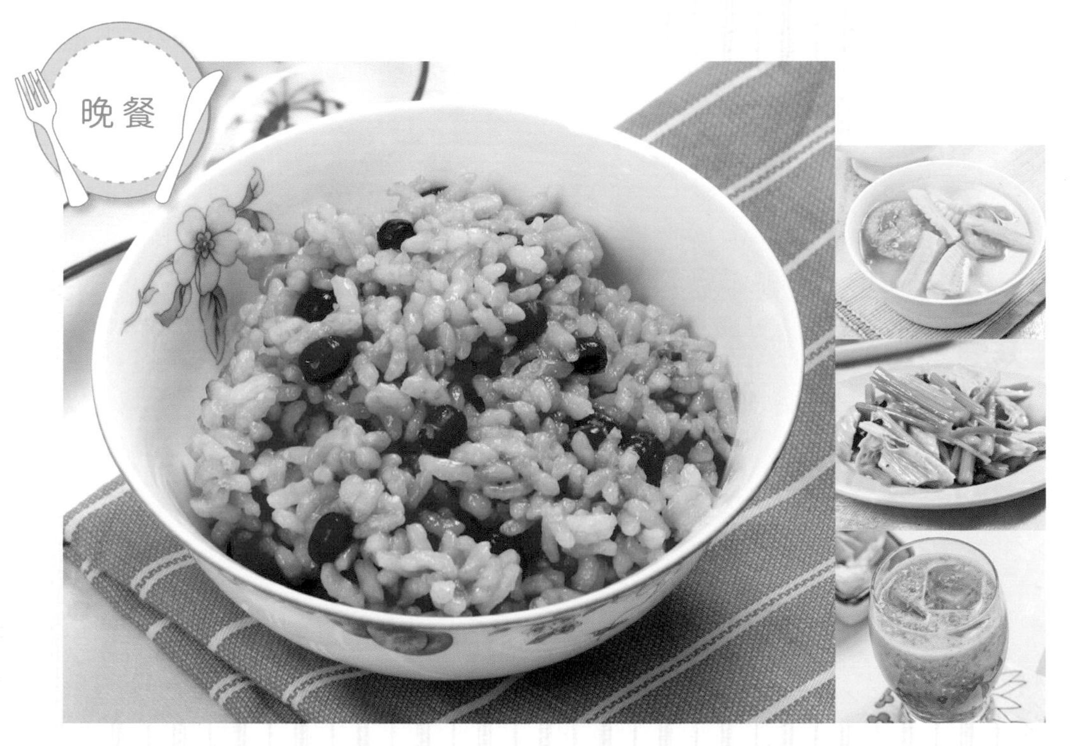
晚餐

## DAY 2

| | | |
|---|---|---|
| 早餐 | 總匯三明治 1 份 + 爽口芥藍 1 份 + 烤肉 1 份 + 牛奶 1 杯 + 高麗菜汁 1 杯 | 650 大卡 |
| 午餐 | 五彩玉米飯 1 份 + 黃瓜拌金針菇 1 份 + 木瓜鯽魚湯 1 份 + 胡蘿蔔汁 1 杯 | 550 大卡 |
| 晚餐 | 薏米山藥粥 1 份 + 白灼蝦 1 份 + 香乾炒芹菜 1 份 + 綠花椰汁 1 杯 | 400 大卡 |

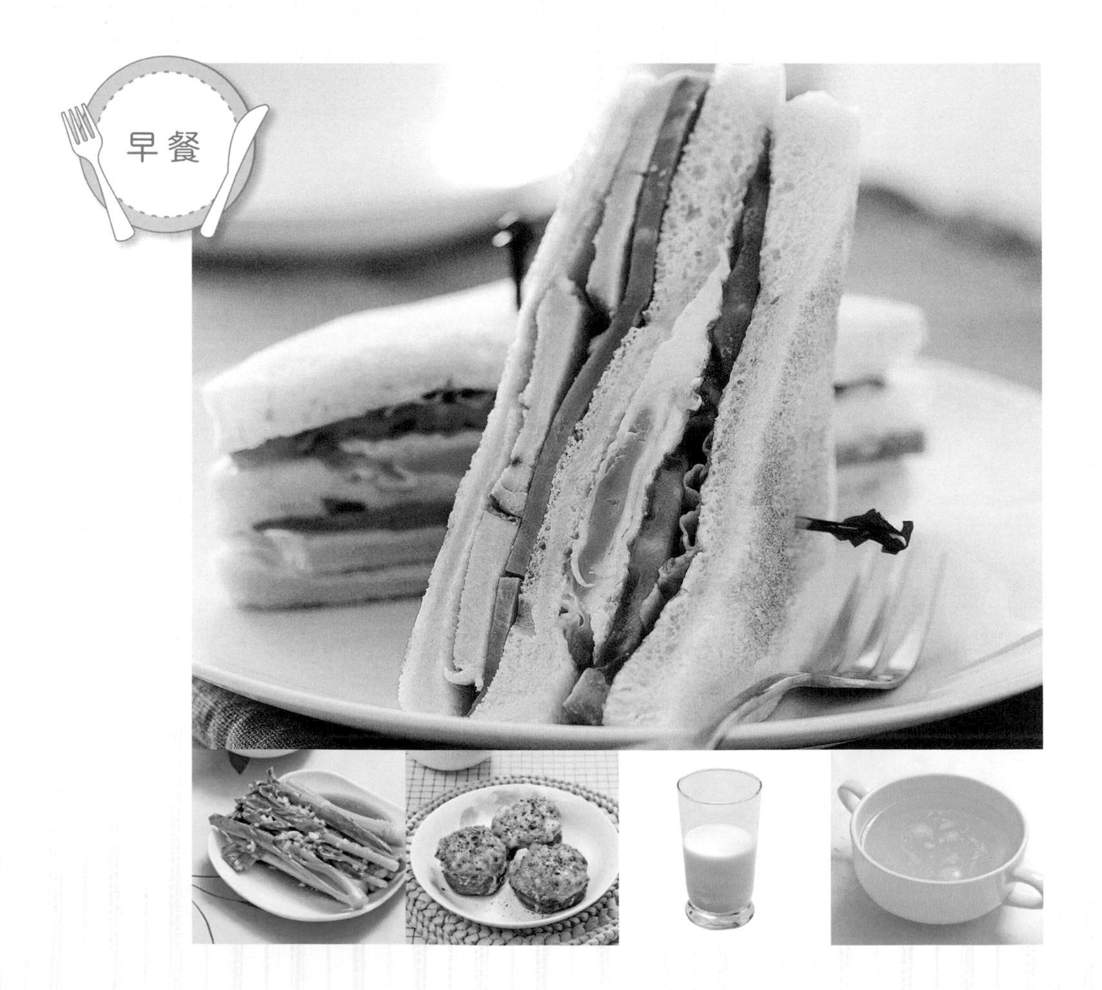

午餐

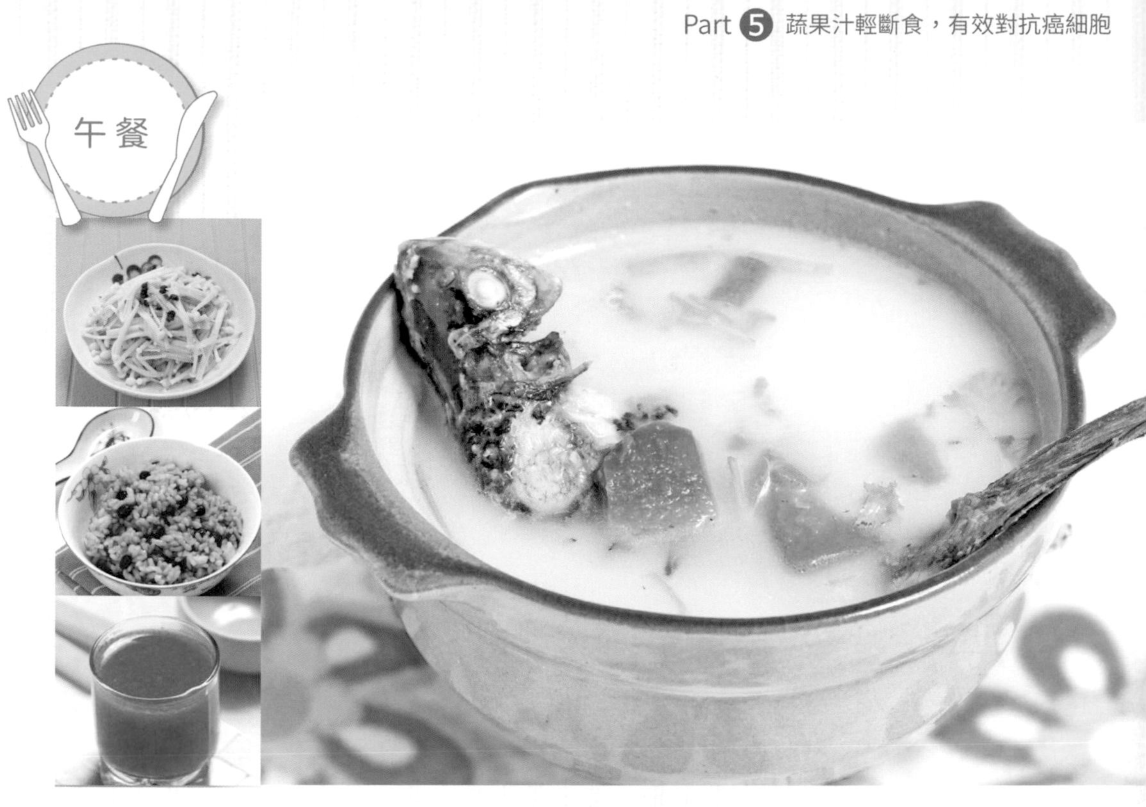

晚餐

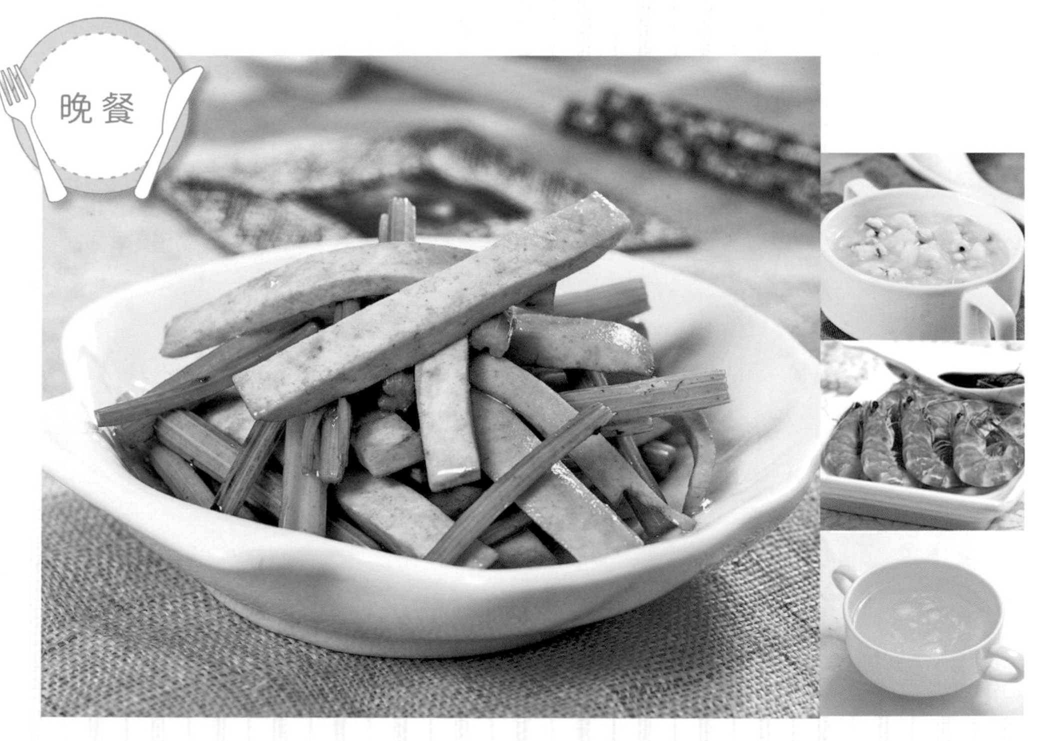

## DAY 3

| | | |
|---|---|---|
| 早餐 | 綠花椰濃湯 1 份 + 曲奇餅乾 1 份 + 酸菜炒牛肉 1 份 + 核桃 1 小把 + 番茄汁 1 杯 | 650 大卡 |
| 午餐 | 涼拌魔芋絲 1 份 + 番茄高麗菜湯 1 份 + 海帶燉豆腐 1 份 + 番茄橘子汁 1 杯 | 550 大卡 |
| 晚餐 | 牡蠣蒸飯 1 份 + 清炒荷蘭豆 1 份 + 白菜炒雞蛋 1 份 + 番茄蘋果汁 1 杯 | 400 大卡 |

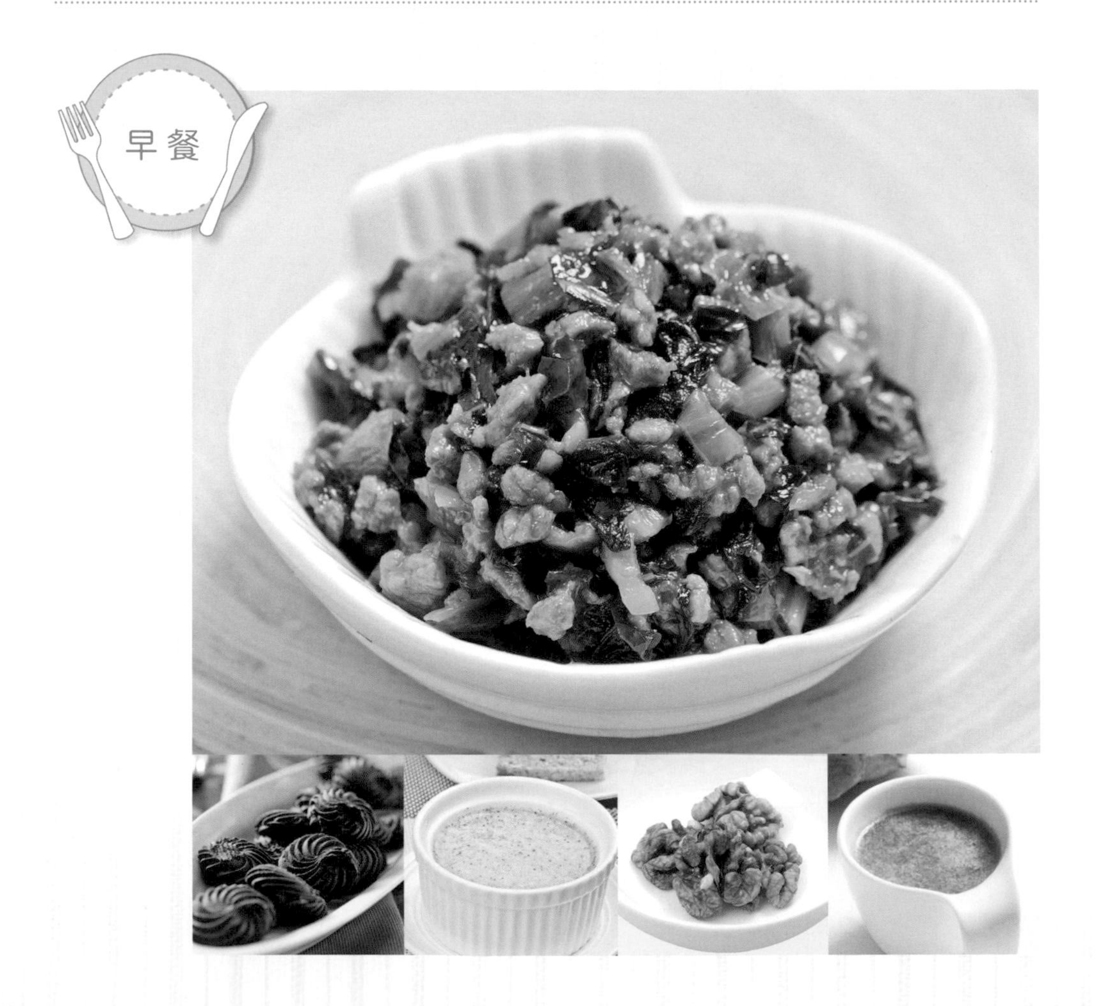

## 午餐

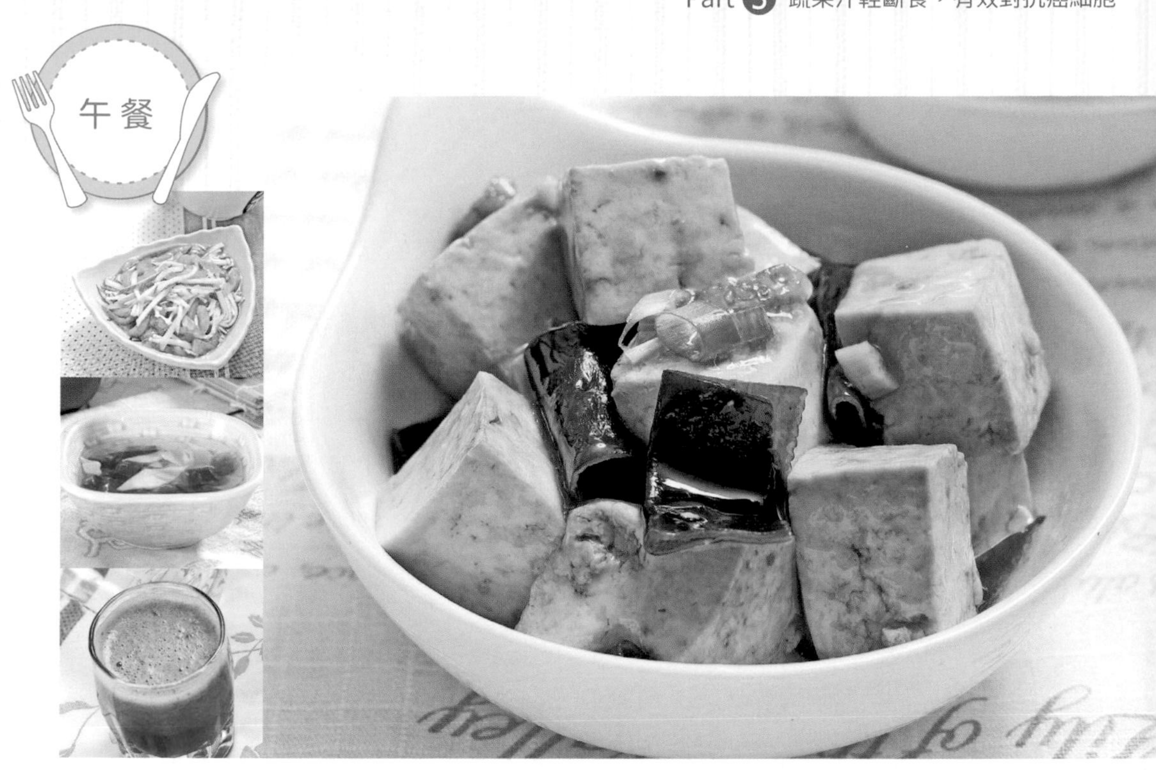

## 晚餐

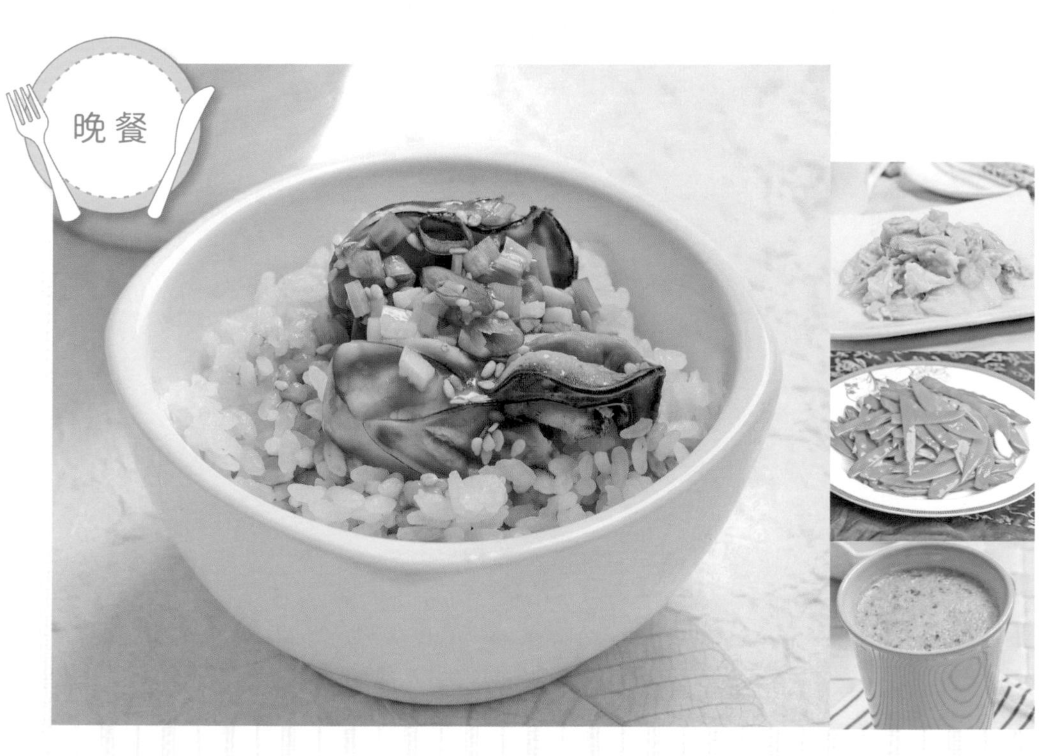

## DAY 4

| | | |
|---|---|---|
| 早餐 | 德式馬鈴薯沙拉 1 份 + 綠茶海綿蛋糕 1 份 + 魔鬼蛋 1 份 + 牛奶 1 杯 + 木瓜汁 1 杯 | 650 大卡 |
| 午餐 | 南瓜燜飯 1 份 + 高麗菜炒肉 1 份 + 田園蔬菜沙拉 1 份 + 木瓜青江菜汁 1 杯 | 550 大卡 |
| 晚餐 | 糖醋紫甘藍 1 份 + 紅棗燉肉 1 份 + 草莓 5～6 顆 + 木瓜玉米汁 1 杯 | 400 大卡 |

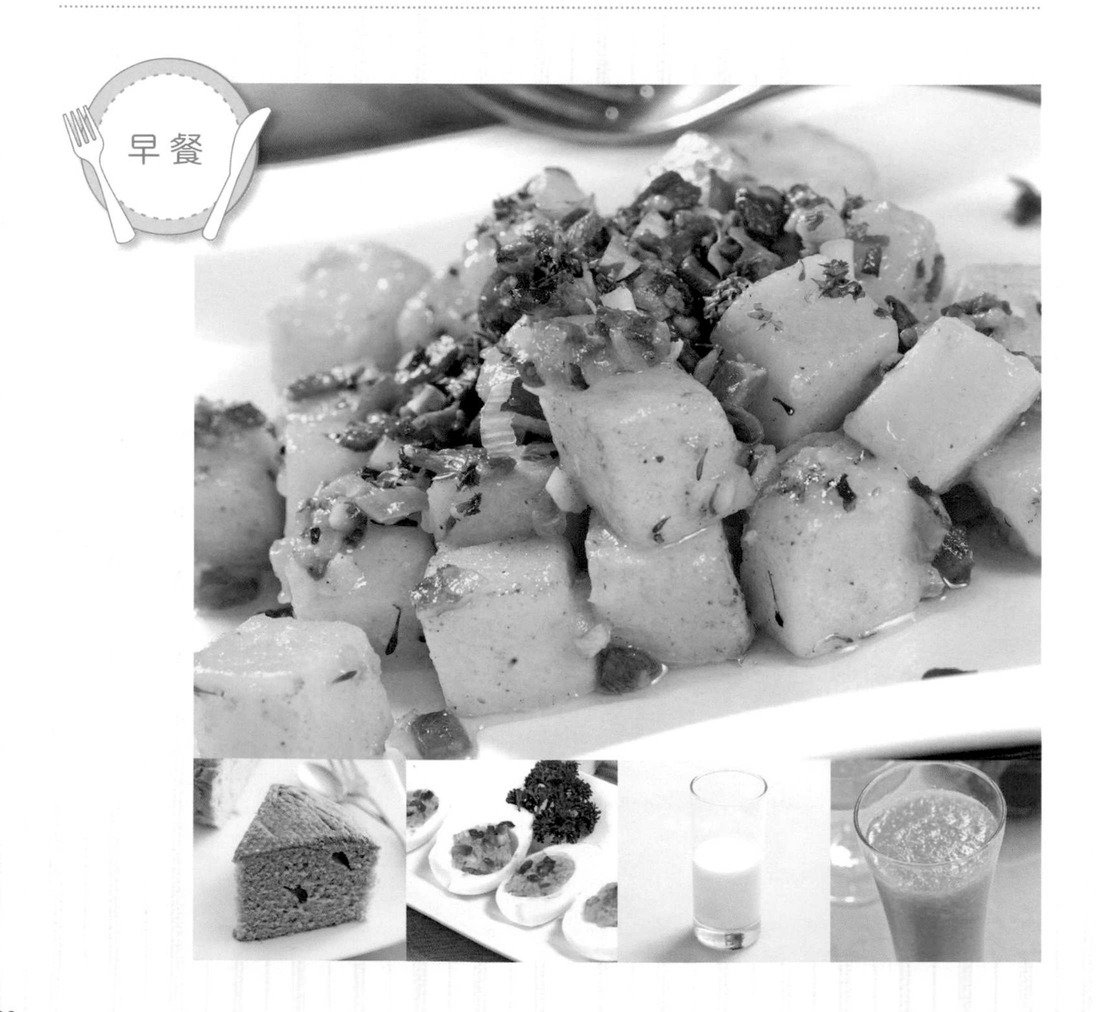

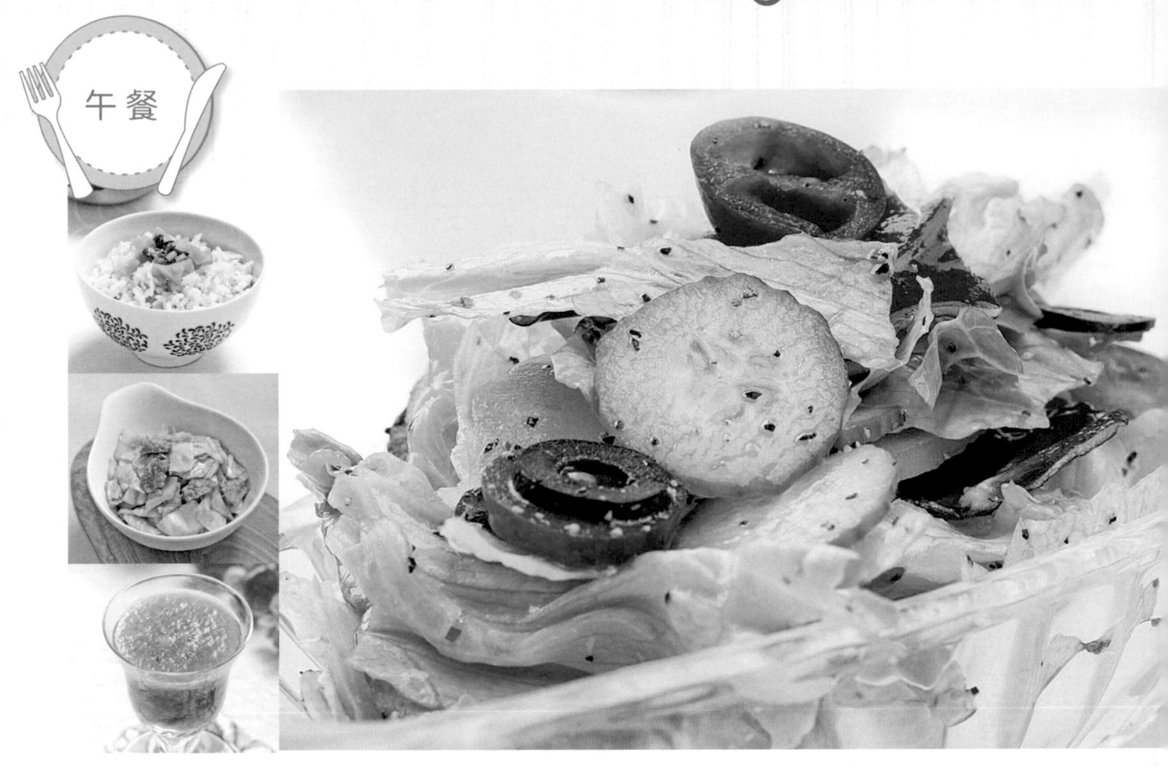
午餐

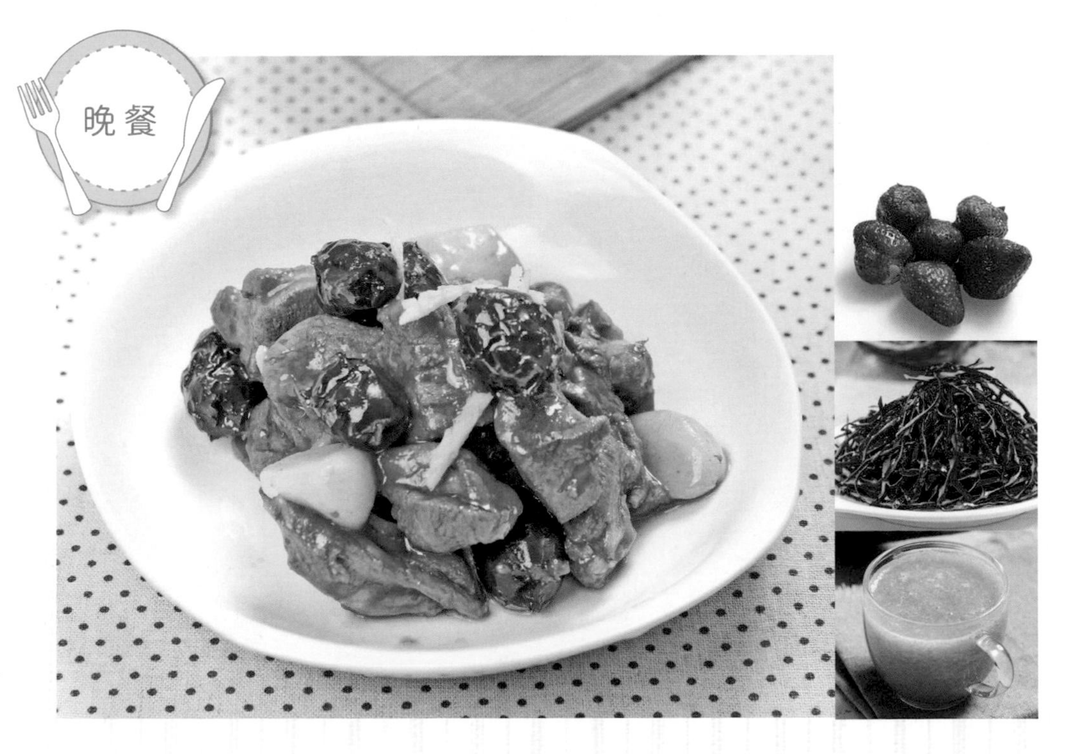
晚餐

## DAY 5

| | | |
|---|---|---|
| 早餐 | 綠茶海綿蛋糕 1 份 + 核桃蔬菜沙拉 1 份 + 雞蛋羹 1 份 + 牛奶 1 杯 + 奇異果汁 1 杯 | 650 大卡 |
| 午餐 | 雞蛋炒洋蔥 1 份 + 香芹肉丁拌麵 1 份 + 香菇燒豆腐 1 份 + 奇異果汁 1 杯 | 550 大卡 |
| 晚餐 | 扁豆燜麵 1 份 + 蘿蔔海帶湯 1 份 + 蘆筍沙拉 1 份 + 奇異果汁 1 杯 | 400 大卡 |

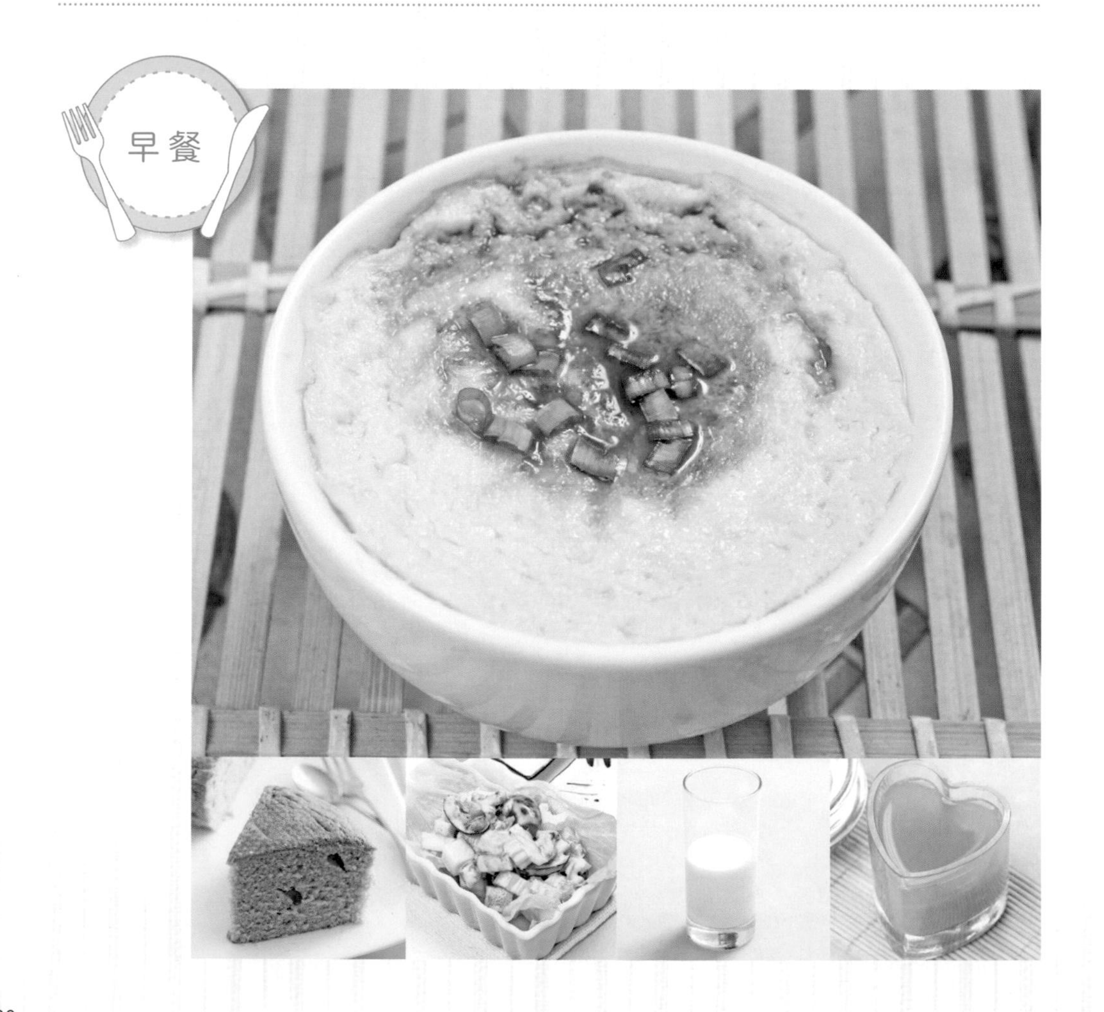

午餐

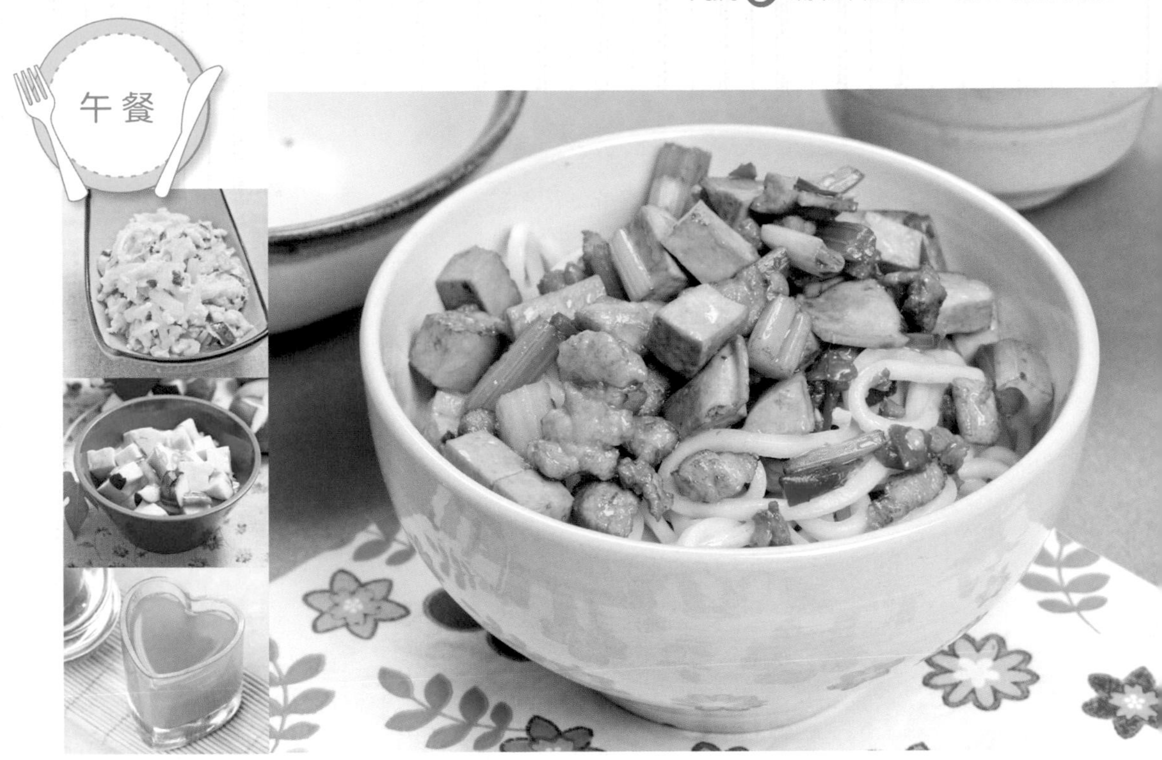

晚餐

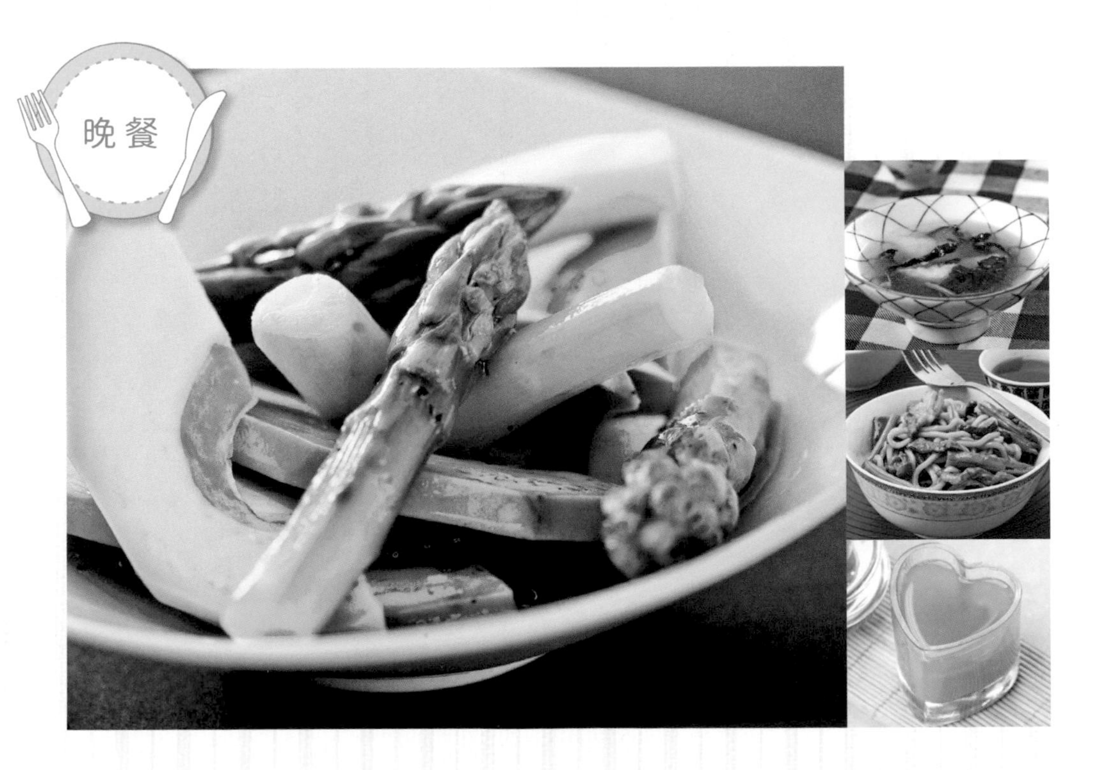

# 斷食日，防癌蔬果汁才是主角

## DAY 1

| | | |
|---|---|---|
| 第一餐 | 竹筍炒豆角 1 份 + 發糕 1 份 + 胡蘿蔔汁 2 杯 | 310 大卡 |
| 第二餐 | 蘆筍鯽魚湯 1 份 + 饅頭 1 份 + 胡蘿蔔汁 2 杯 | 290 大卡 |

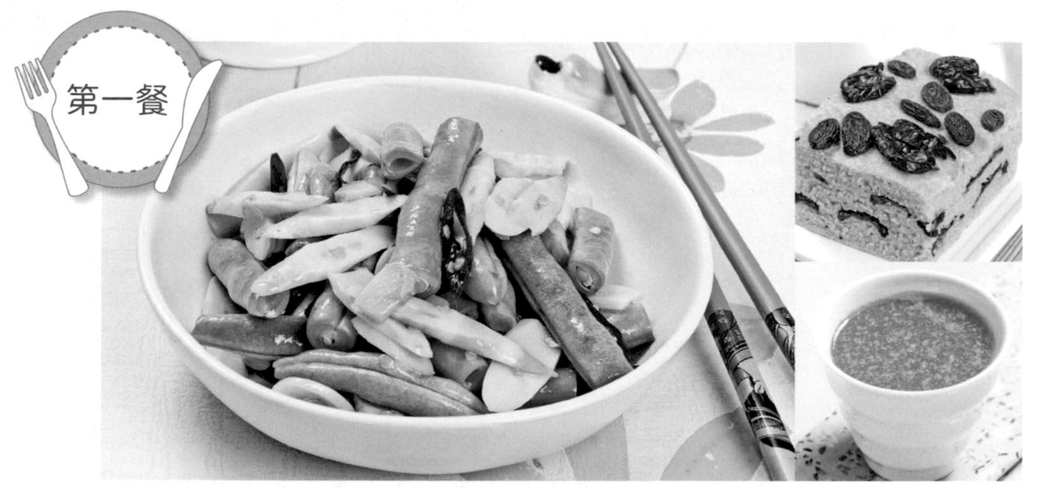


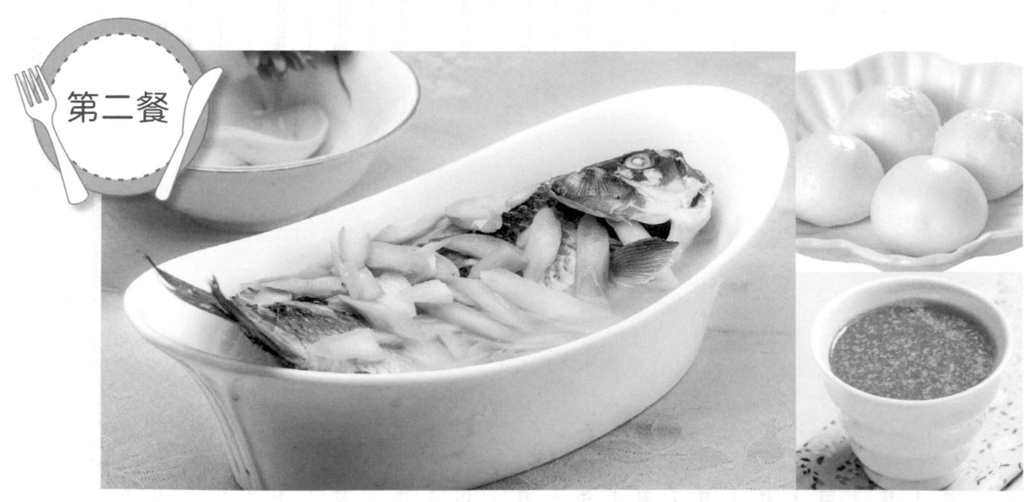

## DAY 2

| | | |
|---|---|---|
| 第一餐 | 水果甜薄餅 1 份 + 番茄雞蛋湯 1 份 + 蘋果汁 2 杯 | 260 大卡 |
| 第二餐 | 羊肝菠菜羹 1 份 + 番茄雞蛋湯 1 份 + 蘋果汁 2 杯 | 240 大卡 |

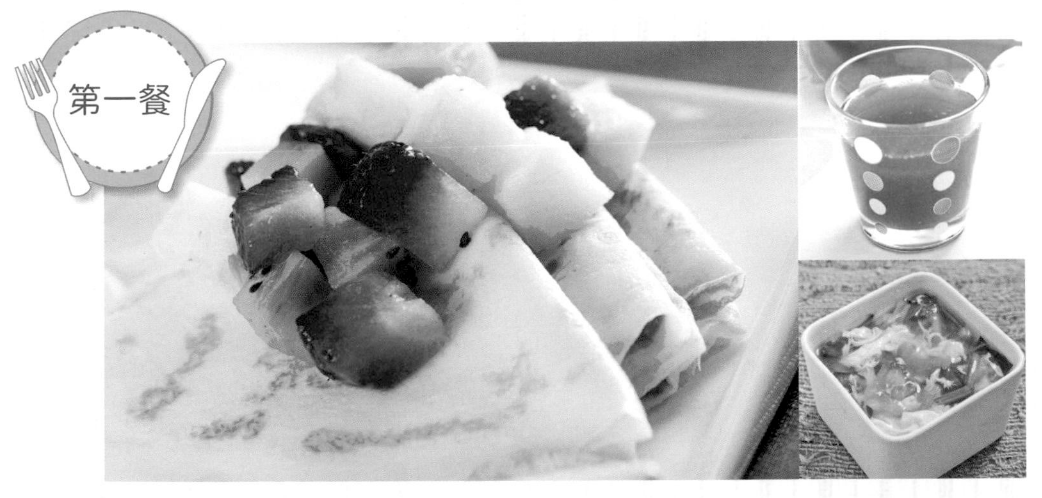


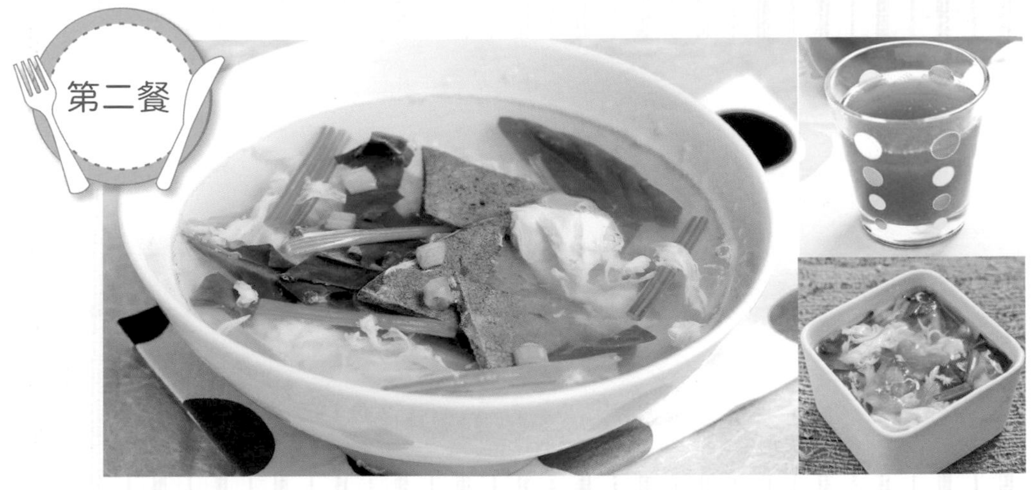

# 附錄 1：常見食物熱量表

## 主食類

| 食物 | 分量 | 熱量（大卡） |
| --- | --- | --- |
| 白飯 | 1 碗 | 210 |
| 皮蛋瘦肉粥 | 1 碗 | 367 |
| 饅頭（中筋麵粉） | 1 個 | 233 |
| 肉包 | 1 個 | 225 ～ 280 |
| 豆沙包 | 1 個 | 215 |
| 水餃 | 10 個 | 420 |
| 花卷 | 100 公克 | 217 |
| 烙餅 | 100 公克 | 225 |
| 燒賣 | 100 公克 | 238 |
| 粉絲 | 100 公克 | 335 |
| 粉皮 | 100 公克 | 64 |
| 涼粉 | 100 公克 | 37 |
| 小籠包（小） | 5 個 | 200 |
| 小米粥 | 100 公克 | 46 |
| 掛麵 | 100 公克 | 348 |
| 油條 | 100 公克 | 388 |
| 麵 | 100 公克 | 286 |

## 豆製品類

| 食物 | 分量 | 熱量（大卡） |
|---|---|---|
| 腐竹 | 100 公克 | 459 |
| 豆腐皮 | 100 公克 | 409 |
| 豆腐乾 | 100 公克 | 140 |
| 豆腐腦 | 100 公克 | 47 |
| 香乾 | 100 公克 | 147 |
| 豆腐乳 | 100 公克 | 133 |
| 豆腐絲 | 100 公克 | 203 |
| 黃豆芽 | 100 公克 | 47 |

## 零食類

| 食物 | 分量 | 熱量（大卡） |
|---|---|---|
| 薯片 | 100 公克 | 555 |
| 爆米花 | 100 公克 | 459 |
| 核桃仁 | 100 公克 | 627 |
| 桂圓肉 | 100 公克 | 313 |
| 葡萄乾 | 100 公克 | 341 |
| 乾蠶豆（帶皮） | 100 公克 | 304 |
| 乾蠶豆（去皮） | 100 公克 | 342 |
| 鮮蠶豆 | 100 公克 | 104 |
| 大杏仁 | 100 公克（18 粒） | 503 |

# 附錄 2：常見食物的 GI 值

## 薯類、澱粉製品

| 食物 | GI |
|---|---|
| 馬鈴薯 | 62.0 |
| 馬鈴薯（煮） | 66.4 |
| 馬鈴薯（烤） | 60.0 |
| 馬鈴薯（蒸） | 65.0 |
| 馬鈴薯（用微波爐烤） | 82.0 |
| 馬鈴薯（燒烤，無油脂） | 85.0 |
| 馬鈴薯泥 | 73.0 |
| 馬鈴薯粉條 | 13.6 |
| 番薯（煮） | 76.7 |

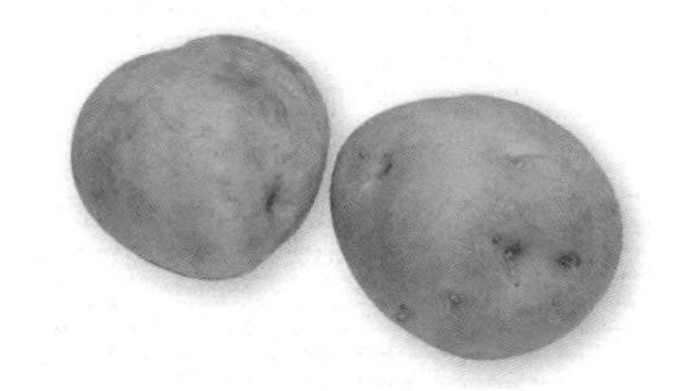

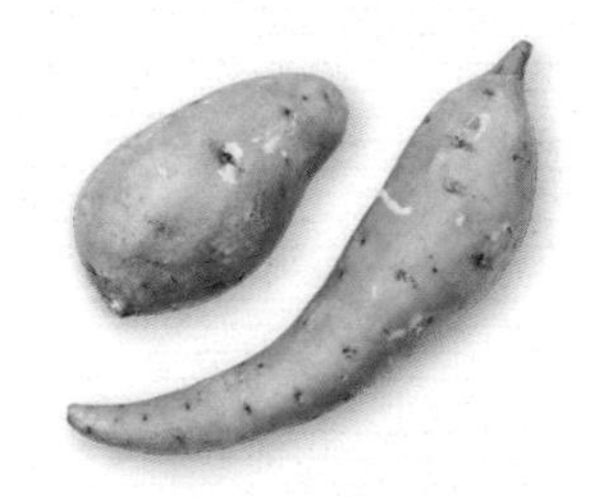

## 豆類及豆製品

| 食物 | GI |
|---|---|
| 黃豆（浸泡，煮） | 18.0 |
| 黃豆掛麵 | 66.6 |
| 豆腐（燉） | 31.9 |
| 豆腐（凍） | 22.3 |
| 豆腐乾 | 23.7 |
| 綠豆 | 27.2 |
| 綠豆掛麵 | 33.4 |
| 扁豆 | 38.0 |
| 四季豆 | 27.0 |

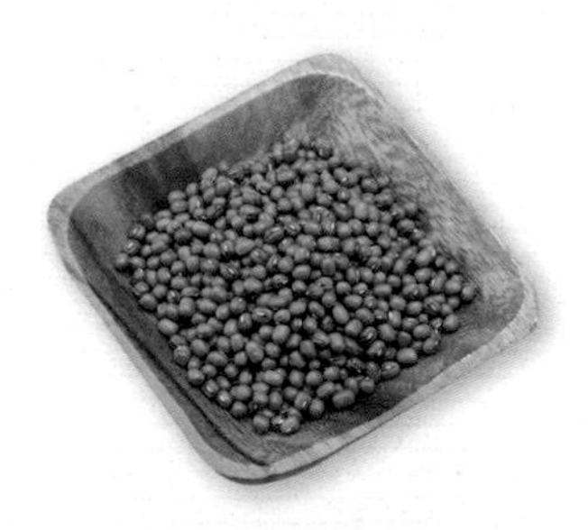

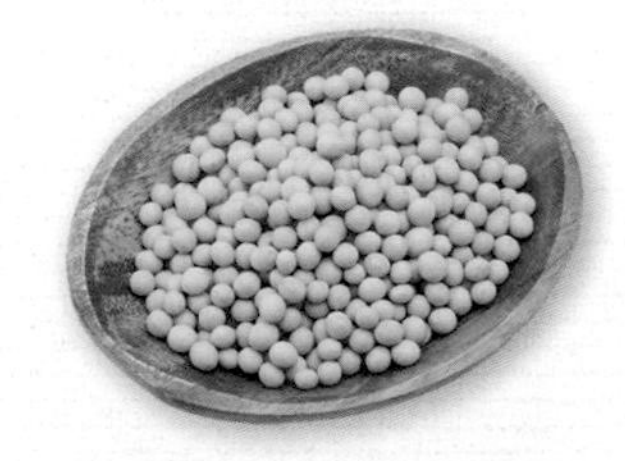

## 穀類及其製品

| 食物 | GI |
| --- | --- |
| 小麥（整粒，煮） | 41.0 |
| 粗麥粉（蒸） | 65.0 |
| 麵條（小麥粉） | 81.6 |
| 麵條（強化蛋白粉，細，煮） | 27.0 |
| 麵條（全麥粉，細） | 37.0 |
| 麵條（白，細，煮） | 41.0 |
| 麵條（硬質小麥粉，細，煮） | 55.0 |
| 麵條（實心，細） | 35.0 |
| 通心麵（管狀，粗） | 45.0 |
| 麵條（小麥粉，硬、扁、粗） | 46.0 |
| 麵條（硬質小麥粉，加雞蛋，粗） | 49.0 |
| 糯米飯 | 87.0 |
| 黑米粥 | 42.3 |
| 黑麥（整粒，煮） | 34.0 |
| 玉米（甜，煮） | 55.0 |
| 玉米麵（粗粉，煮） | 68.0 |
| 玉米麵粥 | 50.9 |

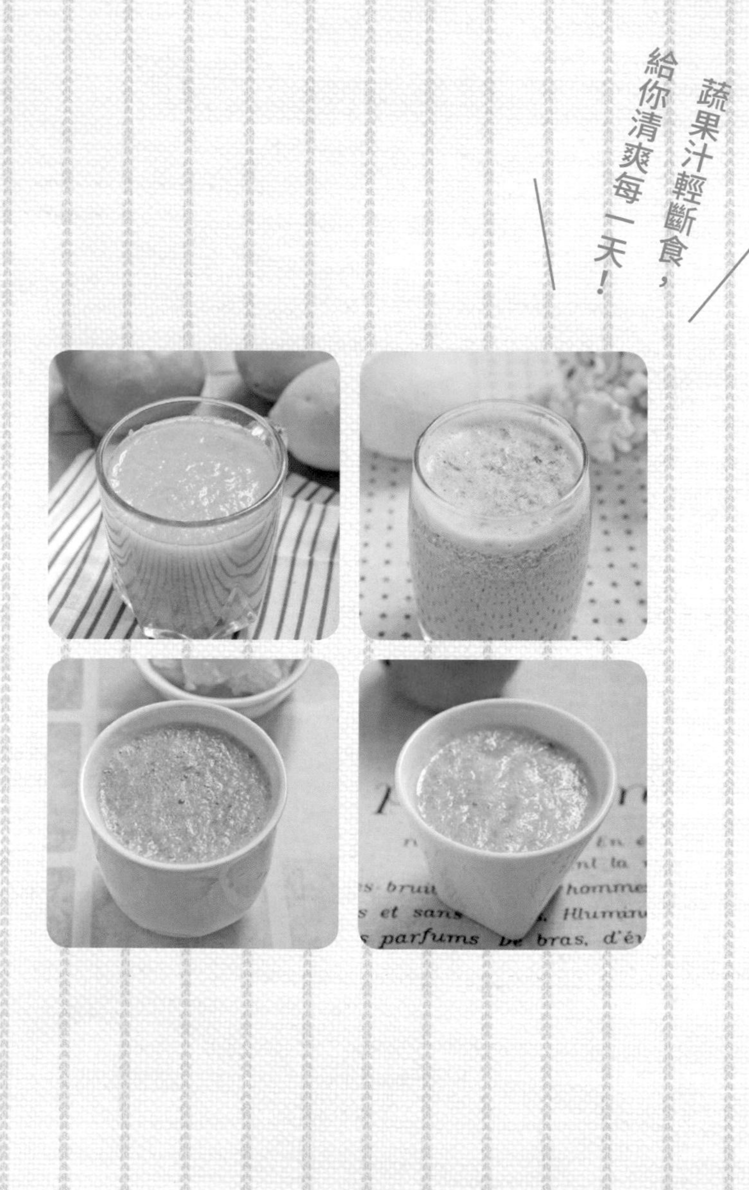
蔬果汁輕斷食，
給你清爽每一天！